高等医学院校选用教材

（供成人教育中医药专业、中西医结合专业使用）

# 中医外科学

赵尚华　主编

科 学 出 版 社
北 京

## 内 容 简 介

本书是供成人教育中医药专业、中西医结合专业使用的教材。全书分15章,系统介绍了中医外科学的基本理论、诊法、治法特点和疮疡病、血管病、肿瘤病、急腹症等常见病的辨证论治理论与方法。在具体疾病论述中,注意选用疗效可靠的古今名法、名方,以突出临床实用性。各病的论述之后适当附录古今名医验案及现代研究成果,力求做到传统性、继承性和先进性、时代性的统一。本书内容系统全面,重点突出,实用性强。

本书可供成人教育中医药专业、中西医结合专业学生使用,也可作为自学考试应试人员、广大中医药专业工作者以及中医药爱好者的学习参考书。

**图书在版编目 (CIP)数据**

中医外科学/赵尚华主编.-北京:科学出版社,2001.10
高等医学院校选用教材(供成人教育中医药专业、中西医结合专业使用)
ISBN 978-7-03-009116-1

Ⅰ.中… Ⅱ.赵… Ⅲ.中医外科学-医学院校-教材 Ⅳ.R26

中国版本图书馆 CIP 数据核字 (2001) 第 13767 号

责任编辑:曹丽英 　/责任校对:潘瑞琳
责任印制:徐晓晨 /封面设计:黄　乐

**科 学 出 版 社**出版
北京东黄城根北街 16 号
邮政编码: 100717
http://www.sciencep.com

**北京建宏印刷有限公司** 印刷
科学出版社发行　各地新华书店经销

\*

2001 年 10 月第　一　版　开本:850×1168　1/16
2021 年 6 月第十三次印刷　印张:21 1/4
字数:432 000

定价:44. 80 元
(如有印装质量问题,我社负责调换)

# 本套教材编写委员会

# 《中医外科学》编写人员

主　编　赵尚华

副主编　薛晓红　张石平

编　者　张石平　闫殿虎

　　　　赵尚华　薛晓红

# 总 序

  我国的成人教育已经有了数十年的历史，中医药学作为我国成人教育的重要组成部分，为中医药人才队伍建设和中医药事业的发展做出了积极的贡献。但时至今日，我国尚无专供中医药成人教育尤其是全日制中医药成人教育使用的系列教材，而统编教材和其他类教材，无论从内容还是要求上都难以切合成人教育自身特点，不能较好满足成人教育当前教学、临床、科研工作的需要。为了提高中医药成人教育教学质量，促进中医药成人教育事业的发展，我们在广泛调研和多方论证的基础上，组织了多年从事中医药成人教育教学工作的一线教师和有关专家，着手进行了适应于医学院校中医药专业、中西医结合专业成人教育教学需要的系列教材的研究与编写工作。

  本套教材紧扣成人教育特点，遵循成人教育规律，编写过程中，注意把不同的学科置于中医和中西医结合整体学术体系中，注重经典著作、基础理论和临床学科之间的合理衔接，力求避免学科的割裂和内容的重复，从而体现中医、中西医结合学术体系的系统性和科学性。教材坚持理论联系实际的原则，正确处理继承和发扬的关系，在重点介绍具有实用价值的传统中医药基本理论和基本技能的同时，适当吸收了新中国成立 50 年来中医药研究的新进展、新技术和新成果，具有一定的创新性。在内容的深度和广度方面，根据新形势要求，从课程性质、任务出发，注意构筑中医药成人教育人才知识与能力素质结构，强调科学思维和创新精神的培养。为便于成人学员更好地自学自修、掌握课程重点内容、理解难点疑点问题、全面检查学习效果，教材在每章节增列了目的要求、重点内容及复习思考题，教材后还附有 2~3 套模拟试题及答案。

  全套教材计有中国医学史、中医学导论、中医藏象学、中医病因病机学、中医防治学、中医诊断学、中药学、方剂学、中医内科学、中医外科学、中医妇科学、中医儿科学、中医骨伤科学、中医眼科学、中医耳鼻喉科学、中医肛肠病学、中医皮肤病学、针灸学、推拿学、内经教程、伤寒论教程、金匮要略教程、温病学、中医各家学说、中西医结合内科学、中西医结合妇产科学、中西医结合儿科学、中西医结合急症学、中西医结合传染病与流行病学、中西医结合临床研究思路与方法学、中药药理学等 31 门。

  此外，根据国务院国发〔1993〕39 号《关于禁止犀牛角和虎骨贸易的通知》，这两种药品已停止供药用，本套教材中古医籍或方剂涉及这两药时，仅供参考，建议使用其代用品。

  鉴于目前中医药成人教育中医药专业、中西医结合专业系统教材的编写尚无更多可资借鉴的成功经验，因此在教材的编写中存在着相当的难度，但考虑到中医药成人教育蓬勃发展的需要，我们不揣自陋，在成人教育教材建设上进行了此项尝试。可以肯定，本套教材一定存在着这样那样的不足之处，因而希望同行和读者在使用过程中，提出宝贵意见，以便我们进一步修订和改进，从而为我国中医药成人教育事业做出应有的贡献。

编写委员会

2000 年 5 月

# 编写说明

　　《中医外科学》是供成人教育中医药专业、中西医结合专业使用教材套书中的一种。该书以保持和发扬中医特色，适合成人教育，突出时代特征，培养合格中医师为总目标编写而成。旨在介绍中医外科学的基本理论和外科的常见病、多发病的特点、病机、辨证和治疗原则。力求说理透彻、简明，便于自学和函授。

　　全书分总论和各论两部分。总论部分概括地介绍了中医外科学的沿革和发展，中医外科疾病的特点；较详尽地阐述了中医外科的辨证特点；从整体与局部相结合的观念出发，介绍了中医外科病的内外治法。各论部分按疾病性质配合疾病主要症状的不同分为9章，每一章节又依次分为学习目的、概论、病因病机、辨证、治疗。对于重点病，尚附录一部分名家典型验案，以期进一步传授知常达变或异曲同工的诊治技巧，便于学员借鉴，终末列有复习思考题，便于复习思考。

　　通过本教材的学习，要求学员理论联系实际，系统掌握中医外科学的基本理论、基本技术、基本知识，具体要求按教材各章内容统一划分为3级。第1级"掌握"，为重点内容；第2级"熟悉"，为次重点内容；第3级"了解"，为非重点内容。学员在学习过程中，宜按此3级要求，分别主次，循序渐进，结合复习思考题进行自我练习和测试，以巩固已掌握的学习内容，提高自学效果。

　　本书编写分工：总论1~6章由赵尚华执笔，第7、8章由薛晓红执笔，第9、10、11、12、15章由闫殷虎执笔，第13章由赵尚华、薛晓红执笔，第14章由张石平执笔。本书在编写和审定过程中，得到山西中医学院领导和科学出版社的大力支持和指导，谨此表示衷心感谢。

　　本书编写时间仓促，加之我们的水平有限，错误和缺点在所难免，希望在使用过程中提出宝贵意见，以便改进和提高。

编　者

2000 年 10 月

# 目 录

## 总　论

## 各 论

总　论

# 1

中医外科学发展概况

**目的要求**

1. 了解中医外科学在我国历史上对人类健康所作出的伟大贡献。

2. 了解外科发展的过程和规律，启发学生顺应外科学发展规律，掌握学习外科的方法。

中医外科学是中医学的重要组成部分，有着悠久的历史。几千年来经历了起源、形成、发展、兴盛等不同的历史阶段，取得了巨大的成就。

## 1.1 起 源

我国的医药起源是和我国人民最早的生产活动联系在一起的。根据考古学的研究我国大约在 175 万年以前就有了人类（元谋人）。20 万年以前进入石器时代。在原始社会人类过着艰难的生活，为了生存，既要和严寒酷热对抗，又要和豺狼虎豹斗争。人们在使用极其简陋的工具（如石块、木棒）进行生产和斗争的过程中不免遭受伤害，创伤极多，感染疮疡的机会也很多。人对自身机体的伤害，必然要想法修复，比如清除肌肤刺入的异物，应用树叶、野草等敷压止血。由此，原始的"清创"、"止血"法就自发地产生了。进入新石器时代，我们的祖先就制作"砭石"切开排脓，治疗脓肿，这大概就是最古老的外科手术了。

这些原始的清创、止血、排脓、药物外敷等治疗技术，是人类在长期同疾病作斗争中发展起来的，是最原始的、简单的"外科处理"。这便是中医外科的起源。

远在公元前 14 世纪殷商时代的甲骨文中就有外科病名的记载，如疾自（鼻）、疾耳、疾止（趾）、疾舌、疾足、疥等。《山海经·东山经》中说："高氏之山，其下多箴石。"郭璞注："砭针，治痈肿者。"说明在当时，砭针是切开引流的器械，据考古工作者论证，在20万年前石器时代我国古人就制造了砭石，这是历史上最早的手术器械。该书还载有38种疾病，外科病有痈、疽、痹、瘿、痔、疥等。《周礼·天官篇》中有食医、疾医、疡医和兽医之分。并规定"疡医掌肿疡、溃疡之祝药劀杀之齐"（祝药就是敷药，劀是刮去脓血，杀是腐蚀剂去恶肉或剪去恶肉）。这是我国最早应用手术方法和腐蚀性药物治疗疾病的记载。医学的具体分工，有力地推动了医学按门类深入发展。1973年在马王堆汉墓出土的帛书《五十二病方》系春秋时代的作品，是我国现今发现最早的一部医学文献。书中载有感染、创伤、冻疮、诸虫咬伤、痔瘘、肿瘤、皮肤病等38种外科病。在"疽病"下有"骨疽倍白蔹，肉疽（倍）黄芪、肾疽倍芍药"之说，针对不同的疾病，更换药物，调整剂量，可见到中医"辨证论治"的萌芽。在"牝痔"中具体记载了割治手术疗法，用小绳结扎"牝痔"，用地胆等药外敷"牝痔"，用滑润的"铤"作为检查治疗漏管的探针等。并以"水银，谷汁而傅（敷）之"治疗皮肤病。用醇酒止痛和消毒，如"犬所齧，令无痛及易瘳方：令（齧）者卧，而令人以酒，财沃其伤。"这是世界上最早将酒和水银作为药物的记载。由此可见，当时我国的外科已有一定的治疗水平。战国时期，出现了著名的外科医生，如《尸子》（楚国人尸佼所作）记载医㖀给宣王割痤，给惠王割痔，皆愈。

## 1.2 形 成

中医外科有文字记载的资料很早，但初具规模，形成一个学科，则是在汉代。就一般而言，到了汉代外科学已经具备以下条件：有了系统的理论体系，有先进的哲学思想为基础；有了丰富的实验经验；有了学科的代表人物；有了继承发扬的流派。

那时已传世《内经》初步奠定中医外科的理论基础。《灵枢·玉版》说："病之生时，有喜怒不测，饮食不节，阴气不足，阳气有余，荣气不行，乃发痈疽。"《素问·生气通天论》说："膏粱之变，足生大丁，荣气不从，逆于肉理，乃生痈肿。"这些都是对外科病病因、病机的认识。《灵枢·刺节真邪论》："虚邪之中人也，洒淅动形，起毫毛而发腠理，其入深……则为痈。"这说明了外科病感染的途径。《灵枢·痈疽篇》则是一篇痈疽的专论，对外科化脓性疾病的形成机制作了精辟论述："血脉营卫，周流不休，上应星宿，下应经数，寒邪客于经络之中则血泣，血泣则不通，不通则卫气归之，不得复反，故痈肿，寒化为热，热胜则肉腐，肉腐则为脓。"这些理论直到今天仍然指导着外科临床应用。另外记载外科疾病17种，在治疗方面，用"菱翘草"作煎剂内服，用"豕膏"（猪油）外敷，铍针放脓，斩截"脱痈"（脱疽）的坏死足趾的手术疗法等等。《内经》中的这些医学理论，基本上是在当时先进的哲学思想——古代的唯物辩证法——整体的动态的天人相应学说、阴阳五行学说、精气神学说指导下形成的。汉代成书

《金创　　方》（见《汉书·艺文志》）已佚，是我国最早的外科专著。

当时外科学杰出的代表人物，是被历代誉为"神医"的东汉末年的外科鼻祖华佗（公元141～203年）。华佗其字元化，沛国谯郡（安徽亳县）人，精通内、外、妇、儿、针灸各科，尤擅长外科技术，最突出的成就是发明了全身麻醉药——"麻沸散"，首创剖腹术。《后汉书·方技传》载："若疾发于内，针药所不能及者，乃令先以酒服麻沸散，既醉无所觉，因刳破腹背，抽割积聚，若在肠胃，则断截湔洗；除去疾秽；既尔缝合，傅（敷）以神膏，四五日创愈，一月之间皆平复。"同时还有三个开腹病例。这对中医外科学的发展有着重大的贡献。据《医藏目录》记载华佗尚著有《华氏外科方》10卷，可惜亦佚。但他曾传授医技给学生吴普、樊阿等人，使他的学说有所继承。

到汉代已有了较多的专供外科用的药物，郑玄注《周礼·天官篇》的"五毒之药"说："今医人有五毒之药，合黄堥、置石胆、丹砂、雄黄、矾石、磁石其中，烧三日夜，其烟上着，以鸡羽扫取以治疡。"即是现代升丹的炼法和应用先河。还有《五十二病方》中的水银、酒；《内经》中的"豕膏"（猪油），这些都是现时膏药的萌芽。具有"医圣"之称的，汉代张机（公元150～219年）著的《伤寒杂病论》详述了肠痈（阑尾炎）、寒疝、蛔厥（蛔虫病）等外科病证的诊治方法，载有瘾疹、浸淫疮等皮肤病。其治疗肠痈的大黄牡丹皮汤、薏苡附子败酱散，治蛔厥的乌梅丸，用黄连粉治疗浸淫疮，均为现代外科临床所选用。尤为可贵的是，所记述以目赤、口咽和二阴溃疡为特点的狐惑病，与西医的白塞综合征相吻合，可以说是本病的首次发现。

由此可见，从理论到实践，从药物到手术，从制度到医生，中医外科学到汉代已初步形成了一个独立的学科。

## 1.3　发　展

汉代之后，儒学在中国占了统治地位，"身体发肤，受之父母，不敢毁伤"的思想影响了解剖学和外科手术的发展。许多外科医生不得不隐姓埋名。如《晋书·第八十五卷》载魏泳之兔唇，就是经手术治疗而愈，但医生却不留名。然而社会要发展，人类需要用外科的疗法以祛病和康复，所以从两晋南北朝，以至隋唐宋元时代中医外科学又有了进一步的发展。

晋代医家皇甫谧（公元214～282年）所著《针灸甲乙经》，成书于公元264年，其中有外科专论3篇，记载了近30种病证，特别是对痈疽论述较为详尽。

晋代葛洪（公元281～341年）著《肘后备急方》对外科学的发展有很大贡献：①记载了疥虫和沙虱，指出了它们的生长环境和传播疾病的途径；②用疯狗脑外敷治疯狗咬伤的外科被动免疫疗法，开创了用免疫法治疗狂犬病的世界先例；③用海藻酒治疗瘿疾（甲状腺肿大类疾病）等等。

南北朝时南齐龚庆宣所著《刘涓子鬼遗方》（公元499年）是我国现存最早的外科专著。原著10卷，现存5卷，对痈、疽、金疮、皮肤病等疾病的诊断和治疗有较详细的论述，共收内外治法方剂151首。书中很重视外治法，介绍了止血、止痛、收敛、镇静、解毒等治疗方法。对痈疽辨脓、切开、排脓、引流等均有比较确切地诊断和适当处理。在运用外治消（消散）、蚀（蚀恶肉）、收（收口生肌）的三种治则方面，体现了作者内外合治的比较丰富的经验，对我国外科学非手术疗法的发展有相当大的影响。

隋唐时期（公元581~907年）外科的发展较快。巢元方等编著的我国第一部病原病理学专著《诸病源候论》包含有不少外科内容。对瘿瘤、痈疽、疔疮、痔瘘、金创、损伤、皮肤病等病因证治都有详细记载。尤以皮肤病论述较详，计有40多种，并对病因病机有了进一步的认识，如认为漆疮是："人有禀性畏漆但见漆便中其毒"，肯定了此病与人体体质有关；明确指出，疥疮有疥虫，癣病有癣虫，在当时条件下，能认识到有病原体的存在，确是一项重大突破。在"金创断肠候"中记载了对"腹䐃"（网膜）脱出的手术，即先用丝线结扎血管，然后再截除。第一次记载了人工流产术和肠吻合术。如"肠两头见者，可速续之，先以针缕如法续断肠，便以鸡血涂其际，勿令气泄，即推纳之"。还有血管结扎、拔牙等手术。可见当时对腹部外伤的处理已达到相当高的水平。

唐代孙思邈（公元581~682年）的《备急千金要方》是我国最早的一部临床百科全书，载有丰富的外科学内容，他发明的吃牛羊乳治疗脚气病；吃羊靥、鹿靥治疗甲状腺肿大；吃动物肝脏治疗夜盲症等都是现代科学证实了的成功经验，至于用葱管导尿，则比1860年法国发明橡皮管导尿早1200多年。尚有王焘的《外台秘要》载痈疽、瘿、脚气、痔瘘、金疮、恶疾大风等六卷，收方1300首，亦是外科方药的重要参考文献。

宋代是我国医学发展较快的时期，外科学家从理论上更加重视整体和局部的关系，使辨证论治进一步用于临床，并注重治疗上的扶正与祛邪相结合，如《太平圣惠方》（公元992年）中有关外科疾病部分，除了对病因病机、治疗、预后等详加论述外，还对不同的症状，详列不同的治法，充分体现了辨证论治在外科疾病上的具体应用。在诊断方面，总结了前人的经验，第一次系统提出了"五善七恶"学说。在治疗上创立了"内消"和"托里"的方法，并首先提出用砒剂治疗痔核，用蟾酥酒止血、止痛，用烧灼法消毒手术器械等。宋代以来，外科专著日益增多，据初步统计有30多种，影响较大者如《窦氏外科全书》（公元1008~1041年）、《卫济宝书》（公元1170年）、《杨氏家藏方》（公元1178年）、《背疽集验方》（公元1196年）、《魏氏家藏方》（公元1227年）是首载枯痔散的方书和《外科精要》（公元1262年）。其中东轩居士著《卫济宝书》上卷专论痈疽，并附有简图，下卷专言治法，对应用范围较广的方剂，一一列出其加减方法。书中还记载了很多医疗器械，如灸板、消息子、炼刀、竹刀、小钩等。李迅的《背疽方集验》是背疽专书，对背疽的病因、症状、用药、禁忌等均有阐述。指出背疽有内外之别，外发者易治，内发者难治。陈自明的《外科精要》强调对痈疽的辨证施治，区分寒热虚实，不可拘泥热毒内攻之说而专用寒凉克伐之剂，强调了疮疡的整体疗法，载有托里排脓汤等很多方剂，至今仍在沿用，是一部有价值的外科专著。

元代外科的成就，以齐德之《外科精义》（公元 1335 年）为代表。他总结了 30 多种外科著作，结合自己的临床经验撰著而成。他从整体观念出发，提出外科病多为阴阳不和，气血凝滞而成；论述脉诊甚详；在治疗方面，他认为"治其外而不治其内，治其末而不治其本"的方法是不全面的。主张治疗疮疡必须先审阴阳虚实，脉证结合，然后采用内外相辅的综合方法。内治以消、托、补三法为主。外治有追蚀法、贴法、溻渍法、针烙、灸疗、砭镰等法全面应用。专"论将护忌慎法"重视外科护理。他的这些学识经验很有实用价值。此外，还有朱震亨的《外科精要发挥》和危亦林的《世医得效方》（公元 1337 年）。《世医得效方》是一部创伤外科专著，记述了骨折、脱臼、残伤等诊治，对伤科的发展有很大贡献。本书对全身麻醉药的组成、适应证、剂量等均有具体说明，是现今世界上已知最早的文献，比日本华同青州在 1805 年用蔓陀罗汁麻醉要早 450 年。总之，汉代以后中医外科学走上了辨证论治，内外结合的道路，外科专著的出现，各种急救手术的发展，出现了许多达到世界先进水平的成就，宋元以来主张整体与局部结合，内治与外治结合，发展手术器械，重视善恶预后，消、托、补内治三大治则的形成，以及全身麻醉药的临床应用，表示中医外科学有了重大发展。

## 1.4  兴  盛

明代至清朝鸦片战争之前的时期，是中医外科发展的兴盛阶段，其主要标志是名家辈出，著作如林，学术流派的形成。据统计明代著名医家比元代增加了几倍之多，重要医著比历史任何时期都丰富多彩，仅外科学专著明代就有 60 多种，清代则有 100 多种。

薛己的《外科发挥》（公元 1528 年）、《外科枢要》（公元 1529 年）第一次详细记述了对新生儿破伤风的诊治，汪机的《外科理例》（公元 1531 年）主张外病内治，切戒滥用刀针。曾说："外科必本于内，知乎内，以求乎外，其如视诸掌乎。治外遗内，所谓不揣其本而齐其末"。申斗垣的《外科启玄》（公元 1604 年）、王肯堂的《证治准绳·疡医》（公元 1608 年）、窦梦麟的《疮疡经验全书》（公元 1569 年）、张介宾的《外科钤》（公元 1624 年）、陈实功的《外科正宗》（公元 1617 年）均为这一时期的外科名著，对外科疾病的病因病机认识的提高，治则与治法的丰富，以及手术的广度和深度的发展均有深远影响。其中陈实功的《外科正宗》内容丰富、条理清晰。全面介绍了外科学的病因、病机、诊断和治疗原则，细载病名，详列治法并附有验方，自唐到明的外科治法，此书大多收录，后人誉为"列症最详，论治最精"的外科名著。还有陈司成的《霉疮秘录》（公元 1632 年）是我国第一部梅毒专著，书中采用砒石、轻粉、雄黄、朱砂等药物制成丸剂和丹药内服，是世界上使用砷剂治疗梅毒的最早记载。由于学术空气活跃，学术成熟，不同的学术流派逐渐形成。影响比较大的有"正宗派"、"全生派"、"心得派"。陈实功为代表的"正宗派"注重全面掌握基本理论、基本知识、基本技能，技术全面，内治应用消、托、补三法，外治讲究多种剂型和刀针手法。陈实功重视脾胃，他说："疮全赖脾土"，"盖脾胃盛则多食而易饥，其人多肥，气血亦壮；脾胃弱则少食而难化，其人多瘦，气血亦衰。故外科尤以调理脾胃为要，如透脓散、托里消毒散等名方的应用。在外治和手术方面的成就更突出，他认为升丹等腐蚀药品或刀针清除坏死组织，放通脓管，使毒外泄，是"开户逐贼"。该书记载了 14 种手术方法，如脱疽指趾关节离断术、鼻息肉摘除术、食道异物取出术、下颌关节复位术、颈吻合术、腹腔穿刺排脓术等，都有很大实用价值；还述及口唇创伤缝合术，缺耳、缺唇矫形术；指出良性肿瘤的鉴别诊断和治疗原则；创制鼻痔（息肉）的摘除工具，与现代的鼻息肉绞断器甚为相近。倡导脓成切开，位置宜下，切口够大，腐肉不脱则割，肉芽过长则剪，这些有效方法沿用至今，指出换药室应"窗明几净"，疮口予以冲洗。外治法更多，有熏、熨、照、湿敷等。护理上强调注意病人的饮食营养，反对无原则的饮食禁忌。之后，清顺治、康熙时祁坤编写的《外科大成》继承了《外科正宗》的理论和治疗经验，其孙祁宏源进一步编写了《外科心法要诀》，该书内容丰富，既有理论，尤重实践，系统总结了清代以前历代外科医家的经验，宏扬了正宗派的学说主张，列入了国家指定编纂的《医宗金鉴》成为全国学习中医外科的重要著作。

"全生派"以康熙、乾隆年间王维德著《外科证治全生集》（公元 1740 年）为代表作品。王维德继承了张介宾《外科铃》外证的阴阳辨证，受到《外科理例》的影响，结合其家祖孙三代的丰富的临床经验编写而成《外科证治全生集》。该书特点是：创立了以阴阳为主的辨证论治法则。所谓"凭经治证，天下皆然，分别阴阳，惟余一家"，把复杂的外科疾患分为阴阳两类，如痈阳，疽阴。主张"以消为贵，以托为畏"，除治疗用刺外，反对滥用刀针，禁用腐蚀药物。特别是对阴证的治疗具有独特的见解。主张以"阳和通腠，温补气血"的原则治疗阴证，他说"世人一概清火以解毒，殊不知毒即是寒，解寒而毒自化，清火而毒愈凝。然毒之化要由脓，脓之来，要由气血，气血之化要由温也。"自拟阳和汤、醒消丸、犀黄丸、小金丹等名方，用于临床，直到现在仍为有效方药。王维德大胆创新，另辟蹊径，提出不同的学说观点，对阴证的治疗取得突破性成就，成了一派之言。其后许克昌，毕法合写的《外科证治全书》继承了其特长，而且有所发挥。

"心得派"以清高秉钧为代表，继承了温病学派的学术思想，应用于外科学中，认为外科疾病与其发病部位有一定的联系，"疡科之证，在上部者俱属风温、内热；在下部者俱属湿火，湿热；在中部者多属气郁、火郁。"在辨证论治上，对外科阳证、热证论治不乏真知灼见，提出毒气内陷是疮疡的严重变证，将之分为"火陷、干陷、虚陷"的"三陷变局"，而且首先引用了温病学派的犀角地黄汤、紫雪丹、至宝丹治疗走黄、内陷，显著提高了疗效，开拓了思路，至今仍有很大的实用价值。该书在编写体例上以两种相似病证互编一篇，详加鉴别，对于辨证论治很有启发，这是中医外科学中有鉴别诊断作用的重要文献。其后余听鸿《外证医案汇编》对高秉钧的学术思想有所发挥。

清代的外科著作除上述之外，还有很多，影响较大的有陈士铎的《洞天奥旨》（公元 1694 年）善于使用内服药消散疮疡，其组方结构严谨、主药突出、颇有特色。顾世澄《疡医大全》（公元 1760 年）内容丰富，分门别类，便于查阅。高文晋《外科图说》（公元 1834）和邹五峰的《外科真诠》（公元 1838 年）都各有特点。

近百年来（公元 1840~1949 年）祖国医学受到严重排挤摧残，中医外科学也处于停滞不前的状态。吴尚先《理瀹骈文》（公元 1864 年）专述膏药的外治法，总结了不少民间流传的治疗学上的新成就。张山雷的《疡科纲要》（公元 1927 年），内容简要，立论、用药均有特色，在临床上也有一定的参考价值。

解放以后，由于贯彻执行了党的中医政策，中医外科学重新获得新生和发展。如用中医中药治疗痈、疽、疔疮、乳病；用结扎和注射法治疗内痔；用切开或挂线疗法治疗肛瘘；内外合治血栓闭塞性脉管炎、静脉炎以及烧伤膏、五妙水仙膏的研制成功；中西医结合治疗红斑狼疮、硬皮病、毒蛇咬伤、烧伤都取得了很大进展。急腹症的中医药治疗和理论上的探讨，针刺麻醉学理论的研究，都出现了可喜的势头。

总之，中医外科学是从实践中产生的一门科学，具有独特的理论体系和丰富的临床经验，取得了很大的成就，对世界医学作出了应有的贡献。所以我们应当努力学习，加强研究，为人类的健康事业做出更大贡献。

复习思考题

1. 简述外科的起源。
2. 外科形成于什么时代？为什么？
3. 外科有哪几个学术流派？各自的特点主要是什么？

（赵尚华）

# 2

# 中医外科学范围和疾病命名及分类释义

**目的要求**

1. 了解中医外科范围的分类释义。
2. 了解中医外科疾病命名的方法和含义。

## 2.1　中医外科学的范围

学习中医外科学，首先要掌握本学科的范围，熟悉外科与其他各科之间的关系。中医学历史悠久，医事制度上分科变革较多，外科专著中的治疗范围也不完全相同，因此外科的范围也没有十分明确的界限。据周代《周礼·天官篇》所载，设有食医、疾医、疡医、兽医的制度，其中疡医掌肿疡、溃疡、金疡、折疡。具体包括痈、疽、疖、疮疡诸毒，刀斧剑矢等利器所伤，击扑闪挫、跌打损伤。唐代医事分为五科，《新书百官志》曰："一曰体疗，二曰疮肿，三曰少小，四曰耳目口齿，五曰角法。"外科包括了一切肿毒、脓疡、创伤、骨伤、皮肤病等，将耳、目、口齿、咽喉病另立一科。宋代医事分为大方脉、风科、小方脉、眼科、金疮肿兼书禁共九科。明清时期，医事分科更细，《明五官制》分13科，骨伤、耳鼻咽喉、眼科等疾病均设立专科分治，这一时期外科范围虽以疮疡、皮肤和肛肠疾病为主体，然许多外科专著所论病种远远超过这一范围，如《疡医大全》博采群方，包括了全身各部的痈疽疮疡（包括内痈）、眼、耳、口齿、咽喉、乳房、前阴、肛门、皮肤（风、癣），小儿、痘疹、跌打、急救、蛇虎外伤、中毒等等。

传统中医外科的范围，虽然历代有所变化，但其学科界限的划分依据是发于人体外部，肉眼可以直接诊察到的，有局部体征可凭的疾病，均属外科范围，如疮疡、乳房、瘿瘤岩、皮肤、泌尿、生殖、外眼、外周血管、外伤以及虫兽咬伤之类。至于内痈如肺痈、肝痈、肠痈等。虽发于体内，但按传统划分亦归于外科。但是由于学术的不断发展，医事分工也愈来愈细，现在临床上跌打损伤、骨折、脱臼等归伤科处理；眼病、耳鼻咽喉、口腔均也各有专科。

## 2.2　疾病命名

中医外科历来强调对病的认识，在甲骨文中就有病名的记载，但由于我国历史悠久，地域广阔，方言丰富多彩，历代医家对疾病认识角度不同，取名自然各异。这就造成了中医外科病名繁多而不够统一，有的一个病名包括多种性质的疾病，有的同一性质的疾病，而取有几个不同的病名。给我们学习、继承、整理、提高外科学带来不少困难。虽然如此，但从它的命名含义来看，还是有一定规律可循的。一般是依据部位、穴位、脏腑、病因、症状、颜色、疾病特征、范围大小、传染性等分别加以命名的。

以部位命名的，如颈痈、足踝疽、乳癖、肛裂等。

以穴位命名的，如人中疗、环跳疽、三里发。

以脏腑命名的，如肠痈、肺风粉刺。

以病因命名的，如破伤风、烧伤、冻疮、毒蛇咬伤、日晒疮、漆疮。

以症状命名的，如黄水疮、翻花疮、有头疽、蜂窝发、乳头破碎。

以形态命名的，如蛇头疗、蝼蛄疖、鹅掌风、猫眼疮、乳岩。

以颜色命名的，如白癜风、丹毒、赤游丹、白疕、黑痣。

以疾病特征命名的，如烂疗、流注。

以范围大小命名的，如小者为疖，大的为痈，更大的为发。

以传染性命名的，如疫疗、时毒。

以上所述乃是古代外科医藉中常用的疾病命名方法，至于一些个别的命名方法，还有如千日疮、走马牙疳，因较少应用，或者归类困难，不作介绍。

## 2.3　分类释义

外科疾病的分类仍不统一，早在《内经》中以痈疽两字代表外科病，并认为痈为阳属腑；疽为阴属脏。直至明代又有医家用疮疡二字概括一切外科病，并指出疮是皮外的，有形可见的各种病，如粟疮、黄水疮、猫眼疮等；疡是皮内的如痈、疽之类。又依据疮疡的发展过程，分为肿疡、溃疡，凡属未溃的疮疡统称肿疡，已溃的疮疡统称溃疡。这样的分类笼统不够实用。而以疾病性质为标准正确地进行外科病变的分类有利于探索揭示同类疾病的共同规律，提高临床疗效。因此，予以逐一分类进行释义。

**疡**　广义的疡是一切分科疾病的总称，有时也称为外疡，所以古代也将外科称为疡科，外科医生称为疡医。狭义的疡是指发生在皮内的痈、疽之类。

**疮** 疮者，创也。广义的疮也是一切皮肤外科病的统称。狭义的疮指皮肤外有形可见的各种损害性疾病的统称。丘疹的如粟疮、疥疮；脓疱如黄水疮；红斑如猫眼疮；糜烂如水渍疮等。

**疮疡** 广义指一切外科疾病。狭义是指体表感染因素引起的化脓性疾病。

**肿疡** 指一切体表外科疾病尚未溃破的肿块，包括化脓与非化脓性疾病。

**溃疡** 指一切外科疾病有脓腐的破溃疮面。

**痈** 痈者，壅也。气血为邪毒所阻，蕴结成痈也。痈有"内痈"、"外痈"两大类。外痈是指生于体表皮肉之间的急性化脓性疾病，局部具有红肿热痛的特征，范围在6~9cm之间，易脓、易溃、易敛，预后良好。内痈是发于脏腑的脓肿，如肝痈、肠痈。

**疽** 疽者，阻也。气血为毒邪所阻，阻滞于里而发。临床分为两种，一为有头疽，即初起即有粟粒样脓头，红肿热痛，易向深部及周围扩散。破溃之后，状如蜂窝，范围常在9~30cm左右。二为无头疽，是发于骨与关节之间，患部漫肿，皮色不变，疼痛彻骨，难消、难溃、难敛，溃后多损伤筋骨，是骨与关节间的化脓性疾患。

**发** 发者大也。其病变范围较痈为大，特征是在皮下疏松的部位突然红肿蔓延成片，灼热疼痛，红肿以中心最为明显，四周较淡，边缘不清，3~5日皮肤湿烂，随即变成黑色腐溃，或中软不溃。

**疖** 疖者节也，疡毒之小者，生于皮肤浅表的急性化脓性疾病。局部红肿热痛，突起根浅，肿势局限，范围多在3cm左右，易脓，易溃，出脓即愈。

**疔** 古亦称丁。《内经》中泛指一切体表疮疡，发病迅速而危险性较大。目前临床疔的含义是，凡发病在颜面、手足等部位，病势急剧，易迅速蔓延，可造成损筋伤骨，或引起走黄危险的疮就称为疔。

**流注** 流者，行也；注者，住也。流注是由原发病灶的毒邪，随血流扩散到肌肉深部，停留于某一部位而发生的转移性、多发性脓肿，具有初起漫肿微痛，结块不甚显著，皮色如常，发生无固定部位，此起彼伏，容易走窜的特点。

**丹毒** 是皮肤突然变赤，如丹涂脂染的急性感染。起病突然，局部皮肤红肿胀，迅速向周围蔓延，或间有大小不等的水疱，伴有明显全身症状。因发生部位不同而名称各异，如发于头面部的称抱头火丹；发于腰胯部的称内发丹毒；发于下肢的称流火。

**走黄** 是由于疔疮毒邪走散入血，内攻脏腑而引起的一种全身性化脓性感染。一般以颜面部疔疮合并走黄者最为多见。

**内陷** 凡生疮疡，正不胜邪，毒不外散，反陷入里，客于营血，内传脏腑而引起的全身性化脓感染，称为内陷。临床上多见于有头疽并发本症，又称"疽毒内陷"，因其发生在有头疽初、中、后不同阶段，病因和症状不同，故分为"火陷"、"干陷"、"虚陷"。

**瘰疬** 因其结核累累如串珠状，故称瘰疬。本病多发生在颈侧、腋下、乳房、腹股沟等部位，初起结核不红、不热、不痛，久则生寒热，破溃，属阴证，与痨证有关。目前瘰疬仅指淋巴结结核。

**流痰**  是好发于骨关节间的疾病。起病缓慢，筋骨内损，外症不显，化脓亦迟，溃后流脓清稀，或夹有败絮样（干酪样）物质，不易愈合，每多损伤筋骨而成残疾，即西医的骨关节结核。

**疫疔**  其疮形呈中黑凹陷，如脐状，是一种急性传染病，故与一般疔疮不同，多见于畜牧业或皮毛制革的工作者，好发于头面，其次是颈项、手背等部，即西医的皮肤炭疽。

**烂疔**  最易腐烂，病势急暴，可危及生命，故也与一般疔疮不同。局部  热肿胀疼痛，皮色暗红，然后稍黑或有白斑，迅速腐烂，疮形略带凹形，溃后脓液稀薄如水，易并发走黄。相当于西医的气性坏疽。

**臁疮**  是发生在小腿部下 1/3，踝骨上 10cm 的内外臁处慢性溃疡，日久难敛，或虽经收口，容易复发，即西医的下肢慢性溃疡。

**结核**  是泛指一切皮肉之间的圆形肿块，多发于四肢或胸腹部，生在皮里膜外、结如果核、坚而不痛。包括急性化脓性疾患引起的附近淋巴结肿大称臀核，慢性淋巴结炎称痰核，以及皮下囊肿，小的良性肿瘤或恶性肿瘤等，而不是指结核杆菌引起的结核性疾患。

**痰**  外科之痰。大多发于皮里膜外，肿硬似馒，皮色不变，按之有囊性感，将溃皮色转为暗红，溃后或出黏液，或脓中夹有败絮样物质。归纳起来包括西医两大类疾病。一类是结核性疾病，如流痰（骨关节结核），肾俞虚痰（腰部冷脓肿），乳痰（乳房结核）等，一类是腺体性囊肿性疾病，如痰包（舌下腺囊肿），痰瘤（颌下腺囊肿）等。

**毒**  外科以毒取名的疾病很多，包括许多种不同性质的疾病。归纳起来，凡称之为毒者，有以下共同点：一是多为外邪侵袭；二是多有传染性；三是多为病势发展快而且较重。大致包括感染性疾患如委中毒（  窝部急性淋巴结炎）、时毒（流行性腮腺炎）；过敏性疾患如风毒、湿毒；传染性疾病，如梅毒性之便毒（腹股沟淋巴结炎）；以及一些一时不能定出确切病名的病变，如无名肿毒、痧毒等。

**痔**  痔有峙突的意思，凡肛门和耳、鼻孔窍等处，有小肉突起者，都可称痔。如生于鼻腔的叫鼻痔；生于耳道内的称耳痔；生于肛门齿线以上的称内痔。目前主要指肛门部痔病。

**漏**  亦称瘘。凡溃疡疮孔处流脓经久不止，好像滴漏一样，故名曰漏。多生于乳房、颈部、肛门等处。漏包括两种病变。一为现称的瘘管，是指体表与脏腑之间的病理性管道，具有内口和外口；如肛漏。一为窦道，指深部组织通于体表的病理性盲管，一般只有一个外口，如瘰疬破溃之后成漏，以及乳痈合并之乳漏。

**皲裂**  指患部皮肤全层裂开，疼痒难忍，常伴出血。多发于手足、肛门、乳头、口唇处。如肛裂、手足皲裂。

**瘿** 瘿如缨络之状而得名，病变多发于颈部结喉正中之处。局部漫肿或结块，随吞咽上下活动，古代文献分有五瘿：气瘿、肉瘿、血瘿、筋瘿、石瘿。相当于西医甲状腺疾病。

**瘤** 瘤者，留也。凡瘀血、浊气、痰滞停留于人体组织之中，因其聚而成形，结成块物者称为瘤。本病随处可生，发于皮肉筋骨之内。中医文献中分有六瘤，即气瘤（神经纤维瘤）、肉瘤（脂肪瘤）、筋瘤（静脉曲张）、血瘤（血管瘤）、骨瘤（骨肉瘤）、脂瘤（皮脂腺囊肿）等。

**岩** 凡病变部肿块坚硬如石，高低不平，状似岩突，破溃后疮口中间凹陷很深，形如岩穴，故名岩，岩为恶性赘生物。如生于乳房的称乳岩；生于阴茎部的称肾岩（阴茎癌）。

**翻花疮** 为皮肤肿瘤，其皮损部位溃破之后，不能愈合，胬肉突出，疮口外翻，好似花蕊一般，一旦碰伤，流血不止。相当于西医鳞状上皮癌，基底细胞癌等。

**疝** 始出于《黄帝内经》，有冲、狐、㿗、癃、颓、瘕、厥疝等名。包括多种病证。大致有腹部疼痛病证，如冲疝、厥疝；二便不通的病证，如颓、癃疝；腹内结聚病证，如瘕疝、癥疝；阴囊阴茎等部位病证，如水疝；腹腔内容物向外突出病证，如狐疝、气疝。今外科所言疝，主要指阴囊肿大，不痛或痛，连引少腹，或时伏时出，或其形渐大，重坠而胀的一类病证，如水疝（精索鞘膜积液）、狐疝（小肠疝）。

**癃** 小便不利，甚至不通的一类病证，外科常见前列腺增生引起的精癃，尿结石所致的石癃等。

**淋** 通指小便频数、涩痛不利的病证。外科常见有石淋、劳淋等。而"淋病"也有小便疼痛，尿道溢脓，甚至排尿困难，属性传染病，与通常所言淋证不同。

**风** "风为百病之长"，故外科以风来取名的疾病很多，病种也很广泛，包括疮疡、皮肤、口腔、肛门等疾病。如破伤风、骨槽风（下颌骨骨髓炎）、麻风、白癜风、鹅掌风（手癣）、喉风（喉头水肿）、唇风（剥脱性唇炎）、肠风（便血、肛旁脓肿）、风毒肿（接触性皮炎）、风瘙（荨麻疹）等。

**疹** 皮肤间起丘疹如针头大小者，如痱子、痤疮、瘾疹、风疹等。

**斑** 凡皮肤间有色素改变称为斑，或大或小，或多或少，辨其色有红斑、白斑、黑斑等，如汗斑、黧黑斑、雀斑等。

**疳** 凡黏膜部发生浅表溃疡，呈凹形有腐肉而脓液不多的称为疳。根据发生部位不同，有口疳、牙疳、下疳、耳疳等。

　　皮肤间的汗疹称　，如白　。

**痘** 皮肤上起水疱如豆粒大，内含浆液的疾患，如水痘。

**疣** 皮肤上的良性赘生物，又名千日疮、鼠乳、疣目。

**癣** 癣者，徙也，言其到处转移，状如苔藓。癣的含义甚广，凡皮肤增厚，伴有鳞屑，或有渗液的皮肤病，统称为癣。包括多种皮肤病，如牛皮癣（神经性皮炎)、湿癣(湿疹)、干癣(慢性湿疹)、圆癣(体癣)。

疥 疥者，芥也。疹如芥子而小，如沾芥子之气而奇痒。疥主要指有传染性，皮损为丘疹的皮肤病称疥，如疥疮。其次是指全身性剧痒的皮肤病，如干疥(皮肤瘙痒症)。

痣 痣者，志也，又称记。指生于皮肤间的不同颜色的赘生物，如黑痣、血痣等。

复习思考题

    1. 中医外科范围包括哪些疾病？

    2. 中医外科疾病命名的规律如何？

    3. "疮"和"疡"有什么区别？

    4. 什么是漏和痔？

(赵尚华)

# 3

---

# 外科疾病病因病机

**目的要求**

1. 了解外科疾病在病因病机上的特点。
2. 掌握气血、脏腑、经络与外科疾病的相互关系。

外科疾病的发生虽然表现为局部体表的病变，但亦"必先受于内，而后发于外"，与人体阴阳气血、脏腑经络有密切的联系。因此，了解外科疾病发病原因和致病特点，分析其发展变化规律，对正确诊断及防治外科疾病有十分重要的意义。

## 3.1 病 因

病因是引起疾病的内在的和外来的各种因素。中医病因学说的特点是"审证求因"，即根据不同的临床证候推求病因。要想掌握好外科病因学说，就必须熟悉各种致病因素的性质、特点以及它们各自引发的外科疾病的特殊表现，临证时根据这些临床表现推求病因，从而准确地辨证论治。

综合外科病因大致有外感六淫、情志内伤、饮食不节、外来伤害、房劳伤肾、痰凝血瘀等，兹分述如下。

### 3.1.1 外感六淫

自然界中风、寒、暑、湿、燥、火六气的异常变化，谓之六淫。六淫都能引发外科疾病，但以火毒为主。

### 3.1.1.1　火毒

火热是外科疾病中最主要的致病因素，如《医宗金鉴》云"痈疽原是火毒生"。火为阳盛所生，火乃热之极，热为火之渐，火热郁久都可化毒，热毒势缓，火毒势急。火热蕴于肌肤，营卫不和，　红肿胀，灼热疼痛，热毒郁久，腐肉成脓，如疗、疖、痈、疽等。热结肠胃，则身热，腹痛拒按、拘急胀满、恶心、呕吐、大便秘结、小便黄赤、脉洪滑数、苔黄厚，如肠痈、胆道感染等。火毒内攻脏腑，见高热头痛、烦躁不安、苔多黄厚、脉多洪数，甚则神昏谵语、痉厥动风，如疗毒"走黄"，疽证"内陷"等证。总之，火为阳邪，其病一般多为阳证，发病迅速，来势猛急，　红灼热，肿势皮薄光泽，疼痛剧烈，容易化脓腐烂，或有皮下瘀斑，常伴口渴喜饮、小便短赤、大便干结等全身症状。

### 3.1.1.2　湿邪

湿为长夏之气，久居卑湿，淋雨涉水，梅雨绵绵之时易感。湿为阴邪，其性重浊、黏腻、外侵肌肤，易现肿胀光亮、疱疹、糜烂、痒如虫行皮中，病情日久缠绵，如湿疮，脓疱疮等。湿热内犯脏腑，则见胸痞脘胀，口苦咽干，食欲不振，恶心呕吐，口渴不欲多饮，身热不扬，汗出不退，水走肠间，漉漉有声，大便溏薄，小便浑浊，甚或出现黄疸，如急性胆囊炎、肠痈等。湿与热结往往下注人体下部，见下肢沉重、肿胀光亮、按之凹陷不起，状如烂棉；热重者则　红疼痛，水疱、溃烂，甚或坏死，疼如汤泼火灼，或有尿急、尿频、尿痛、尿血等，如下肢丹毒、臁疮、静脉炎、脱疽、淋症等。风湿热相兼侵犯人体肌表，则见斑疹宣浮，红晕散漫，游走无定，瘙痒难忍，如瘾疹等。总之，湿病肿胀明显，沉重如裹，水疱叠现，化热成脓，渗液流脓，瘙痒无度，常伴食欲不振，胸闷腹胀，大便黏滞等。

### 3.1.1.3　寒邪

寒为冬令主气，为阴邪。其性收引凝聚，常可使经络受阻，气血运行障碍，在外疡中见得较少，而致病笃重。寒犯肌肤，暗红肿胀，轻者麻痛，重则出现水疱、腐烂，久不收口，如冻疮。寒凝经脉，则痛有定处，皮肤不红不热，甚或冰冷畏寒、肤色苍白青紫，趺阳脉搏动微弱，甚则消失，如脱疽。寒侵筋骨，则见隐隐疼痛，不红不热，不欲行动，甚者痛彻入骨，不得屈伸，动则加剧，如附骨疽。寒伤脏腑，则见腹痛绵绵，喜热怕冷，得热则缓，大便溏薄，脉沉迟，如慢性肠梗阻等。总之，寒邪致病多为阴证，常袭筋骨关节之间，发病缓慢，其肿散漫，痛有定处，皮色紫暗，得暖则减，化脓迟缓，常伴恶寒，四肢不温，小便清长等全身症状。

### 3.1.1.4　风邪

风为春季主气，风为阳邪。其性开泄，易犯人体上部，在外科多与湿、热相兼而发病。风热上受，则见头项宣肿，皮色红，发病急，病势快，游走迅速，如抱头火丹、痄腮等。风犯肌肤，则见各种斑疹，风团，成块成片，或白或红，此起彼消，或皮肤干燥脱屑、瘙痒，但不滋水，不糜烂，如瘾疹、干癣等。总之，风邪病位在上，在表，其肿宜浮，痛无定处，走注甚速，易向四周扩散，瘙痒剧烈。伴恶风、头痛等症状。

#### 3.1.1.5 暑邪

暑为盛夏主气，乃火热所化。盛夏酷暑，易伤元气，耗津液，暑多挟湿，症见疖肿疼痛，或此起彼伏，或遍体丛生，伴身热汗出，头重胸痞，渴不多饮，如暑疖、暑湿流注。

#### 3.1.1.6 燥邪

燥为秋季主气，初秋多燥热相合，深秋每凉燥袭人。燥易伤津，而津枯液耗，则肌肤干燥，瘙痒脱屑，毛发干枯，伴口干唇燥、咽喉不爽、大便秘结、肛门裂痛等。如白屑风（干性脂溢性皮炎）、皮肤瘙痒症、肛裂等。

### 3.1.2 感受疫疠之毒

疫疠之毒有强烈的传染性。其毒或自肌肤而入，或从口鼻侵犯，毒气暴烈，致使人体不胜防御，轻则害于肌肤，重则内犯脏腑。疫疠之毒多由天行时气，大风苛毒、疫死畜毒等感染所致。

#### 3.1.2.1 天行时气

天行时气，是自然气候反常所致的暴戾之气，如久旱久雨，秽浊之气熏蒸，乘人体虚而入，流行传染。暴寒外来，疫毒内郁，则发喉痧；燥气盛行，复感疫毒，熏蒸肺胃，则生白喉；温邪上受，头面颈项作肿，如痄腮等证，亦可逆传内陷，并见高热不解，神昏不醒。

#### 3.1.2.2 大风苛毒

大风苛毒，乃生活不洁，恶疠之邪，侵袭人体而致病。有的由露卧当风，久居湿地，风湿毒疠之气，乘人体卫外不固，邪从腠理而入，以致营卫不行，积久而发为麻风病。有的由于不洁性交，或由父母患生，胎中染毒，毒气沉伏骨髓之中，积时日久而外攻，发为梅毒。现今艾滋病亦属苛毒，一旦感染，大损真元，其毒日深，预后不良。

#### 3.1.2.3 疫死畜毒

疫死畜毒是人感染了由染疫疠之毒而死的牛马牲畜、飞禽走兽的毒邪。其毒性暴烈，毒邪鸱张，症状发展急剧，迅速高热神昏，如疫疔。这类毒邪，或由皮肤感染，由表入里，或因食物中毒，均病情危急，实为恶证。

总之，疫疠之毒都有强烈的传染性，天行时气，往往集体流行，积极治疗，预后良好，疫死畜毒，来势最急，毒邪内陷，七恶丛生，及时治疗，预后尚可，惟大风苛毒，其毒深伏，败坏真元，预后不良。对这类疫疠邪毒，预防更重于治疗。

## 3.1.3 外来伤害

外科疾病中，可因跌打损伤、沸水、火焰及强酸、强碱等化学药品，均可直接伤害人体发生外伤病、烧伤病。还有各种毒蛇、疯犬、毒蝎、蜈蚣等虫兽咬伤，可直接引发蛇伤、狂犬病等。此外有些人由于禀赋不耐，接触某些物质，如羊毛、漆、荨麻、毛虫、沥青、铬酸、染料及某些药品等，经过一定时间出现多种皮肤损害，轻则出现红斑、丘疹，重则出现水疱、脓疱或溃烂坏死，如漆疮、膏药风（接触性皮炎）。

## 3.1.4 情志内伤

情志是指人体内在精神活动，包括喜、怒、忧、思、悲、恐、惊，故称七情。一般情况，七情不会致病，只有突然强烈或持续的精神情志刺激，超过了人体生理活动所能调节的范围，使人体气机紊乱，脏腑阴阳气血失调，便会引发外科疾病。七情为病以气郁为主。七情郁结，肝气不舒，脾失健运，痰湿内生；郁气湿痰互结经络，结聚成块，渐增肿胀或痰瘀互结，形成坚核，伴有胸胁满闷，焦躁易怒，月经失调，生气后症状加重。如瘰疬、瘿瘤、乳癖、乳岩等。如气郁化火胸胁胀痛，甚则绞痛阵作，口苦咽干，寒战高热等。如胆道感染等。总之，情志内伤所致外科病，多发生于乳房、胸胁、颈项两侧等肝胆经部位。常伴精神抑郁、性情急躁易怒等。

## 3.1.5 饮食不节

饮食是人体维持生命的重要资源之一，但是饮食不节，饮食偏嗜，寒温过度，饮食不洁均可导致疾病发生。恣食肥甘滋腻和辛辣刺激之品，可使脾胃受损，湿热火毒内生，从而发为痈疽，《内经》所谓"膏粱之变，足生大丁"。湿热火毒下注肛门则成肛周脓肿和痔疾等。如《素问·生气通天论》说："因而饱食，筋脉横解，肠　为痔。"或由素体脾胃阳虚，或由暴饮暴食，则食滞肠胃，宿食不化，则腹痛、腹胀、恶心呕吐、嗳腐吞酸。如胃脘痛、肠痈等。饮食不洁，往往虫积腹痛，致成蛔厥、肠结。

## 3.1.6 过劳损伤

劳损包括房室损伤和劳倦所伤两类。房室损伤主要是指早婚、房事过度与妇女生育过多等因素导致肾精耗伤，肾气亏损以及小儿先天不足，引起身体衰弱，易致外邪所侵。肾气内损，骨髓空虚，风寒乘虚侵袭，则见关节隐痛、酸痛，屈伸不利，迟缓成脓，如流痰、附骨疽等证。或肾阴不足，虚火内生，灼津为痰，痰火凝结，则为瘰疬、马刀等证。或房劳过度、房室不洁，湿热内侵，或肾气渐衰，痰瘀互结，而致精浊、精癃等病。

劳倦损伤指劳力、劳神过度。劳则伤气，元气虚弱，卫气不固，或发外疡，或生肿瘤。中气下陷，肛门失摄，或生痔疾，或成脱肛。

过劳损伤均属因虚致实，虚损于日常生活之中，感邪在不意之时。房室伤于肾，劳倦损于脾，临证时应当有一定侧重。

以上各种致病因素可以单独致病，也可以几种因素相合致病。此外尚有两个需要注意的问题。一是六淫致病与季节有一定关系，六气分属四季。春天风淫所胜，则易生头面疮疡，痄腮时毒；长夏湿热，骄阳酷烈，易发暑疖，暑湿流注以及其他脓肿；冬令严寒所胜，气滞血凝，易发冻疮。所以，审证求因时，应该注意时令，考虑气候变化对人体的影响。二是外科发病原因与发病部位有一定的关系：古人谓"头面肿为风"，"脚肿为湿"确属经验之谈。发于人体上部（头、面、肩、臂）的疮疡，如时毒、发颐、骨槽风等多为风温、风热所致；发于人体中部（胸、腹、腰、背）之外疡，如乳痈、胁肋疽等，多因气郁、火郁所引起；发于人体下部（臀、腿、胫、足）之外疡，如流火、臁疮等，多由湿热、寒湿所致。又如同一疾病，发生于不同部位，其病因也不尽相同。如丹毒发于头面，则多挟风邪；发于两胁，多兼气郁；发于股胫，多兼湿邪。治法亦各异。这是一般规律，在临诊时应四诊合参，才能更加准确，还应该综合局部症状和全身症状进行全面分析，才能准确审清病因，推断病机。

## 3.2 发病机制

外科疾病的发病机制是探讨外科疾病的发生、发展和转变的规律，揭示疾病的本质，从而为临床辨证论治提供根据。兹从疾病发生、发展变化和疾病转归等方面分别论述。

### 3.2.1 疾病发生

中医学认为阴平阳秘是人体正常的生理状态。一旦阴阳失调便会产生临床症状，发生病变。就是说阴阳失调是疾病发生的根本原因。为什么会阴阳失调呢？原因有两个方面，一是人的机体本身的功能失调，包括脏腑、气血、经络的功能；二是各种外来的因素对人体的破坏，就是邪气的侵袭。阴阳失调的发生，就是由于邪正相争，正不胜邪导致的结果。

### 3.2.1.1　正气不足是外科疾病发生的内在根据

外科疾病发生与否,与正气的盛衰有密切关系。一般来说,阴平阳秘、脏腑功能正常、气血充盛、卫气卫外功能固密,即使外感六淫、内伤七情,也不一定发病,反之,则易于发病。正如《外科启玄》说:"凡疮疡皆由五脏不和,六腑壅滞,则令经脉不通而生焉。"就是说只有在人体正气相对虚弱,卫外不固,抗邪无力的情况下,邪气方能乘虚而入。这说明正气不足是外科疾病发生的内在根据。

### 3.2.1.2　邪气是发病的重要条件

强调正气在发病中的主导地位,并不排除邪气对疾病发生的重要作用。邪气是发病的条件,是破坏阴阳平衡,损伤正气的主要原因。在一定的情况下甚至起着很重要的作用。如邪气异常强烈、凶猛,如毒蛇咬伤,疫疠之毒伤人,即使正气充盛,也不能不发病。

总之,邪气侵袭人体时,正气就起来抗邪。若正气盛,抗邪有力,则病邪难于入侵,即不发病。若邪气偏胜,正气相对不足,邪胜正负,则使脏腑功能失调,经络滞塞,气血壅结,发生外科病变。

## 3.2.2　疾病发展变化

邪正斗争中,如果邪胜正负而发病,但由于邪正胜负的关系纷繁复杂,外科病的部位、性质、轻重亦各不相同。再加之患者的调养、医生的治疗,于是出现了不可胜数的病变种类。从外科来看,主要有内外之别、阴阳之异和初、中、后三个不同的阶段。

### 3.2.2.1　外痈

外痈的病变过程有三个明显的阶段:即初、中、后三期。外痈基本病机初期是气血壅结,中期是热盛肉腐,后期是生肌长皮。

**气血壅结**　由于外邪侵犯或脏腑蕴热,五志化火等原因,使人体循环不息的气血功能受到破坏,经络阻塞,而形成局部的气血壅结,或结于肌表或留于筋骨。气血壅结,不通则痛。局部则见肿胀疼痛。若失治或误治,气血壅结未得解除,正气尚盛,气以成形,血以华色,则邪气郁久而从热化,局部遂可出现 红、热痛等症状,此即阳证,如痈、疽、疔、疖等证的病情发展,皆为这种病理变化的结果。若素体虚弱,正气不足,则邪气不能从阳化热。或肾虚骨空,阴邪乘袭;或脾胃虚弱,痰湿内生,与郁结之肝气相搏,留滞筋骨,则局部不红不热,只有隐隐作痛或酸痛,气虚难以发起,故局部微肿而散漫,经年累月之后,慢慢化热,局部才微红微热,转向化脓阶段。此为阴证。如瘰疬、痰核、流痰等证,皆为这种病理变化的结果。

**热盛肉腐**　不论是阳证还是阴证的疮疡,在发病初期不得消散者,病程或长或短,病变都要继续发展。局部气血壅滞,不得疏通,愈久则化热愈盛,遂使血肉腐败, 酝酿液化而成脓。如《灵枢·痈疽篇》说: "营卫稽留于经脉之中, 则血泣而不行; 不行则卫气归之而不通, 壅遏不得行, 故热, 大热不止, 热盛则肉腐, 肉腐则为脓。"这便是脓形成的机制, 也是局部气血凝滞, 进一步发展变化的病理过程。脓成熟到一定程度, 局部皮肤亦被腐蚀破溃, 于是由肿疡变为溃疡。若气虚者, 则无力托毒外出, 成脓后也难以破溃排脓。

**生肌长皮** 疮疡破溃之后, 毒随脓泄, 若脏腑正气恢复, 气血充盛, 则腐肉迅速脱落, 新肉生长, 长皮敛口, 气血恢复运行而愈。若气不足, 则腐肉难脱, 血不足则难以生肌收口。可见生肌收口, 与脾胃功能正常、气血充沛有密切关系。

**毒邪走散, 内攻脏腑** 疔疮、有头疽等证, 因毒邪鸱张, 脏腑虚弱, 气血不足, 不胜防御, 遂使毒邪走散, 循经络, 入营血, 内攻脏腑。继而扰乱神明, 出现神昏谵语等"走黄"或"内陷"的一系列危重证候。这是体表疮疡影响脏腑而致严重病变的病理过程。

总之, 从外痈的发病、发展和转变过程来看, 可以概括为: 外痈的总病机是局部经络阻塞、气血壅结、血肉腐败, 以及脏腑功能失调。外痈的特点是以局部病变为主, 如果我们能及时消除局部病变或设法阻止它对整体的影响, 便很快就能治愈。所以古人对疮疡辨证, 多从局部症状来探求全身的阴阳盛衰, 是有一定道理的。

### 3.2.2.2 内痈

内痈在外科主要指肠痈(阑尾炎)、胆道感染胆石症、肠梗阻、胃溃疡合并穿孔等一系列急腹症, 主要是六腑的病变。其病机主要有三: 气机不利或气血郁闭; 六腑通降功能减低或丧失; 毒入营血, 内攻脏腑, 扰乱神明, 引动内风。

**气机不利** 由于饮食失节、劳倦内伤或情志过激等因素, 使六腑气机不畅, 气滞血瘀。具体而言, 营行脉内, 卫行脉外, 周流不息。气遇邪而郁, 则津液稠黏, 为痰为饮, 积久渗入脉中则血变污浊。血受邪而滞, 则经隧隔阻, 或溢出脉外, 或结于脉中, 则气血正常运行受阻而不通, 不通则痛。如肠痈(阑尾炎早期)、急性胆道感染早期的腹痛, 均为这类病机变化。同是上述原因, 若作用于素体脾胃虚寒有胃肠溃疡病的患者, 则可导致脾胃气血郁闭而引起剧烈绞痛, 甚至昏厥。

**六腑通降功能减低或丧失** 这是上述病理变化发展的继续。六腑的功能在于饮食的摄入、消化、吸收和排泄。这一过程必须不断运行, 不能停滞, 故古人科学地概括为"六腑以通为用"。六腑气机不利, 则必然引起六腑的功能减低, 甚则引发六腑梗阻不通。六腑不通则出现剧烈的持续性腹痛, 同时伴有严重的全身症状, 如发热、呕吐、便秘或黄疸等。如肠结(梗阻)、胆石症、胆道蛔虫症、严重肠痈和石淋(泌尿道结石)等病均有这类病机变化。

**毒入营血, 内攻脏腑** 在六腑阻塞不通的情况下, 邪郁愈久化火愈炽, 正气不胜抵御, 或大吐大汗, 大量失血, 致使阴阳失调, 正不胜邪, 毒入营血, 内攻脏腑，令人神昏魂荡，发生昏厥，不省人事，或伴四肢厥冷。或因火毒炽盛，热极生风，横穿经络则抽搐。如肠痈重症、肠梗阻后期、胆道梗阻等均有这类病理变化。如若这时得不到恰当治疗，可由厥转脱，甚或亡阴、亡阳，乃至阴阳离决而死亡。此为多数急腹症得不到恰当治疗的转归之一。

总之，内痈的总病机多由气机不利、气滞血瘀、引起六腑通降功能降低或丧失，以致梗阻闭塞，从而邪郁化热，伤阴，动风，最后导致气血逆乱、阴阳离决。若正气来复，梗阻解除，气血和调则可痊愈。可见内痈（急腹症）的病机特点是六腑不通。所以，如果我们能及时疏通气血，解除六腑梗阻，则其他病症迎刃而解，可见古人总结的"通则不痛"是有科学道理的。

### 3.2.3  疾病转归

外科疾病的转归与患者素禀的强弱、受邪的轻重、发病的部位、治疗的时机、治疗的适当与否以及与患者的调摄均有密切关系。概而言之，转归不外二途：一种是人的正气尚盛，早期消除致病因素，使得正气恢复而内消于无形；或毒随脓泄，肿消痛减，生肌长皮，复元而愈，此为善证。一种是病深毒盛，正不胜邪，内攻脏腑，导致正气衰败，七恶叠现，甚则阴阳离决而死亡，此即恶证。古人通过长期地临床观察总结，提出的"五善七恶"学说就是以脏腑功能是否受损为标准来辨别外科疾病预后好坏的具体内容。因为脏腑功能是人体在疾病病变过程中邪正消长的具体体现。

由于经络内源脏腑，外络体表，具有运行气血，联络人体各个组织的作用。所以，各种病变的由外传里，内攻脏腑；或者是脏腑失调，内疾外转，外达体表，发为疮疡。这些都是通过经络传导而实现的。所以，经络在疾病的发生、发展、传变过程中起着重要的作用。

总之，从以上论述中，可见外科病的基本病理变化不外阴阳偏胜、脏腑失调、气血运行障碍及经络阻塞等几个方面，由于邪正斗争，又分为成形、成脓排毒、生肌愈合等三个明显的阶段。但内痈、外痈又各具特点。

复习思考题

1. 火热之邪能引起哪些外科病证？
2. 外痈的发病原因与部位有什么关系？
3. 外科疾病与气血、脏腑的关系如何？
4. 经络在外科疾病的传变中有什么作用？

（赵尚华）

# 4

---

# 外科疾病诊法

**目的要求**

1. 掌握全身四诊检查的方法。
2. 掌握局部检查的方法。

望、闻、问、切四诊，是诊断外科疾病的重要手段。外科四诊的方法大致与内科相同，必须四诊合参，才能对疾病作出正确的诊断和辨证。本节仅就四诊在外科学应用的特点分述于下。

## 4.1 望 诊

望诊主要是观察病人的色泽、神气、形态以及病人的排泄物等变化。

### 4.1.1 望色

首先是望面色。面色白，属虚寒；面色苍白枯槁，属血虚；面色红，属热；面目鲜黄，属湿热黄疸；面色暗黑，多属血瘀或肾气大亏；面色青紫，主寒、主痛，为肺气壅塞或气血瘀滞。

### 4.1.2 望神

神指精神意识。主要包括眼神、语言、呼吸、动作反应等。精气足则神旺，精气虚则神疲。神藏于心，外候于目，目光明亮，神采奕奕为有神；目光黯然，迟钝缓慢为失神。病人精神好，意识清楚，多为病轻，预后好；精神不振，意识昏糊，多为病重，预后不佳。如皮肤疮癣小疾，患者多神清语利，动作敏捷，两目精采，虽有疾而神未伤。如疮痨后期、癌肿晚期、走黄内陷时，精神萎靡，表情淡漠，神志昏蒙，则神气大伤。如有疮形虽大，疼痛剧烈而有神者，预后仍好。说明神既标志正气的强弱，又可反映预后的吉凶。

### 4.1.3 望形态

望形态指观察病人的形体和姿态。体形壮实，发育良好者，为体质强；体形消瘦，发育差者，为体质弱。胖人多痰湿，瘦人多虚火。患者病情不同，姿态各异：如对口疽患者，颈必强，头之转侧困难；附骨疽、鹤膝痰等下肢骨与关节病者，行走困难，跛行；龟背痰可致驼背；脱疽患者夜间多抱足而坐；颈椎流痰患者多以手抵下颌，而呈颈缩俯形之态；乳痈妇女多以手托乳房缓慢而行；尚有脸如狮面、眉毛脱落者是麻风。总之，仔细观察患者体态，有助于诊断疾病的部位和性质。

### 4.1.4 望局部

局部表现是外科疾患的必备的临床症状，是患者主要的痛苦，所以观察局部尤为重要。许多外科疾病，通过局部望诊即可诊断。

肿疡 皮色红者，多属热，属阳；色白者，多属寒，属阴；色灰黑者，多为死肌；色青紫者，多为血瘀；色紫滞者，多为阴虚；疮顶突然凹陷，色由红转暗，是走黄内陷的特征。

溃疡 色紫、灰暗不泽者，多难敛难愈；溃疡菜花样突起，或基底部呈珍珠样结节，或如岩穴，外渗血水，多见于乳岩、皮肤癌肿等病症。溃疡在胫部踝骨之上，边缘硬突，起"缸口"，疮周色乌黑，或伴湿疹、糜烂者为臁疮。颈部疮口呈空腔或瘘管流脓渗液，久不愈合，多为瘰疬。褥疮溃疡均发生于人体易摩擦的部位，疮面坏死组织不易脱落，或疮口凹陷甚深，肉色不鲜，日久不易愈合。

## 4.2 闻 诊

闻诊包括耳闻、鼻嗅两方面内容。

### 4.2.1 耳闻

耳闻主要是听病人的语言、呼吸、呕吐和呃逆的声音等。

语无伦次，烦躁多言，声音高亢者为谵语，乃热毒炽盛，内攻脏腑之候；呻吟呼号者，在外痛中多是由于酿脓或溃烂时的剧烈疼痛，在内痛中多为六腑梗阻或穿孔破裂的剧痛表现。其他如烂疔疮面有捻发音，胸腹部溃疡透膜者有儿啼声或气泡破碎音等。

气粗喘促，在外痈中多是毒邪内陷传肺之险证；在内痈中多肠结、胃肠穿孔等腹胀过度的表现。气息低微乃正气不足的征象。

呕吐、呃逆一般说在肿痛初起，多为热毒炽盛，邪热犯胃，声高有力；溃疡时呕吐、呃逆多为阴伤胃虚，声低无力。但应详细辨别。如疮疡红肿热痛而呕吐者，为热毒灼胃；便秘、腹胀而呕吐、呃逆频作者，乃胃气上逆。胁痛、腹痛，口苦口干，而呕吐黄绿水者，为肝气乘脾。还有胃虚停痰而呕吐者，虫积、蛔厥而吐蛔者，均须辨之。内痈早期呕吐频繁，吐出物为胆汁、胃液者，多为肠道梗阻。总之，吐声高扬者，属实、属热；吐声低微者，属虚、属寒。

### 4.2.2 鼻嗅

嗅诊主要是辨别排出的脓液、痰浊等气味。

痰液腥臭，多为肺痈；脑疽、背疽、脱疽病者，若伴有烂苹果的呼吸气味，应注意伴有消渴病。鼻流臭涕，多属鼻渊。脓液腥臭难闻，病深在里，多损及筋骨；或为晚期癌肿破溃。胸、胁、腹部溃疡，嗅及臭味，可能为"透膜"。肛门周围脓肿，脓流臭秽，多成瘘管。脓液略带腥味，而无异常臭味者，邪浅病轻。

## 4.3 问 诊

外科疾病虽然多数有形可见，但对发病原因、旧病情况、现在病情以及患者的自觉症状，都必须详细询问。

### 4.3.1 问病因

手足疔疮，多由外伤引起。疔疮受挤压或碰撞后出现高热者，应防"走黄"。乳房结块，坚硬不动，高低不平，经久不消，因情志所伤而引起者，应防患乳岩。右上腹钻顶样痛，应查问有无蛔虫病史。暴饮暴食可引起胃穿孔。饱餐后剧烈活动可引起肠扭转。过度饮酒，过食肥腻，能诱发急性胰腺炎、胆石症等。

### 4.3.2 问寒热

疮疡初起，多有恶寒发热，是营卫不和，经络阻塞，疮毒　发所致。中期酿脓阶段，则高热不退，肿痛日增。疮疡破溃，毒随脓泄，则应身热自退，肿消痛减，是为顺证。如果溃后寒热继作，一般为毒邪未去，正不胜邪，或毒邪流窜，或为"内陷"，或为"传囊"。以上乃外痈阳证的寒热规律。外痈阴证，初起一般多不发热，中期可有低热，后期则往来潮热，日晡潮热，五心烦热，为阴虚发热。但寒无热，脉迟无力，为阳虚。寒热往来，口苦咽干，胸满胁痛，为肝胆湿热。此为内痈的寒热要点。

### 4.3.3 问汗

痈证汗出热退是消散的佳兆。汗出后更烦躁、脉大，为正不胜邪之逆象。痈证汗出热不退，则仍有继发的可能。疮疡兼自汗，多为气血不足。大汗、身热、口渴、腹痛、脉洪大为里热实证。先寒战，后汗出，为"战汗"，乃邪正交争，是病情发展的转折点。汗出如油，气促者，当防虚脱。

### 4.3.4 问二便

肿疡患者，大便秘结，小便黄赤，为火毒湿热内盛；溃疡患者，大便秘结，脉微芤涩，为气血衰弱。痔疮患者，排便时间延长，常有便意。便鲜血者，多为肛门直肠病变；柏油样便，多为上消化道出血。儿童腹部阵痛，而有血性黏液便者，多为肠梗阻。婴幼儿便血，多为直肠息肉。大便腥臭，形状变细，当防锁肛痔。肠痈出现大便次数增多，似痢不爽，小便似淋，乃为酿脓内溃的表现。腹痛、腹胀、呕吐、无排便排气者，应考虑肠梗阻的可能。

疮疡患者，小便频数，口干引饮，多为伴发消渴。发热而尿黄、量少，为热毒炽盛。尿黄如橘子色，且起泡沫者，为黄疸。血尿常由血热妄行所致，更应注意有无石淋病。尿血无痛，则应警惕肿瘤的可能。小便频数，排尿困难，尿后余沥，或小便不通，多为前列腺肥大。

### 4.3.5 问饮食

外疡患者，纳食有味者病轻，预后佳；病久而纳食不思，为脾胃已衰，病情重或为病势进展。渴喜引饮，多为热重；渴不多饮，多为湿重。腹痛患者，食后痛减，为脾胃虚；食后痛增者，为气滞血瘀或积食。口苦者，肝胆有热；嗳腐酸臭者，胃有宿食；口内甘腻者，脾虚湿盛。

### 4.3.6 问旧病

主要询问有无慢性疾患和有无传染性疾病的接触史。肺痨患者所患瘰疬或痔瘘，治疗困难。疮疡患者伴有消渴病，病情多顽固难愈。不少急腹症（内痈）是慢性病的急性发作。如胃穿孔应问有无慢性胃病史，以及病程长短，病情轻重。

### 4.3.7 问月经

外科内服药,一般多有行气、活血、通经之品。有碍于妊娠、月经,临证时应该问清楚。此外,有些外科病与月经有直接关系,如月经疹,每逢经前出疹,经后好转。乳癖,常伴月经不调,经前胀痛加重等情况。

### 4.3.8 问职业

有许多外科病与职业有关,如渔民、机械制造工人、泥水工常有皲裂疮。畜牧业、皮毛制革业的工人易发生疫疔。长期站立工作者,易发生筋瘤等。

### 4.3.9 家族史

了解其家族成员中有无类似的或同样疾病者,或有无可能影响后代的遗传性或传染性疾病者。如疥疮、头癣、麻风可由家人互相传染。乳癖、乳岩、胃肠道恶性肿瘤、红斑性狼疮、白疕等病,可能与家族的遗传因素有关。

总之,如果能抓住主诉,围绕主要症状,客观地艺术地进行问诊,是诊断中很重要的一环,需要掌握多方面的知识,不断改进问诊技巧和语言。这是很有必要的。

## 4.4 切 诊

切诊包括脉诊和触诊两部分。

### 4.4.1 脉诊

脉象变化反映了人体脏腑气血的变化。外科疾病的发生、发展与脏腑功能、气血盛衰有密切的关系。若不诊脉,就无法辨认疾病深浅,邪气盛衰,正气强弱,故脉诊是外科重要的诊断方法之一。并且脉象反映的意义往往与内科有不同的含义,更宜重视。兹将外科常见的病脉分述如下。

浮脉 肿疡脉浮有力,为上焦风热之证;脉浮无力,是气血不足。若溃疡脉浮,则为蔓延或有续发的可能;浮而无力,则为正气耗散,易生变证。

沉脉 肿疡脉沉,是寒凝络滞,毒深势固之证,如附骨疽、流痰等病。溃疡脉沉,为毒邪尚存于内,正气无力驱邪外出。

数脉 肿疡脉数,为邪热盛,若洪数为酿脓之象。溃疡脉数无力,为邪热未净,毒邪未化,正气已衰,预后不良。若溃疡脓出,脉洪数大者,此乃邪盛正竭,是为重症。

迟脉 肿疡脉迟,多属正气不足,脉症不符,或为寒邪内积之重证。溃疡脉迟，为脓毒已泄，邪去正衰。

**滑脉** 肿疡脉滑而数为热盛，为酿脓或有痰。溃疡脉滑为壅结已通之顺象。若脉滑而大，则是邪热未退，痰多气虚。

**涩脉** 肿疡脉涩，为实邪壅塞，气血凝滞。溃疡脉涩，为阴血已伤。若涩而小弱，形瘦色夺，是为逆证。

**大脉** 肿疡脉大，为邪实正实。溃疡脉大，为邪盛病进，其毒难化。

**小脉** 肿疡脉小，为正不胜邪。溃疡脉细而小，多属气血两虚。

**弦脉** 肿疡脉弦为气血不和，痰饮郁结，主痛。溃疡脉弦而数，则属邪毒鸱张未减，气血已虚，为逆候。腹痛严重者，脉多弦紧。

**细脉** 肿疡脉细，是正不胜邪，属逆。溃疡毒气大泄，脉细而有神，尚为顺证。若细而弱，则为阴血亏耗，疮口难敛。在内痈中，脉细数无力，为血亏津伤；若微细欲绝，则将虚脱，病情危重。

总之，如清代陈士铎所说："有余之脉，宜现于未溃之先，而不宜现于已溃之后；不足之脉，宜现于已溃之后，而不宜现于未溃之先。"因为未溃之时，邪实正盛，气滞血瘀为常态，若见不足之虚、弱、细、缓等脉，则为脉症不符，治疗困难。已溃之后，毒随脓泄，气血大衰，正气不足，若见有余之脉，如浮、洪、滑、数，则亦是脉症不符，是邪盛气滞难化，治疗也困难，预后较差。虽然如此，各脉如无断续，尚可治疗。若见到结、促、代、散之脉，更属危象。在肿疡阶段，因剧痛气滞，偶一见之，尚不能定为坏证；若溃后，久见结代，绝非佳兆，乃真元不续，药力难以解救。

## 4.4.2 触诊

触诊是用触摸病变的局部，以了解病灶深浅、大小、冷热、软硬及有无疼痛、化脓，以及功能障碍等各种病理变化，帮助测定病变性质的一种诊断方法。外科疾病大多在体表有形可见，因此触诊在外科诊断学中占有重要地位。

**疮疡局部触诊** 若触之高肿，灼热疼痛为阳证；触之平塌、发凉、微痛为阴证。若疮疡按之坚硬而无应指的为无脓；按之软而应指的为有脓。

**肿瘤局部触诊** 如触及肿块高低不平，坚硬如石，推之不移，皮核相亲，多属岩性肿块；如肿块表面光滑，硬而不坚或质软如绵，根脚活动，不与皮肤粘连的，多为良性肿瘤或瘿。

**腹部触诊** 痛而拒按的多为实证；痛而喜按的多为虚证；腹部疼痛最明显的部位，往往是病变所在之处。腹部压痛之处固定，则为该部脏器有病，如腹内触及包块，则可能是蛔虫性肠梗阻，或为肿瘤。

肛门指检对肛门直肠部疾病及前列腺疾病的诊断更为重要。

**循经络压痛点触诊** 脏腑有病，循其所属或有关经络的循行部位，常可触及压痛点或硬结、条索状物。如胃穿孔、胃扩张，可在足三里穴下2寸[1]及梁丘穴下有

---

1）此处为同身寸。

反应点。肠梗阻、肠穿孔，可在温溜穴及养老穴下有反应点。肠痈在阑尾穴下有反应点。胰腺炎在地机穴下有反应点，等等。此类触诊不但可资辨证，而且在该处针灸治疗，每获良效。

复习思考题

1. 外科病证局部症状的四诊要点有哪些？
2. 脉诊在外科中的运用有什么特点？

（赵尚华）

# 5

---

# 外科疾病辨证

**目的要求**

1. 了解八纲辨证、脏腑辨证在外科中的具体应用。
2. 掌握外科疾病辨阴证、阳证的要点。
3. 掌握外科疾病肿痛痒脓的辨证。
4. 熟悉外科疾病辨经络、辨五善七恶的方法。

## 5.1　外科疾病辨证特点

辨证论治是中医治疗疾病的基本方法。外科学的辨证有其特点。

疮疡辨证，首重辨阴阳。《疡医大全》说：“凡诊视痈疽，施治，必须先审阴阳。医道虽繁，可以一言以蔽之曰阴阳而已。”而对疮疡局部症状的辨证，又是辨阴阳的主要依据。所以，肿痛痒脓的辨别，对于疮疡的诊断和治疗有重要意义。其次，外痈都有明显的阶段性。初期成形阶段，以邪实为主；中期成脓阶段，以正邪交争，热盛肉腐为主；后期生肌收口阶段，以正气恢复为主。所以每种疾病最少有此三种不同的证候。有些复杂的病变，在一个阶段里还可根据邪正虚实不同，辨析出几个不同的证候来。第三，辨善恶顺逆，为外科所独有。

内痈的辨证特点是不仅要辨清疾病的性质、部位、脏腑所属，还必须进一步辨清手术指征与非手术指征，才能充分发挥中医的长处而又不贻误病人。

皮肤病的辨证，特别重视皮损形态，也可以说主要从皮损形态的辨别上认清证之性质与脏腑关系。兹从八纲辨证、脏腑辨证、局部辨证几方面，分别论述。

# 5.2 八纲辨证

辨阴阳、表里、寒热、虚实，谓之八纲辨证。而辨阴阳在外科辨证中尤为重要。

## 5.2.1 辨阴阳

辨阴阳是八纲辨证之总纲。阳可以概括表、热、实证；阴可以概括里、寒、虚证。外科要从局部症状和全身症状两方面结合起来，综合分析才能得出正确结论。简要概括如表5-1。

**表5-1 阴证阳证鉴别表**

| 证类 | | 阳 证 | 阴 证 |
|---|---|---|---|
| 病势 | | 发病急，变化快 | 发病缓，变化慢 |
| 病位 | | 在表、位浅，多发于皮肉 | 在里、位深，多发于筋骨 |
| 局部症状 | 皮温 | 灼热，得冷则舒 | 不热或微热，得暖则适 |
| | 皮色 | 红光亮 | 皮色不变或紫暗 |
| | 肿势 | 肿胀高起，根脚收束 | 漫肿或平塌下陷，根脚散漫 |
| | 硬度 | 软硬适中，成脓则软 | 坚硬如石或柔软如绵 |
| | 疼痛 | 剧烈 | 不痛、隐痛、酸痛或抽痛 |
| | 脓汁 | 稠厚、黄润 | 稀薄、不泽或夹杂败絮样物 |
| | 疮面 | 肉芽红活而润实 | 肉芽不鲜或苍白水肿松软 |
| 全身症状 | 主症 | 初起常伴有寒热、口渴、纳呆、便干、溲赤、呼吸气粗、烦躁不安等症状，溃后症状逐渐消 | 初起无明显全身症状，酿脓期伴有低热、颧红、面色苍白、自汗、盗汗等虚象，溃后日久难敛，虚象更显 |
| 脉象 | | 弦、滑、洪、数、有力 | 细、弱、沉、缓、无力 |
| 舌象 | | 苔黄、燥、焦黑，舌质红 | 苔白、白腻，舌质淡 |
| 病程 | | 一般较短 | 相对较长 |
| 预后 | | 易消、易溃、易敛、预后较好 | 难消、难溃、难敛、预后较差 |

上表仅属一般典型症状，实际上疾病的表现是繁杂的，可能阳中有阴，如流注属阳，而色白为阴；也可能阴中有阳，如脱疽属阴，而剧痛属阳。也可能是半阴半阳，如慢性乳痈微热、微红、肿而不甚高突，痛而不甚剧烈。另外，由于正邪斗争，以及在治疗过程中，疾病在不断变化，故可能出现由阴转阳，如脱疽脉络寒凝证，可转变为脉络毒热证。也有由阳转阴等现象，如有头疽实热证后期出现阴虚火旺证。所以必须具体分析病证特点，才能作出正确的诊断。

## 5.2.2 辨虚实

辨虚实，无论在疮疡还是内痈辨证中，对观察邪正之盛衰，对确定治法之补泻，以及判断预后之好坏，均有直接指导意义。

实证　疮疡肿起色赤，脓水稠黏，寒热，疼痛，大便干结，小便如淋，心神烦闷，恍惚不宁，为邪气之实。腹满膨胀，疼痛拒按，胸膈痞闷，口苦咽干，烦躁多渴，高热面赤，精神昏愦，或有黄疸，苔厚，脉大，为脏腑实热。或形寒肢冷，脘腹剧痛，面色青晦，苔白滑，脉弦紧，为脏腑寒实。

虚证　肿势平塌，皮色灰暗不泽，当脓不脓，当溃不溃，溃后脓水清稀，疮口日久不敛，肌寒肉冷，自汗不止，面色苍白或萎黄，舌淡，脉细弱，为气血亏虚。泻痢肠鸣，饮食不入，呕吐无时，脘腹胀满，隐痛喜按，手足冰冷，精神疲惫，声低息微，小便清长，或小便时难，舌淡、脉弱，为脏腑亏虚。精滑不固，小便癃闭，大便自利，腰脚沉重，睡卧不宁，为下元亏虚。

虚实夹杂　素有消渴，又发痈疽，或素质虚弱，体倦神疲，脘腹隐痛，消化不良，而突发腹痛拒按，呕吐恶心，腹胀便秘等，为本虚标实。亦有邪气尚盛而正气已衰，如疽症内陷、疔疮走黄等一些危重证候。

一般来说，实为邪气盛，虚为正气虚。在病之初期、中期多实证，病之后期多虚证。泻实较易，补虚颇难。虚实夹杂，虚实互化，标本不一，在治疗时更需仔细衡量虚实、轻重、标本、缓急。

## 5.2.3　辨表里寒热

辨表里寒热，外科与内科相似，兹概括如表 5-2。

**表 5-2　表里寒热辨证表**

| 证型 | | 主要症状 | 舌苔 | 脉象 |
|---|---|---|---|---|
| 表证 | 表寒 | 头痛、身痛、恶寒重、发热轻、无汗 | 薄白 | 浮紧 |
| | 表热 | 头痛、身痛、发热重、恶寒轻、有汗 | 薄白 舌尖红 | 浮数 |
| 半表半里证 | | 寒热往来、胸闷胁痛、食欲不振、恶心、呕吐、口苦、咽干、头晕 | 苔白 舌边红 | 弦 |
| 里证 | 里寒 | 恶寒、肢冷、口不渴、喜热饮、恶心、呕吐、腹痛、腹泻、便溏、尿清长 | 苔薄白 舌质淡 | 沉迟 |
| | 里热 | 发热、烦躁、口渴、喜冷饮、咽痛、便干、尿黄赤、面色红 | 苔黄 舌质红 | 沉洪数 |

此外古人总结出很多疮疡深浅之法，多为经验之谈。如虽患疮疡，但起居平和，饮食如故，疮高而软者，是发于肌表。若初生疮之时，壮热恶寒，拘急头痛，精神不宁，烦躁饮冷，局部皮色不变，不肿，隐痛者，是发于骨骼。这对辨别疮病的部位和性质至关重要。

## 5.3　脏腑辨证

外科脏腑辨证一方面要辨病变部位的脏腑所属，疾病性质；另一方面是归纳分析局部症状和全身症状来辨别是哪一个脏腑的什么病理变化的结果。

## 5.3.1　外痈的脏腑所属

掌心毒位于手厥阴经,乃心包经结热所致。肋疽生于手厥阴经,是肝经火毒。涌泉疽生于足少阴经,是肾虚湿热下注。舌菌属心经火毒。乳痈乃肝郁胃热。乳癖、瘰疬多肝郁痰凝。肾岩翻花乃肝肾结毒。气瘤生于皮,是肺之病;肉瘤生于肉,乃脾之病等。

## 5.3.2　外痈内传损伤脏腑

疔疮走黄,疽证内陷,往往损伤五脏,病性多危重。如邪毒攻心,高热烦躁,神昏谵语,面红色赤,发斑吐衄。邪毒熏肺者,咳嗽痰红,气喘鼻煽。邪毒伤肝者,胁肋肿痛,狂躁易怒,痉厥抽风。毒邪伤脾者,腹痛、腹胀、呕吐、泄泻。邪毒戕肾者,尿少尿闭,身体浮肿,或目暗肢冷,舌卷囊缩。

## 5.3.3　内痈多犯六腑

**肝胆湿热**　右上腹疼痛拒按,甚则辗转不安,身目发黄,往来寒热,口苦咽干,恶心呕吐,腹胀,便秘,尿短黄赤,多为胆道感染,胆道结石。

**阳明腑实**　腹部胀满膨隆,疼痛拒按,肠鸣,便结不通,呕吐恶心,或壮热口渴,大汗淋漓,多为肠道梗阻不通。

**肠腑虫积**　素有肠道蛔虫,堵塞肠道,肠腑气滞,可见腹痛绕脐阵作,烦躁不宁,腹部有条索状团块,压之可变形,或有便蛔、吐蛔,或有腹胀,是为蛔虫性肠梗阻。

**膀胱湿热**　尿急、尿频、尿痛,或有脓尿、血尿、尿砂石,腰腹绞痛或发热,脉数,此为尿道结石或前列腺炎症等病变。

# 5.4　辨肿痛痒脓麻木

局部症状是外科疾病共有的特征,也是外科治疗时必须检查和解决的病证。所以局部症状的辨证是外科辨证的主要方法之一。局部症状很多,但以肿痛痒脓为最常见、最重要。辨肿痛痒脓,可以分辨疾病的性质,疾病的阶段,便于诊断和治疗,但应注意这些症状不是孤立的,必须综合起来进行辨证,才能得到准确的结论,为治疗提供依据。

## 5.4.1　辨肿

肿是由各种致病因素作用于人体，引起经络阻塞，气血凝滞而成的。所以辨析肿的缓急、集散、色泽、形态，常可判断病情虚实、轻重。

### 5.4.1.1　以其外形来辨

局限性肿　红肿高突，根围收束，与周围组织有模糊的界限，多为实证、阳证。

弥漫性肿　肿势平坦，散漫不聚，边界不清。阳证见之，为邪甚毒势不聚；阴证见之，为气血不足。

全身性肿　头面、手足虚浮肿胀，为疮疡溃后，脓血大泄，病久气血大伤，脾阳不振所致。

### 5.4.1.2　以其成因来辨

火肿　肿而色红，皮薄光泽，　热疼痛。

寒肿　肿而木硬，不红不热，常伴有酸痛。

湿肿　肿而皮肉重垂胀急，深则按之如烂棉不起；浅则光亮如水疱，破流黄水，浸淫淋漓。

风肿　漫肿宣浮，游走不定，不红微热，轻微疼痛。

气肿　肿势皮紧内软，不红不热，随喜怒而消长。

瘀肿　肿而胀急，色初暗褐，后转青紫，逐渐变黄消退。

痰肿　肿胀软绵，或如硬核，不红不热，生长缓慢，溃后流脓稀薄或如豆腐渣。

郁结肿　肿势坚硬如石，或有棱角，形如岩突，不红不热。

### 5.4.1.3　以其部位和色泽来辨

由于发病部位的局部组织有疏松和致密的不同，肿的情况也有差异。如手背、足背等处组织较疏松，肿势易于蔓延，其肿处每较他处大而明显。手指处组织致密，局部肿势不甚，但疼痛剧烈。大腿部肌肉丰厚，肿势虽甚，外观不显。肿块色泽对诊断亦有参考价值，一般浅表脓肿，以赤色为多；深部脓肿，以白色居多，及至脓熟，亦仅透红一点。疔疮、有头疽等证，色从红赤转为暗红无光泽，这是毒将内陷的迹象，如暗红而下陷，这是毒已内陷之象。

## 5.4.2　辨痛

痛是由多种因素导致气血凝滞，阻塞不通而引起的。疼痛既是外科病证最常见的自觉症状，又是病情进退的重要标志。要全面了解和掌握疼痛的情况，应从引起疼痛的原因，发作情况，疼痛性状等方面仔细辨认。

### 5.4.2.1 以其疼痛原因来辨

热痛　皮色红，灼热疼痛，遇冷则痛减。

寒痛　皮色不变，酸痛不热，得温痛缓。

风痛　痛无定处，忽彼忽此，走注迅捷，遇风而作。

气痛　攻痛无常，时感抽掣，喜缓怒甚。

瘀血痛　痛有定处，初起隐痛，微胀，微热，皮色暗褐，继作皮色青紫而胀痛。

化脓痛　肿势胀急，疼痛剧烈，如有鸡啄，按之中软应指。

### 5.4.2.2 以其疼痛发作情况来辨

卒痛　突然发作，疼痛急剧，多见于急性疾患。

阵发痛　忽痛或止，发作无常，痛时剧烈，止如常人。

持续痛　痛无休止，持续不减，多见于阳证未溃前；痛势缓和，持续较久，多见于阴证初起。

### 5.4.2.3 以其疼痛性质来辨

刺痛　痛如针刺，病变多在皮肤，多由热伤皮肤或瘀血所致。如蛇串疮、热疮。

灼痛　痛而有灼热感，皮色红，遇热则重，多由火邪所致，病变多在肌肤，如丹毒，轻度烧伤，颜面部疔疮等。

裂痛　痛如撕裂，病变多在皮肤，多由燥邪所伤或外力撕撑所致，如肛裂、手足皲裂等。

钝痛　疼痛滞钝，多由寒邪所致，病变多在骨与关节间，如流痰、慢性附骨疽等。

酸痛　又酸又痛，多由寒邪所致，病变多在关节间，如流痰、系统性红斑狼疮的关节痛。

抽掣痛　痛时有抽掣感，并伴有放射痛，传导于临近部位，多由毒邪炽盛，攻窜不止所致，如乳岩、失荣等晚期之疼痛。

啄痛　痛如鸡啄，并伴有节律性痛，多由热盛肉腐所致，病变多在肌肉，多在阳证疮疡化脓阶段，如手部疔疮、乳痈等成脓期之疼痛。

绞痛　痛如绳子绞紧，剧烈难忍，多由气血阻滞或腑气不通所致，病变多在脏腑，如胆石症、泌尿系结石伴有梗阻时。

### 5.4.2.4 疼痛与肿结合起来辨

先肿而后痛者，其病浅在肌表，如颈痈。

先痛而后肿者，其病深在筋骨，如附骨疽、流痰等。

但痛而不肿者，是经络闪伤之病或是风湿痹证。

但肿而不痛者，上为风邪，下为湿邪及赘瘤、气瘿之类。

痛发数处，同时并起，或先后相继，如时邪流注。

坚块日久，初不　发，而忽然膨胀，时觉掣痛者，为岩证急骤发作。

肿势蔓延而痛在一处的，是毒已渐聚，肿势蔓延而无处不痛的，是毒邪四散，其势鸱张。

总之，疼痛是外科疾病中很重要的症状，既是疾病警号，又是帮助医者诊断疾病的重要依据。一般来说，外科疾病以知痛为顺，多为易治之证；如病长日久，却不知疼痛或麻木不痛，多为重证、阴证。急腹症在确诊之前，禁用止痛剂，以免贻误病情。

## 5.4.3 辨痒

痒是风湿热虫之邪客于皮肤肌表，引起皮肉间气血不和而成；或由于血虚风燥阻于皮肤，肤失濡养而成。由于发生痒的原因各异，与病变的过程不同，故痒的情况也各不相同。

### 5.4.3.1 以其原因来辨

**风胜作痒** 痒无定处，遍体作痒，时作时休，抓破血溢，随破随收，不致化腐，多为干性。如牛皮癣、瘾疹、白疕等。

**湿胜作痒** 浸淫四窜，滋水淋漓，易沿表皮蚀烂，越腐越痒，多为湿性，或有传染性，如急性湿疹、脓疱疮。脓疱疮有传染性。

**热胜作痒** 皮肤斑疹，　红灼热而作痒。或痒痛并作。轻者发于暴露部位，重者遍布全身，甚则滋水淋漓，糜烂结痂。如接触性皮炎、日光疹等。

**虫淫作痒** 浸淫蔓延，黄水频流，状如虫行皮中，瘙痒剧烈，最易传染，如疥疮、手足癣等。

**血虚作痒** 皮肤增厚、干燥、脱屑、作痒，很少糜烂流水，或伴毛发枯落。如牛皮癣、白疕、慢性湿疹。

### 5.4.3.2 以其病变过程来辨

**肿疡作痒** 一般少见，疔疮和疽证初起，局部痒而木痛，这是毒邪炽盛，病情有发展或变化的趋势，应当加以重视。

**溃疡作痒** 痈疽溃后，肿消痛减，忽然患部灼热作痒，常由脓区不洁，脓液浸渍皮肤所致，或是用膏药发作膏药风而成。溃疡后期，腐脱新生，将愈之际，皮肉间感觉有如虫行，微微作痒，是气血渐通，长肉生肌，将要敛口的佳兆。

总之，痒为皮肤病中最常见最普遍的症状，辨证要点须分清干、湿。在疮疡中所见较少，但疔毒走黄，疽证内陷之前常有痒感，如能注意，则可防患于未然。

### 5.4.4 辨脓

脓是邪毒与气血相搏，热胜肉腐蒸酿而成。疮疡出脓是正气托毒外出的现象，脓出毒泄，疮疡才能痊愈。因此，辨脓是外科的基本功之一，也是局部辨证中最重要的一环。

#### 5.4.4.1 辨脓的有无

有脓　按疮疡肿块，灼热痛甚，指端重按疮顶，其痛最甚，肿块已软，指起即复（即应指），脉数者，为脓已成。

无脓　按之微热，痛势不甚，肿块仍硬，指起不复（不应指），脉不数者，脓未成。

#### 5.4.4.2 辨脓操作方法

按触法　用两手食指的指端轻放于脓肿患部，相隔适当的距离，然后以一手指端稍用力按一下，则另一手指端即有一种波动的感觉，这种感觉也称为应指。经反复多次交替试验，若应指明显者为有脓。若脓肿范围较小，则用左手拇、食两指固定于脓肿的两侧，以右手的食指按揿脓肿中央，按后稍停，右手食指上有波动感者为应指，应指者为有脓。

透光法　适用于指（趾）、甲下的辨脓。检查者以左手遮盖患指（趾），同时以右手持手电筒置于被检查的患指（趾）下方，对准患指照射，然后注意观察指（趾）背上面。清晰鲜红者，尚未化脓；有深黑阴影者为已有脓。阴影部即脓腔所在的部位。

点压法　指（趾）部的脓肿在脓液很少的情况下，可用点压法验脓。检查者用大头针尾或火柴头等小的圆钝物，在感染区域轻轻点压，如测得有局限性的剧痛点，显示已有脓肿形成，而剧痛的压痛点即为脓肿部位。

穿刺法　适用于深部脓肿。当脓已成而脓液不多，用按触法辨脓有困难时，则可采用注射器穿刺抽脓方法，此法不仅可以辨别脓液的有无，而且可以用来采集脓液标本。在操作时，必须注意严格消毒，以及穿刺部位，进针深度。进入预定深度后，一边进针，一边吸脓，若见脓液吸出，即是脓肿的部位，便可退出针头。

#### 5.4.4.3 辨脓的部位深浅

脓的深浅，为切开引流进刀深浅的重要依据。若浅者深开，则损伤正常组织，增加患者痛苦；若深者浅开则达不到引流目的。

浅部脓　肿块高突坚硬，中有软陷，皮薄灼热　红，轻按便痛而应指。

深部脓　肿块散漫坚硬，按之隐隐软陷，皮厚，不热或微热，不红或微红，重按方痛而应指。

至于内痈之脓诊断更困难，古人有以脉辨脓的经验。一般说疮疡脉浮数者，无脓，可消散；紧数之脉，脓虽未成，但毒气已结，势非化脓不可；脉紧去但数者，为脓已成；若见洪数之脉，脓已大成。

#### 5.4.4.4　辨脓的形质、色泽和气味

**脓的形质**　脓稠厚者，为气血充盛，见于阳证疮疡；脓淡薄者，气血不足，见于阴证疮疡。脓液由稠转稀，为体质渐衰，气血耗损，一时难敛，若脓液由稀转稠，乃邪去正复，收敛可望。若先出稠脓，继流黄稠滋水，是将敛佳兆。脓稀如水，但其色不晦，其气不臭，体虽虚而非败象。脓稀起蟹沫者，多为透膜之兆。若脓稀似粉浆污水，或夹有败絮状物，色晦腥臭者，为气血衰竭，是属败象。

**脓的色泽**　脓黄白质稠，色泽明润，为气血充足佳象。如黄浊质稠，色泽不洁，为气火有余，尚属顺证。如黄白质稀，色泽洁净，气血虽虚，未为败象。脓液色白，是痰毒所化。脓液色红，为血中有热。如脓色绿黑质稀，乃蓄毒已久，有损筋伤骨的可能。脓中有瘀血块者，为血络受伤。脓色如姜汁，则兼有黄疸，病势较重。

**脓的气味**　脓液略带腥味，其质不稠，大多是顺证现象。脓液腥秽恶臭的，其质必薄，大多是逆证现象，而且常是透膜损骨之征。脓中夹有气泡蟹沫者，也为内膜已透，每多难治。脓中夹有黑色腐渣，乃组织坏死，是为败象。脓有粪臭味，乃肠瘘之证。

#### 5.4.4.5　辨脓的注意点

对手部和面部疮疡，应注意患部是否用碘酒反复涂搽，因用后患部皮肤起有空壳，不能误认为已有脓液，仔细按之，无波动感。

对股四头肌处的肿疡，按之似有波动感，但此处验脓必须从上下左右四处互相垂直的方向，反复检查，待确诊为脓液的波动感时，方可手术切开。

辨脓尚可结合疾病的发病日期，有一定的参考价值。如痈一般7天化脓；暑湿流注14天化脓。手足部疗疮约10天左右；乳痈约为10天；附骨疽30天左右；流痰需6个月~1年以上。但应注意，如用抗生素治疗后不能消散者，化脓的时间均可延迟。

总之，脓为热炽气血而化。脓之质宜稠厚，不宜清稀；色宜明净，不宜污浊；脓宜及时排出，不宜久留不泄，排脓则能泄毒。脓不排出往往穿膜着骨引起变证，故应仔细辨别，以便及时排脓。

### 5.4.5　辨麻木

麻木是由于气血不运或毒邪炽盛，以致经脉阻塞而成。由于麻木的致病原因不同，所致麻木的情况亦有差别。如疔疮、有头疽坚肿色褐，麻木不知痛痒，伴有较重的全身症状，为毒邪炽盛，常易导致走黄或内陷；如麻风患部麻木不仁，不知痛痒、脱疽早期麻木冷痛，为气血不运，脉络阻塞，常易致腐烂筋骨，顽固难愈。

# 5.5 辨溃疡

## 5.5.1 辨溃疡的色泽

阳证疮疡的溃疡，色泽红活鲜润，表明气血充盛，腐肉易脱，新肉易生，疮口易敛。阴证疮疡，疮面色泽灰暗不鲜，表明气血虚衰，腐肉难脱，新肉不生，疮口经久难敛。疮面色泽紫暗，疼痛剧烈，为阴虚毒滞或兼血瘀。疮顶突然陷黑无脓，肿势扩散，多为疔疮走黄之象。如疮面腐肉已尽，而脓水灰薄，新肉不生，状如镜面，光白板亮，为虚陷之证。

## 5.5.2 辨溃疡形态

一般化脓性溃疡，口大底小，边缘整齐，疮面有少许脓性分泌物。岩性溃疡，疮面凹凸不平，边缘隆起，呈菜花状，而且坚硬，基底部有珍珠样结节，易出血水，分泌物恶臭。瘰疬、乳痨等溃疡，疮口呈空腔或伴漏管，肉芽苍白，脓水清稀，夹有败絮样物。附骨疽、流痰之溃疡，疮口呈凹陷形，常伴漏管形成。麻风溃疡呈穿凿形，常可深及骨部。梅毒性溃疡，呈多发性、半月形，边缘坚硬，削直如凿，或微凹，基底面不平，有稀薄臭秽的分泌物。

# 5.6 辨经络部位

首先通过外疡所在部位和经络在人体的循行分布，可以推求疾病所属何经、何脏，预测其传变途径；其次通过疾病所属经络，了解气血盛衰的一般规律，结合按经用药，指导治疗，提高疗效。

## 5.6.1 人体各部所属经络

头顶　正中属督脉，两旁属足太阳膀胱经。
面部、乳部　属足阳明胃经（乳头属足厥阴肝经）。
颈部　颈两侧属足少阳胆经，项后属足太阳膀胱经。
背部　中间属督脉，两旁为足太阳膀胱经。
胸肋部　属足厥肝经和足少阳胆经。
腹部　中间属任脉，两旁为足太阴脾经。
手足心部　手心属手厥阴心包经，足心属足少阴肾经。
腿部　外侧属足三阳经，内侧属足三阴经。
目部　属肝经所主。
耳内　属肾经所主。

鼻内 属肺经所主。

舌部 属心经所主。

口唇 属脾经所主。

辨明经络便于选择使用引经药，使药力直达病所，可收到更迅捷的效果。一般在疮疡内消阶段常用药为：太阳经用羌活、黄柏；阳明经用白芷、石膏；少阳经用柴胡、青皮、连翘、地骨皮；太阴经用升麻、白芍药；厥阴经用柴胡、青皮、川芎、吴茱萸；少阴经用细辛、独活。

## 5.6.2 十二经络气血多少

手足十二经脉有气血多少之分，手阳明大肠经、足阳明胃经为多气多血之经；手太阳小肠经、足太阳膀胱经、手厥阴心包经、足厥阴肝经为多血少气之经；手少阳三焦经、足少阳胆经、手少阴心经、足少阴肾经、手太阴肺经、足太阴脾经为多气少血之经。

凡外疡发于多血少气之经，血多则凝滞必甚，气少则外发较缓，故治疗时注意破血，注重补托。发于多气少血之经，气多则壅结必甚，血少则收敛较难，故治疗时注重行气，滋养。发于多气多血之经，病多易溃易敛，实证居多，治疗时要注重行气活血。这个道理在《外科启玄》中论述比较系统，当须进一步加强临床和实验的验证研究。

# 5.7 辨善恶顺逆

辨善恶顺逆，就是判断外科疾病的预后好坏，在外科辨证中具有重要意义。

## 5.7.1 辨善恶

辨善恶是外科临床上根据全身症状判断疮疡预后的方法。善证就是患疮疡后脏腑功能尚正常，预后好的征象，是佳兆。恶证是病后脏腑功能受损，预后不良的征兆，是坏象。宋代《太平圣惠方》第一次记载了"五善七恶"，这个学说经过千余年反复实践验证，现在仍然有临床应用价值。

五 善

心善精神爽，言清舌润鲜，不躁不烦渴，寤寐两安然。

肝善身轻便，不怒不惊烦，指甲红润色，溲和便不难。

脾善唇滋润，知味喜加餐，脓黄稠不秽，大便不稀干。

肺善声音响，不喘无嗽痰，皮肤光润泽，呼吸气息安。

肾善不午热，口和齿不干，小水清且白，夜卧静如山。

七 恶

一恶神昏愦，心烦舌燥干，疮色多紫暗，言语自呢喃。

二恶身筋强，目睛正视难，疮头流血水，惊悸是伤肝。
三恶形消瘦，疮形陷又坚，脓清多臭秽，不食脾败难。
四恶皮肤槁，痰多韵不圆，喘生鼻煽动，肺绝必归泉。
五恶时引饮，咽喉若燎烟，肾亡容惨黑，囊缩死之原。
六恶身浮肿，肠鸣呕呃繁，大肠多滑泄，脏腑败之端（脏腑将竭）。
七恶疮倒陷，如剥鳝一般，时时流污水，四肢厥逆寒（阳脱）。

所谓善候，亦非正常生理状态，而只是在痈疽的发展中没有引起脏腑病变，表现为神志清楚、食欲良好、睡眠安然、二便通调、身体轻便、呼吸均匀，这说明病在肌肤，病在局部，为阳证、实证。所谓恶候，可分为二类：一类是在疮疡发展过程中，由于正气不足，毒邪鸱张，内侵五脏，引起了一系列的全身症状，如因邪火内炽，真阴受伤而见烦躁、大渴、泄痢无度，甚至神昏谵语；或因肝风内动，引起目视不正，瞳子上看，身体强直；或因胃虚脾败，而见不能进食，服药而呕，肢体浮肿等等。说明病已传里入脏，为阴证、虚证。另一类是疮疡伴有严重并发症，如伴有消渴病、严重的走黄、内陷。可见到疮陷色紫，汗出肢冷，神志昏糊等全身感染性症状。

总之，临床时仔细辨别疮疡善恶，便于正确判断疮疡预后好坏，但还要将全身症状和局部症状之"顺逆吉凶"结合起来，综合分析，才能得出正确的诊断。

## 5.7.2　辨顺逆

辨顺逆，是通过对疮疡局部症状的辨别，判断疮疡预后的好坏。凡疮疡在发生发展过程中能依序出现应有的症状者，就叫顺证；反之，凡不能依序变化而出现不良症状者，就叫逆证。顺证预后多好，逆证预后较差。当然，这局部之顺逆，必须与全身症状相结合，综合分析。

顺证
初期　由小渐大，顶高根活，色赤发热，疼痛渐增，根脚不散。
已成　顶高根收，皮薄光亮，易脓易腐。
溃后　脓稠黄白，色鲜不臭，腐肉易脱，肿消痛减。
收口　疮面红活鲜润，新肉易生，疮口易敛，感觉正常。
逆证
初起　形如黍米，顶平根散，色暗漫肿，不痛不热。
已成　肿坚紫暗，不脓不腐，疮顶软陷。
溃后　皮烂肉坚，不腐无脓，时流血水，肿痛不减。
收口　脓水清稀，腐肉虽脱，新肉不生，色败臭秽，疮面不知痛痒，疮口久久不敛。

当然，任何疾病都是不断变化的，顺证可以逆转，逆证也能变顺。所以遇到顺证，不可疏忽，而要合理施治促其早日痊愈；遇到逆证，也不可惊慌，应及时救治，亦可转为顺证而痊愈。

复习思考题

  1. 外科学的辨证特点是什么？

  2. 如何辨别疮疡的阴阳属性？

  3. 如何辨肿痛痒脓？

  4. 善恶顺逆的意义是什么？临床上应如何应用"五善七恶"学说？

（赵尚华）

# 6

---

# 治　法

**目的要求**

1. 掌握消、托、补三大法的应用，熟悉具体内治法及代表方。
2. 掌握外治箍围消散法，透脓祛腐法，生肌收口法的适应证和用法。
3. 掌握切开、结扎、挂线、砭镰等疗法的适应证及其操作技术。
4. 熟悉引流法、垫棉法和浸渍法。
5. 了解烙铁烙法、针灸法、熏法、热烘疗法的应用。

外科治疗，分内治法与外治法两种。内治法基本上与内科相同，但自宋元以来，医家根据外科疾患大多可分为初期、成脓、溃后三个阶段，而逐步总结出外科内治的消、托、补三法。并多采用内外合法，形成了一套完整的治疗法则。现在，外科治疗范围更加扩大，特别是对急腹症的治疗，取得了良好效果，丰富了外科治法，提高了疗效。在临证时，应该依患者的体质强弱，病因异同，疾病的性质和阶段，确立内治与外治的法则。

## 6.1　内治法

中医外科内治法的理论根据是中医学的整体观念和辨证论治。还要依据疾病发展过程，首先确立总的治疗原则，然后根据病情选择具体治疗方药。

## 6.1.1 消法

消法是用消散的药物，使初期尚未化脓的一切肿疡消散于无形的治疗大法，是治疗肿疡初期阶段的总纲。本法可使病人免受溃脓、手术之苦，而又能缩短病程，故古人有"以消为贵"的说法。具体方法有清热解毒、解表、疏肝、行气、和营、祛痰、温通等等。其适应证是没有成脓的肿疡和非化脓性疾病。若疮形已成，或已成脓，则不可概用之，以防毒散不收，气血受损，迁延难愈。

### 6.1.1.1 清热解毒法

本法是用清热解毒的药物使热毒消散，得以清解的疗法。适用于痈、有头疽、疖、疔等证，凡有实火、热毒见证者皆可应用。在内痈中，凡热毒炽盛或热入营血之高热、烦躁不安、神昏谵语，以及邪热迫血妄行而见吐衄发斑等出血证时均可使用。这类里热证候一般可分为气分郁热（里热轻证）、毒热炽盛（里热重证）和热入营血三大类型。在皮肤病有热毒见证者，如脓疱疮、漆疮、药物性皮炎、严重多形红斑等均可使用，具体应用时可根据病情分别选用清热解毒、清热泻火、清热凉血和养阴清热等治法。常用方剂如仙方活命饮、五味消毒饮、犀角地黄汤、白虎汤、大黄牡丹皮汤、知柏地黄丸、清骨散。常用药物如金银花、紫花地丁、蒲公英、菊花、连翘、黄芩、黄连等。

### 6.1.1.2 活血化瘀法

本法是用活血化瘀的药物，使经络疏通、血脉流畅，而达到疮疡消散的目的。适用于疮疡或溃疡肿块不消，有气血凝滞之证候者。活血化瘀法在内痈中应用更为广泛，凡有瘀血见证如舌质紫暗，有瘀斑、瘀点，腹腔肿块和局部瘀血者，皆可用之。如①急腹症的早期：急性阑尾炎，急性胆囊炎等。②各种类型的包块：炎性包块、出血性包块、腹腔的包裹性积液、阑尾周围脓肿、腹腔脓肿、宫外孕的血肿包块等。③出血性疾病：宫外孕破裂、消化道出血、血尿等。皮肤病中凡有瘀血见证，如皮肤结节（结节性红斑等）、赘生物（疣、瘤等）、肿块以及局部皮肤肥厚，硬化性皮损等亦可应用。活血化瘀有行气活血、凉血活血、清热活血、通络活血等具体方法，临证时可据证选用。常用方剂如：桃红四物汤、少腹逐瘀汤、复元活血汤、活血散瘀汤等。常用药物有：当归尾、赤芍药、川芎、桃仁、红花、郁金、丹参、三棱、莪术等。

### 6.1.1.3 理气解郁法

本法是用疏肝理气的药物，使气机条达，气血调和而肿块消散，疼痛减轻的疗法。适用于气血失和之肿痛和肝气郁结所致的疮疡。如外科常见的肿与瘤，多是气血失和凝滞的结果；又如结块难消，皮色不变，推之活动，能随喜怒而消长的瘿瘤也多为肝郁气结痰凝所致。在内痈中本法常用于：①胃肠和胆道功能紊乱，表现为腹痛、胁胀、呕恶、反胃时发时止，且无热象的肝胃气机不利。②各种急腹症早期，表现为气滞血瘀为主而无明显热象者。③在通利攻下，活血化瘀时也要常常配用理气药物，常用的代表方剂为逍遥散、舒肝溃坚汤、金铃子散、粘连缓解汤等。常用药物有香附、木香、枳壳、厚朴、半夏、川楝子、青皮、陈皮、乌药等。

### 6.1.1.4 温通法

温通是用温阳散寒、通经活络的药物，使阴寒凝滞之邪得以消散。适用于风寒痰湿侵入筋骨，阳气失和，疮形平塌漫肿，不红不热等证，如流痰、脱疽、附骨疽等。常用方剂如阳和汤、独活寄生汤、阳和通脉汤等。常用药物有附子、麻黄、桂枝、白芥子、细辛、川芎等。

### 6.1.1.5 通里攻下法

攻下法是用泻下的药物使蓄积在脏腑内部的邪毒得以疏通排出的方法。适用于疮疡初期或中期，表证已解，热毒入腑，出现便结里实证候者。本法在急腹症中适用范围非常广泛。各种肠梗阻，凡无血运障碍者；各种腹腔急性炎性疾病，如急性阑尾炎、胆道感染、胆石症等，凡出现便结里实者；驱虫时或腹部损伤而无大出血者。在外科中用攻下法时，一般常用寒下法和润下法，温下法使用较少。凡有里实证，如伴有疼痛剧烈，口干饮冷，壮热烦躁，呕恶便秘者，宜用寒下配合清热解毒药物。若阴血虚、肠燥便秘，伴有口干食少、脘腹痞胀、舌干质红、脉细数者，宜用润下法。常用方剂有大承气汤、大柴胡汤、内疏黄连汤、凉隔散、润肠汤等。常用药物：寒下者用大黄、芒硝、番泻叶、甘遂等；润下药用火麻仁、郁李仁、当归、肉苁蓉、桃仁等。

### 6.1.1.6 解表法

解表法是用发汗的药物，使停留于肌表的毒邪，随汗而泄，从表而解的方法。从而达到疮疡消散的目的。本法适用于疮痈初期或皮肤病中有表证者。解表分为辛凉解表和辛温解表。辛凉解表用于外感风热的表热证，如疮疡 红肿痛，恶寒轻，发热重，口渴，小便短赤，苔薄黄，脉浮数者；或皮肤丘疹色红，泛发全身，瘙痒难忍等。辛温解表法适用于外感风寒证，如疮疡肿痛，恶寒重，发热轻，无汗，头痛，身痛，苔白，脉浮紧者；或皮肤斑疹色白，剧痒，恶风怕冷，遇寒加剧的风疹块等。常用方剂辛凉的有牛蒡解肌汤、消风散，辛温的有桂枝汤、荆防败毒散等。常用药物辛凉的如金银花、连翘、薄荷等，辛温的如桂枝、麻黄、荆芥、防风等。

### 6.1.1.7 祛痰法

祛痰法是用咸寒化痰散结的药物，促使痰湿凝滞之病证消肿散结，软坚化痰的方法。凡是痰浊留滞于肌肉经隧之内，致生肿块的疾病，如瘰疬、颈痈、乳癖、瘿、瘤等均可配合此法治疗。临床上一般有疏风化痰法、解郁化痰法、软坚化痰法。常用方剂如牛蒡解肌汤、逍遥蒌贝散、海藻玉壶汤等。常用药物如夏枯草、牛蒡子、瓜蒌、海藻、昆布、海浮石、贝母等。

### 6.1.1.8 理湿法

本法是用淡渗、温燥的药物清除湿邪的方法。在外科中，单纯的湿病较少，多与其他外邪结合而侵犯人体成病，如湿热、风湿、寒湿等。因此理湿之法，也少单独使用，必须结合清热、祛风、散寒等法应用。常用方剂如草　渗湿汤、五神汤、龙胆泻肝汤等。常用药物如草　、薏苡仁、茯苓、苍术、车前子等。

## 6.1.2 托法

托法是以补益和透脓托毒的药物，促使疮疡早日成脓、透脓、排脓的治法。它是疮疡中期的一种缩短病程的治疗大法。托法适用于脓将成至腐肉脱落阶段的疮疡中期，正虚毒盛，不能托毒外达，疮形平塌，难溃难腐的证候。根据疮疡的发展阶段不同和方药组成的区别，托法可分为清托、透托、提托三类。古人云："无补不成托"，而托法又多用于虚实挟杂证，故应注意防止犯实实之戒，尤其是风温、疔疮等阳实证，以免补早之弊，即使是提托之时，也须注意余毒的清理，方能使疮口愈合，不致反复。

### 6.1.2.1 清托法

清托法兼用补气养血、透脓和清热解毒的药物，治疗热毒壅盛，开始化脓的疮疡，既有消散之效，又有托毒之功的治法，其适应证是疮疡发散疏利之后，疮形已成，脓尚未熟，表现为色赤、肿高、　痛、发热、作脓的证候。常用方剂有仙方活命饮、四妙汤、托里消毒散等。常用药物有当归、赤芍药、陈皮、穿山甲、金银花、白芷、甘草等。

### 6.1.2.2 透托法

本法用补气养血、托毒透脓药，具有排脓泄毒、消肿止痛、托里护疮作用。用以治疗脓成未溃的方法。其适应证是成脓之后，毒邪深沉散漫，不能高突破溃者。对年高体弱畏惧刀针者尤宜。常用方剂为透脓散、托里透脓汤等。常用药物有黄芪、当归、穿山甲、皂角刺。

### 6.1.2.3 提托法

提托法用扶助正气、托毒排脓的药物，具有祛腐生新的作用，治疗疮疡溃后脓出不畅，腐肉不脱的方法。其适应证疮疡溃后，疼痛不减，腐肉不脱，脓水不畅的病证。常用代表方剂有托里排脓汤、内托黄芪汤、神功内托散等。常用药物有桂枝、白芷、薏苡仁、败酱草、冬瓜仁、鱼腥草、炮山甲炭、皂角刺等。

### 6.1.3 补法

补法是滋补人体阴阳气血，从而消除或减轻一切虚损证候的疗法。此法适用于疮疡溃后，毒邪消退，正气不足者。症见脓水清稀，肉芽不生，久不敛口等。也有少数疮疡虽然未溃，但正气已虚者，如某些慢性疮疡及消渴、肺痨而并发痈疽者。在内痈中多用于疾病后期，术后及年老体弱出现阴阳虚损、气血不足者。补法种类很多，如滋阴法、壮阳法、益气养血法、健脾和胃法、生津润燥法等等。常用方剂如四君子汤、四物汤、八珍汤、六味地黄汤、肾气丸等。常用药物有人参、黄芪、当归、熟地黄、山萸肉、肉苁蓉、淫羊藿、巴戟天等等。应用时要注意病情有单纯气虚、血虚、阴虚、阳虚，但也有气阴两虚，阴阳互伤者，所以也要辨证施治，灵活应用。如果毒邪炽盛，正气未衰之时，若用补法，不仅无益，反而有助邪之弊，造成延长病程，甚或病情反复。

# 6.2 外 治 法

外科外治法是运用药物或手术方法直接施于病者机体外表或病变部位，以达到治疗目的的一种方法。外治法的运用同内治法一样，也要进行辨证论治，根据疾病发展的不同过程、不同证候，选用不同的治法和方药。中医外科外治法历史悠久，内容非常丰富，疗法多种多样，应用非常广泛，按疮疡初期、成脓期和溃后期的发展过程，外治法也相应地分为箍围消散法、透脓祛腐法、生肌收口法和手术疗法等。

## 6.2.1 箍围消散法

箍围消散法是运用活血、行气、消肿、定痛等消散药物箍贴围敷疮疡的方法。此法可使疮毒收束，不致扩散。证势轻者可以消散，证势重者可使毒气结聚，疮形缩小高突，促使早日成脓和破溃。本法运用成功，能使疮疡消散于无形，缩短疗程，是最为理想的方法。所以它在外治法中占有重要位置。

（1）适应证

疮疡初期，凡肿势散漫不聚而无集中之硬块者，均可使用本法。若溃后，肿势仍存，余毒未尽者，亦可用之。

（2）各种药品的选择方法

痈疽阴阳各异，所生部位不同，药物寒热有别，在具体应用时，又当随证选用，效果才好。各种药品选用原则如下。

阳证 凡疮疡初期，红肿热痛，烦渴，脉数有力者，可敷药性寒凉，功能清热消肿，散瘀化毒的如意金黄散、玉露散；或贴药性清凉，功能消肿、清火解毒的太乙膏、千捶膏等；或同时掺以活血止痛、化痰解毒的红灵丹、阳毒内消散等；或以清热解毒、消肿散结之剂煎汤淋洗，如升麻漏肿汤，浅静脉炎洗剂等。

阴证　凡疮形平塌漫肿，色暗不痛，不红不热，脉象微软细弱者，可敷药性温热，功能温经活血，散寒化痰的回阳玉龙膏；或贴温经和阳，驱风散寒，化痰通络的阳和解凝膏；掺以破坚化痰、散风逐寒的阴毒内消散或桂麝散；或以温经散寒、化痰通络的汤剂淋洗，如升麻溻肿汤、椒艾洗药等；或用附子饼灸法。

半阴半阳证　凡疮疡肿而不高，痛而不甚，微红微热，脉虽洪数而无力者，可敷药性平和，功能行气疏风，活血定痛，散瘀消肿的冲和膏；或以活血散风，通络消肿的汤剂淋洗，如深静脉炎洗剂等。

（3）各种剂型的选择方法

1）箍围药使用方便，适应性强，应用范围广，只要所患部位能够固定所用药物即可选用。

2）膏药运用方便，药力持久，便于收藏携带，一般可以通用，但有的患者有过敏反应，生"膏药风"，则应改换它法。

3）熏洗剂制备简单，运用方便，病变范围广大者更为适用。

4）掺药使用灵活而方便，对于病情较重，单用一方一法力量不足者，加用本法可以加强疗效。事实上箍围消散法在应用中往往是多法并用，数方合施，如熏洗后，加用掺药薄贴法等，以期快速消散。

（4）箍围药的调制法

先将按处方配制的药品制成药末，然后根据病情的变化及不同的证候分别调制。大抵以醋调的，取其化瘀解毒；以酒调的，取其助行药力；以葱、姜、蒜捣汁调的，取其辛香散邪；以菊花汁、银花露调的，取其清凉解毒；以鸡子清、蜂蜜调的，取其缓和刺激；以油类调的，取其润泽肌肤；以凡士林调的，取其滑润护肤。

（5）箍围药的敷贴法

本法用于疮疡初起消散时，应将药糊敷满整个病变部位；溃后余肿未消的，应敷于患处四周，不要完全涂布，敷药的范围应超过肿势范围。

（6）应用箍围药的注意事项

用于阳证的箍围消散药，不能用于阴证，以免寒凝不化；用于阴证的箍围消散药，不能施于阳证，以免助长火毒。就是阳证，也不可过施寒凉，过则毒被寒凝，以防变为阴证。凡调敷药，须多搅，使药稠黏，并且不时用原汁润之，以便更好发挥药效。

## 6.2.2　透脓祛腐法

透脓祛腐法是用手术方法和使用提脓祛腐的药物，制成适当的剂型，促使疮疡内蓄之脓毒早日排出，腐肉迅速脱落的方法，古称追蚀法。本法是疮疡中期一种基本外治法。手术方法下节专述，本节主要叙述腐蚀药疗法、药捻法等。

适应证　凡肿疡后期，脓毒不泄，及溃疡初期，脓栓未落，死肌腐肉未脱，或脓水不净，新肉不生，或形成瘘管，久久不愈者，均可选用本法。

（1）腐蚀药疗法

本法是运用具有提脓祛腐作用的药物，使疮疡内蓄之脓毒，得以早日排出，腐肉得以迅速脱落；或使过长之肉芽、赘生物等腐蚀枯落的一种方法。书云："腐不去则新不生"，只有腐肉脱落，脓液极少，才能长出肉芽迅速愈合。所以腐蚀药是疡科要药。在目前，代刀破头法已逐渐少用，但如代刀散、咬头膏等，仍然为体弱病人或畏惧手术患者的妥善治法。用枯痔钉等治疗痔疮的枯痔法，疗效仍然较好。用于溃疡提脓祛腐的药物，可分为含汞和无汞两大类型。含汞的主要药物是白降丹和红升丹（当前常用的是小升丹，又名三仙丹），这些药物腐蚀性强，药性太猛，须加赋型剂使用，常用的方剂如九一丹、七三丹、五五丹等。九一丹多用于阳证，七三丹、五五丹多用于阴证。另有一种用于疮疡腐蚀恶肉的吊药，也属白降丹一类丹药。不含汞的腐蚀药如黑虎丹等，对汞剂过敏者，使用本类药物更为适当。

（2）药捻法

本法是将腐蚀药加赋剂制成线香状的药捻，易于插入细小的疮口中或瘘管内，发挥提脓祛腐，引导脓水外流的中医外科引流法。

**适应证**　凡溃疡疮口过小，脓水不易排出者，或已成溃管者均可使用。

**用法**　①外粘药物法。一般多用五五丹、七三丹、或黑虎丹等，黏附在药线上，插入溃疡既深又小的疮口，发挥提脓祛腐的作用。②内裹药物法。将药物预先放在纸内，裹好搓成纸线备用。药物多选白降丹、枯痔散等。多用于瘘管或窦道已成者，发挥腐蚀化管的作用。

**注意事项**　提脓祛腐法使用的药物，大都属刺激药品，凡对药物有过敏者，均应禁用。患于眼部、唇部、外阴、肛门等处，都宜慎用。红升、白降应用陈久之品，则可缓和药性，减少患者痛苦。这类药物的使用不宜过量，以免引起汞中毒。药捻插入疮口中，应留出一小部分于疮口之外，便于换药；如脓水已尽，流出淡黄色液体时，即使脓腔尚深，亦不宜再插药捻，否则会影响收口的时间。

## 6.2.3　生肌收口法

生肌收口法是用能够促进生肌长皮的药物，使疮口迅速愈合的一种外治法。

**适应证**　凡溃疡腐肉已脱，脓水将尽的时候，肉芽生长迟缓者，可使用本法。

生肌收口的方药很多，临床应用应从疮面情况及整体出发，进行选择，常用的方药：偏于生肌的有生肌散、生肌玉红膏；偏于收口长皮的如生肌象皮膏等。

**注意事项**　脓毒未清，腐肉未尽时，若早用生肌收口药，则不仅无益，反增溃烂，延缓愈合，甚至引起迫毒内攻之变。若溃疡肉色灰淡而少红活，新肉生长缓慢，则宜配合内治，使脾胃健壮，气血充沛，内外并施，以助愈合。

## 6.2.4　手术疗法

手术疗法是运用各种器械和手法操作来进行治疗的方法。如应该用手术方法排脓祛腐时而不能及时进行，则毒邪无法排泄，进而腐蚀膏膜，损筋伤骨，引起坏证，变证。因此，手术疗法在外科治疗中占有十分重要的地位。临床上由于证候不同，方法也有多种多样。一般地说，有开刀法、烙法、砭镰法、针刺法、结扎法、挂线法等。在手术操作过程中，必须严格消毒，局部麻醉，并注意出血等事项。

### 6.2.4.1 开刀法

开刀法是运用手术刀对脓肿、瘘管等进行切开的一种手术疗法，以使脓液排出，便于用药，从而达到毒随脓泄，肿消痛止，逐渐向愈的目的。

**适应证** 凡一切外疡，确已成脓者；或溃疡疮口太小，引流不畅者；或已成瘘管者，均可使用。

**操作方法** 术前应对脓肿有全面的认识，明确诊断，辨明最软的脓点所在部位（即肿疡的化脓中心），选择切口的方向，估计好切口的大小，进刀的深度，然后进行皮肤消毒，局部麻醉。手术时一般以右手握刀，刀锋向外，拇、食二指挟住刀面背侧预定进刀的尺寸处，其余三指把住刀柄，并把刀柄的末端顶在鱼际上1/3处，这样进刀有力准确。同时左手拇、食二指按捺在所要进刀部位的两侧。进刀时刀口宜向上，从脓点部位向内直刺，深入脓腔即止。如欲创口开大，则可将刀向上或向下轻轻延伸，反之，将刀直出即可。脓肿切开后，即按溃疡处理。

**注意事项**

1) 切口的位置 应选择在脓肿稍低的部位，可使排脓流畅，不致有袋脓之弊。

2) 切开方向 一般疮疡，宜循经直开，刀头向上，免伤血络；乳部以乳头为中心，放射状切口，免伤乳络；面部应当沿皮肤的自然纹理切开，较为适宜；手指脓肿，最好从侧方切开，免伤屈伸功能；关节附近，尽量避免越过关节；若在关节区，一般采用横切口，不用纵切口；纵切口在瘢痕形成后，会影响关节功能。总之，除特殊情况，很少采用横断的切法。

3) 切口大小 切口一般不能过大，防损好肉筋络，且愈合后形成的瘢痕亦大；但也不能过小，以免脓水难出，总之以达到脓流畅通为度。

4) 切口深浅 脓腔浅，或疮疡生在皮肉较薄的头、颈、胁肋、腹、指等部位，必须浅开；脓腔深，或疮疡生在皮肉较厚的臀、臂等部位，可以稍深无妨。总之，应以得脓为度。

5) 其他 在筋脉和关节部位，宜谨慎开刀，不要损伤经脉，致使关节不利；如体弱年老之人，应先内服调补药品，然后开刀，以免晕厥；凡颜面疔疮，尤其在鼻唇部位，应忌早期切开，以免疔毒走散，并发走黄危证。切开后，由脓自流，一般不宜用力挤压，以免感染扩散，毒邪内攻。

**附 刀晕防治**

刀晕是在进行手术时突然发生的严重的全身性证候群。轻者每有头晕欲吐，或自觉心慌意乱，心悸不宁，恶寒微汗等现象；重者可以突然面色苍白，神志昏糊，四肢厥冷，大汗淋漓，以及呼吸微弱，脉搏沉细，血压下降等。防治方法应注意以下几个方面。

1) 刀晕的预防 ①在手术前，先做好解释工作，以减轻病人紧张和恐惧的情绪。②若患者体质衰弱，营养不良，可在手术前先内服调补药物。③不要在患者饥饿、睡眠不足、疲劳时进行手术。④手术时要注意患者的适当体位。⑤在进行手术时，工作要细致，动作要敏捷，操作时间不宜太长，动作不宜粗暴。

2）刀晕的处理　①一旦病人发生刀晕，应立即停止手术，进行急救。②刀晕轻证者，只要扶持病人，安静平卧，或头位稍低，给服开水，稍待片刻即可恢复。③刀晕重证者，必须止痛保暖，同时灸百会、人中、或刺合谷、人中、少商等穴急救。如牙关紧闭，即用开关散吹鼻，得喷嚏后，气通窍开，可转危为安。若素体血虚，加以手术时出血过多的刀晕，则应内服补益气血的药物，或综合治疗。

### 6.2.4.2　烙法

烙法是应用烙铁和针在火上加热后，进行手术操作的一种方法。烙法分为两种：一种是火针烙法，另一种是烙铁烙法。

（1）火针烙法

火针形如细筷，系铁或铜制成，长约 6～7cm，针头尖细而圆（如结绒线针），针柄较粗，或圆或方。它是借着灼烙的作用，来代替开刀，防止出血，从而达到脓肿溃破的目的。

适应证　附骨疽、流痰等肉厚脓深的阴证；或脓熟未溃，或虽溃而疮口过小，脓出不畅者。

操作方法　使用时将针头蘸麻油在酒精灯上烧红，从脓腔低处向上方斜入烙之，脓即随之流出（需要疮口开大，可在拔针时向上一托，取斜出方向；需要疮口开小，可在拔出时，直向取出）。一烙不透可以再烙，烙后可插入药线，使疮口不致一时黏合，便于脓液畅泄。至于切口大小、深浅，以及消毒、麻醉等均同切开法。

注意事项　对红肿痛的阳毒小疮禁用，用之反增肿痛，加深溃烂；筋骨关节之处，用之恐焦筋灼骨而致残废；胁肋腰腹等部位，不可深刺，否则将伤及内膜；头面为诸阳之会，且皮肉较薄，也在禁用之列。

（2）烙铁烙法

烙铁系用铁或铜制成（古代多用白银），其头如半粒小蚕豆大，上有一柄。它是利用器械烧灼后，既能止血，又能烫治病根，目前以电灼器代替火烙。

适应证　创伤大的脉络，大量出血，以及赘疣、息肉等。

操作方法　先在患处作局部浸润麻醉后，再用烙铁烧赤烙之。治疗赘疣、息肉等，可用剪刀齐根剪除后再烙；如大血管断裂，可向出血点烧灼。

注意事项　使用之际，最好避开病人视线，以免引起精神上的过度紧张，而发生晕厥之变。对血瘤及岩肿等证，禁用烙灼。

### 6.2.4.3　砭镰法

砭镰法俗称"飞针"，它是用三棱针或刀锋在疮疡患处浅刺皮肤或黏膜的方法，从而放出少量血液，促使内蕴热毒，随血外泄。

适应证　急性的阳证、实证，如丹毒、红丝疔、紫舌胀、重舌、垫舌痈等证。

操作方法 在常规消毒后，用三棱针或刀锋直刺皮肤或黏膜，移动击刺，以患部小量出血或排出黏液为度，一般有点刺、散刺、挑刺、斜刺等四种刺法。

注意事项 对慢性的阴证、虚证禁用。一般不可刺得太深，以免伤及经络，切勿刺伤深部动脉；刺出血后，应待其流出微量血液自止，不可立即用指压止血；刺后应再敷药或包扎，或拭净残血，外搽吹口散，以防感染。

#### 6.2.4.4 挂线法

挂线法是采用普通丝线或药制丝线或橡皮筋线等来挂断瘘管的治疗方法。挂线法是利用线的紧力，促使气血阻绝，肌肉坏死，达到切开的目的。

适应证 凡肛门部、乳头部的瘘管，而不宜采用切开手术者，均可使用。

操作方法 先用球头银丝探针自外口探入管道，使探针从内口穿出，然后用丝线做成双套结，将橡皮筋线一根，结扎在自内口穿出的银丝球头部。再由内口回入管道，从外口抽出。这样橡皮筋线与丝线贯穿瘘管两口，此时将扎在球头上的丝线与橡皮筋线剪开（丝线暂时保留在管道内，以备橡皮筋线在结扎折断时，用以另引橡皮筋线），再在橡皮筋线下先垫两根丝线，然后收紧橡皮筋线，打一个单结，再将所垫的两根丝线，各自分别在橡皮筋线上打结处予以结缚固定，最后抽出管道内上述保留的丝线。这样挂线术就算完毕。

注意事项 如果瘘管较深较长，发现挂线松弛时，则必须将线收紧，以免达不到切开目的；同时须仔细探查瘘管，以免引成假道，而不能达到治疗目的。

#### 6.2.4.5 结扎法

结扎法是用普通丝线，或药制丝线，或医用缝合线结扎所要除去的组织，阻断局部血液循环，促使其坏死脱落，从而达到治愈的一种外治法。

适应证 赘疣、痔核、瘤、脱疽等，以及大血管断裂引起出血之症。

操作方法 凡头大蒂小的瘤、疣、痔核等，可在根部以双套结扣住扎紧。凡头小蒂大的痔核，可以缝针贯穿它的根部，再用"8"字式结扎法，二线交叉扎紧，或采用"回"字形结扎；如血管断裂，可先找到断裂的血管头，再用缝针引线贯穿出血底部，然后系紧打结。

注意事项 内痔用缝针穿线时，不应穿过患处基底部以下，以免化脓；一般扎线应扎紧，否则不能达到完全脱落的目的；扎线未脱，应俟其自然脱落，不宜硬拉，以防出血。对血瘤和岩肿当禁忌使用。

## 6.2.5 其他疗法

其他疗法仍有很多，今将临床应用较多的引流法、垫棉法、针挑法、针灸法、洗涤法、止血法等分别介绍如下。

### 6.2.5.1 引流法

脓肿切开或自行破溃后，在脓腔较深的情况下，需用各种方法引流，保证脓液畅出，腐脱新生，防止毒邪扩散。引流法常用的有药线引流（即透脓祛腐法中的药捻法）、导管引流、扩创术等。

（1）导管引流

导管用铜制成，长约 10cm 左右，直径约 0.3cm，中空，一端平而光滑，一端呈斜尖式，在斜尖下方之两侧，各有一孔（以备脓腐阻塞导管腔头部后，仍能起引流的作用），消毒备用。此管的制用出自《医门补要》。这种导管引流，较之药线引流，更能使脓液畅出，达到脓毒外泄的目的。

适应证　凡附骨疽、流痰、流注等，脓腔较深，脓液不易畅出者。

操作方法　将消毒之导管，轻轻插入疮口，达到底部后，再稍退出一些即可。视其管腔中已有液畅流排出时，即用橡皮膏固定导管，外盖厚层纱布，放置数日（纱布可以每日调换）。当脓液减少后，改用药线引流。这种导管引流，目前对体表脓肿已经很少采用，而大多数应用于腹腔手术后，如胆道感染、阑尾脓肿术后，且导管均改用硅胶管或橡皮管。

注意事项　导管应放置在疮口较低的一端，易使脓液畅流。导管必须固定。以防滑脱或落入疮口内。必须注意导管不要受压，管腔如被腐肉阻塞，可松动引流管，或轻轻冲洗，以保持引流通畅。

（2）扩创引流

扩创引流是采用手术刀扩大脓液流出口的一种引流方法。大多应用于脓肿溃破后有袋脓现象，且经其他引流无效者。

适应证　如痈、有头疽溃疡有袋脓情况者；瘰疬瘘管形成；脂瘤继发感染化脓等。

操作方法　在消毒局麻下，对脓腔范围较小者，只需用手术刀将疮口上下延伸，如脓腔范围较大者，则用剪刀作"十"字形扩创。瘰疬之溃疡，除扩创外，并须将空腔之皮肤一并修剪，使疮面全部暴露。有头疽溃疡的袋脓，作"十"字形扩创后，切忌将空腔之皮修剪，因剪后形成较大之瘢痕，影响活动功能。脂瘤继发感染化脓的扩创，须将疮面两侧皮肤稍作修剪，便于棉花之嵌塞，并用刮匙将渣样物质及囊壁一并刮清。

注意事项　扩创后，须用消毒棉花按疮口之大小，蘸上八二丹或七三丹嵌塞疮口以祛腐，并加压固定，以防止出血，以后可按一般溃疡处理。

### 6.2.5.2 垫棉法

本法是用棉花或纱布衬垫在疮部，借着加压的作用，以使溃疡的脓液不致下坠而潴留；或使过大的溃疡空腔皮肤与新肉得以黏合的一种方法。

适应证　溃疡脓出不畅有袋脓现象者；或溃疡新肉已生，而皮肤与肌肉一时不能黏合者。

操作方法　有袋脓现象者，使用时将棉花或纱布垫衬在疮口下方空隙处，并用阔带绷住。溃疡空腔的皮肤与新肉一时不能黏合者，使用时可将棉垫按空腔的范围，稍为放大，垫在疮口之上，再用阔带绷紧。

注意事项　使用此法不能取效时，应及时采用手术扩创。

### 6.2.5.3　针挑法

针挑法又名挑刺法，是一种以针挑刺皮肤的浅刺法。它的刺激点虽遍布全身，但挑刺的深度只限于皮肤层，最深也不超过皮下筋膜层。凡是硬度较强的圆利针都可作本疗法的简单工具使用，如缝衣针、不锈钢锥子及各种特制的针具等。针挑法是一种很有发展前途的物理刺激疗法。

适应证　瘰疬、外伤破损或疮疡溃后的瘢痕增生后遗症、红丝疔、痔疮、疔疮疖肿等。

操作方法　针挑疗法的刺激手法是以横刺挑提、牵拉摇摆为主，或者在皮层取出一些组织（皮肉纤维、脂肪等），并留下一个小小的创口，作为治疗疾病的手段。针挑法的取点对象强调皮部的病理阳性反应物，即以"皮肤异点"作为下针的中心点，不强调针下有"得气"感。其手法主要有挑点法、挑筋法、截根法、挑摆法等。后两种使用较多，简述如下。

1) 截根法　根据病情选择好针挑的进针点之后，常规进行局部消毒，麻醉，一般作一小的（2～5mm 长）横切口。然后用挑针在切口（挑点）上从浅到深，一层一层快速地把筋（纤维样物）挑起，再把它挑断或切断；挑割留下的残端让它缩回去，不需拔出纤维，直至皮肉或皮下筋膜内全部纤维挑割切断为止。临床上常用于痔疮、疖肿、瘰疬等。

2) 挑摆法　即用针将皮肤挑起，然后左右摇摆的一种针挑法。此法只挑皮摇摆，不断皮肤，不挑出纤维。有疏通经脉，祛瘀止痛，散结活血的作用。具体方法：依据病情、选点、常规消毒，用巾钳或粗针一次多穿一些皮肤，然后提起来做有节奏地不断摇摆，每分钟摇摆 40～80 次，每次摇摆 10～30 分钟，视病情而使用强、中、弱三种不同的摆力。挑完后按常规处理好伤口，避免感染。挑时应穿透一些皮肤，注意不要挑断，频率和用力要以病人感到适宜为度。临床上最常用于瘢痕增生、红丝疔等。

### 6.2.5.4　针灸法

在外科古代多用灸法，近年来针法应用较灸法广泛，很多疾病均可配合针刺而提高临床疗效。但针法和灸法各有其适应证，兹分叙如下。

(1) 针法

利用针刺疏通经络，调整脏腑功能，补虚泻实的作用，治疗疾病。

适应证　瘰疬、乳痈、乳癖、湿疮、瘾疹、脱疽、内痔术后疼痛、排尿困难等。

操作方法　一般采取病变远隔部位取穴，手法大多应用泻法，不同疾病取穴各异，详见各论。

（2）灸法

灸法是用艾炷或艾条在体表部位上烧灼、熏熨以防治疾病的一种疗法。借助药力、火力的作用，可以和阳祛寒、活血散瘀、温通经络、拔引郁毒。

**适应证** 凡肿疡初起坚肿，特别是阴寒毒邪凝滞筋骨，而正气虚弱，难以发起，不能托毒外达，或溃疡久久不愈合，脓水稀薄，肌肉僵化和新肉生长迟缓者，以及风寒湿痹等证，都可应用。

**操作方法** 灸的方法很多，常用的有艾炷灸和艾条灸两种。艾炷灸，是将艾炷置于局部皮肤上，然后点燃施灸。艾炷以细艾绒制成圆锥形艾团，小者如麦粒，中者如黄豆，大者如蚕豆。本法有直接灸和间接灸两种。艾条灸，又名艾卷灸，分悬起灸和实按灸两种。

1）直接灸 又称明灸、着肤灸。是指艾炷直接放在皮肤上施灸的方法。灸量小者不化脓，灸量大者可化脓，形成瘢痕。

2）间接灸 又称间隔灸、隔物灸，指艾炷与穴位皮肤之间衬隔物品的灸法。所用隔灸药随证选用，外科常用的有隔蒜灸，通治痈疽；隔豆豉灸，用于痈疽不起；隔香附饼灸，用于瘰疬、流注及风寒侵袭经络结肿而痛者；隔附子饼灸，用于气血亏损，疮口紫陷及久漏不合者。还有隔姜灸、隔木香饼灸、隔黄蜡灸等。

3）悬起灸 将艾条悬于穴位上施灸，使患者有温热无灼痛感的一种灸法。一般每次灸至皮肤潮红为止。此法又有温和灸和雀啄灸。

4）实按灸 将艾条燃着一端，隔布（或纸）数层，按置在施灸部位的灸疗方法。常用的如"雷火神针"（即迅速重按，迅速撤灸，如雷火闪击之意）。用于阴性疮疡，如附骨疽等。

**注意事项** 凡疔疮实热阳证，不宜用灸法，以免以火济火；头面为诸阳之会，颈项接近咽喉，灸之恐逼毒入里；肾腧乃真阳所寄，灸之恐火烁水源；手指等皮肉较薄之处，灸之恐皮裂肉焦。

### 6.2.5.5 止血法

止血法是运用手术和药物等多种手段制止外出血的方法。血液从损伤的血管经破裂的皮肤和黏膜流至体外，叫做外出血。凡血液从血管近心端喷射出来，随动脉和心搏速度而变化，血色鲜红的为动脉出血；血液从血管远心端不断流出，血色暗红的为静脉出血；全部伤口都有浸血，血色鲜红的为毛细血管出血。对外出血应该及时采取有效方法制止出血。以防止病人因出血过多而产生严重后果，故止血法是外科的一种急救方法。

**适应证** 凡因金创跌打，意外损伤血管，或疮疡溃烂，血络受到腐蚀；或因疮部受到突然撞击，血络损伤；或手术不慎损伤血络；或因血热迫血妄行，或因气虚不能摄血而引起的出血。

**操作方法** 常用的有如下九种。

1）加压包扎法 在出血处覆盖无菌纱布数层，外加棉垫，用绷带加压包扎，也可在出血创面掺以桃花散或如圣金刀散，再加压包扎。

本法对静脉出血、毛细血管出血有效，头皮及四肢出血也可采用。

2）抬高患肢法　将患肢抬高，能使小动脉或静脉出血减轻或停止。一般常与加压包扎法同时采用。

3）指压法　沿出血血管的近侧端，以手指重压至该处骨骼以止血。如颜面出血，在下颌角前1.25cm处压迫面动脉。头皮的前半部出血，在耳前对着颞颌关节压迫颞动脉；头皮的后半部出血，在耳后乳突粗隆间压迫枕动脉。上肢出血，如为锁骨下动脉出血，可临时在锁骨上缘、胸锁乳突肌附着处之外，将锁骨下动脉推向第一肋骨以加压。肱动脉出血，可在肱二头肌的内缘，将肱动脉向肱骨加压。腋动脉出血，可在患者上肢外展的姿势下，沿腋窝前缘，将腋动脉向肱骨头加压。下肢出血，可在腹股沟韧带中点的下面，将股动脉向耻骨的水平处加压。

本法适用于动脉出血的临时止血。

4）止血带法　用橡皮管或橡皮带制成止血带，或用其他布条、软绳亦可做临时止血带。以止血带环绕肢体两圈扎紧以止血，并注意松紧适宜。常用止血带的部位是上臂或大腿上1/3处。前臂及小腿不宜用止血带。应用时应在止血部位先包毛巾或绷带，然后再缠止血带，以免扎损皮肤。上止血带后，须注明时间，并每隔30分钟放松1~2分钟，止血带连续扎紧的时间，最长不得超过2小时，以免组织坏死。

本法适用于四肢较大的出血。

5）填塞法　用消毒长纱条或凡士林纱布，填塞在创口内，压迫血管破裂处以止血。

本法对一般小血管出血有效，如继发感染性出血、癌性溃疡出血、内痔术后出血等。

6）烧灼止血法　用烧红的烙铁或电灼器对出血点进行烧灼，出血停止后，再以加压包扎患处。

本法适用于危急之际大出血。

7）结扎止血法　找到断裂的血管，用止血钳钳住出血的血管，用圆针穿线贯穿结扎血管的两端。

此法适用于小动脉或较大的静脉出血，包括痔疮术后大出血。

8）药物止血法　外用止血药，传统的如桃花散、如圣金刀散、三七粉等，新近研制的有明胶海绵、淀粉海绵、白及的水提取物等都有修补血管作用，止血效果良好。外掺、外敷患部即可，再加压包扎。内服止血药，如血热妄行的出血，须配用清热凉血的凉血地黄汤、犀角地黄汤等；气不摄血的出血证宜配合补气摄血的独参汤，黄芪补血汤等，达到协同止血目的。

注意事项　应根据具体出血情况，选择应用上述止血方法，或互相配合应用，但都应迅速处置。

### 6.2.5.6　熏法

熏法是用药物燃烧后，取其烟气上熏，借着药力与热力的作用，使腠理疏通，气血流畅的治疗方法。具体方法如神灯照法、桑柴火烘法和烟熏法。

**适应证** 肿疡、溃疡皆可用。

**操作方法** 神灯照法功能活血消肿、解毒止痛，用于痈疽轻证，未成者自消，已成脓者自溃，不腐者即腐。桑柴火烘法功能助阳通络、消肿散坚、化腐生肌、止痛，适用于疮疡坚而不溃，溃而不腐，新肉不生，疼痛不止之证。烟熏法功能杀虫止痒，适用于干燥而无渗液的各种顽固性皮肤病。

**注意事项** 随时注意患者对治疗部位热感程度的反映，不得引起皮肤烧伤；室内烟雾太重时，要适当流通空气。

### 6.2.5.7 熨法

熨法是用药物加酒醋等炒热，布包熨摩患处，可使腠理疏通，气血流畅，达到治疗目的的方法。传统的熨法使用较少，但已有进一步吸收现代的电热技术进行熨疗，而单纯的热敷法还是普遍应用的。

**适应证** 凡风寒痰湿凝结筋骨肌肉等证以及乳痈的初起或回乳，均可应用。

**操作方法** 熨风散药末，取赤皮葱连须240g，捣烂后与药末和匀，醋拌炒热，布包熨患处，稍冷即换，有温经祛寒、散风止痛之功。用于附骨疽、流痰皮色不变、筋骨酸痛。又如取皮硝80g，置布袋中，放乳房患部，再用热水袋置于皮硝袋上，待其溶化吸收，有消肿回乳之功。用于乳痈初起或哺乳期的回乳。

### 6.2.5.8 浸渍法

浸渍法属于古渍法，是用药物煎汤淋洗浸泡患部的方法。它能使疮口洁净、祛除病邪，温通经络，而达到治疗目的的方法。

**适应证** 凡疮疡溃后脓水淋漓或腐肉不脱者；内、外痔肿胀疼痛者；病症范围广大，其他外治法难以施行者，如静脉炎、脱疽、象皮腿、瘾疹等尤宜。

**操作方法** 临床上常用的有淋洗、坐浴、浸泡等。阳证初起用渍肿升麻汤，阴证用升麻渍肿汤。溃后用猪蹄汤淋洗。痔漏肿痛用五倍子汤消肿止痛、收敛止血，煎汤坐浴。下肢静脉炎，全腿肿痛者，用深静脉炎洗剂浸泡患肢；脱疽冷痛未溃者，用椒艾洗药浸泡患足。瘾疹浑身瘙痒者，用香樟木煎汤沐浴浸泡。现在有制成熏洗器具配合适当药剂熏洗泡澡的办法治疗多种病证者。

**注意事项** 在浸渍时，冬季应该保暖，夏季宜避风凉，以免感冒。

## 6.3 常用方剂举例

治法确立之后，选方用药便是取得疗效的主要手段。以下所列举的方剂，是临床上反复应用，确有实效的方剂，但也必须按治疗法则适当加减，使之与证情相合，丝丝入扣，才能效若桴鼓。

## 6.3.1 仙方活命饮(《校注妇人良方》)

**组成** 白芷、贝母、防风、赤芍药、当归尾、甘草、炒皂角刺、炙穿山甲、天花粉、乳香、没药各3g,金银花、陈皮各9g。

**功用** 清热解毒、消肿溃坚、活血止痛。

**主治** 痈疡肿毒初起,热毒壅聚,气滞血瘀,红肿热痛,或身热恶寒,或痈疡肿毒将要脓熟、啄痛,身热不退。

**用法** 水煎服,或水酒各半煎服。善饮酒者,用酒量可适当增大。

**方解** 本方主治证为热毒壅聚,气滞血瘀。治疗大法为清托法。根据《内经》"营气不从,逆于肉理,乃生痈肿"的道理,用金银花清热解毒消肿,此乃痈疽圣药,故为君药;辅以防风、白芷入脾、胃经,疏散肌肤间风热从外透解;当归尾、赤芍药活血散肿;乳香、没药消瘀止痛;天花粉、贝母清热、软坚、散结;穿山甲、皂角刺通行经络,溃坚透脓。陈皮理气以助血行,甘草化毒和中为佐使。可见本方是以清热解毒消肿为目的,动用了通行血结、散风、理气、溃坚等药物,能使多种原因所致的疮疡均可消散之良方,又可透脓止痛,收到能消则消,脓成早透的效果。故历来被誉为"消毒之圣药",或"疮痈之圣药","外科之首方"。

本证大便秘结者,可加用生首乌,何首乌有"扫疮"之称,解毒力佳,又善通便。

痈疽已溃者,或有阴疽见证者,不宜使用本方;脾胃本虚,气血不足者,亦宜慎用。

## 6.3.2 五味消毒饮(《医宗金鉴》)

**组成** 金银花20g,野菊花、蒲公英、紫花地丁、紫背天葵各15g。

**功用** 清热解毒。

**主治** 火毒结聚的疔疮疖痈,初起红肿热痛,发热恶寒者。

**用法** 水煎,加酒1~2匙和服。

**方解** 疔疮乃纯阳无阴火毒之证。故治用清热解毒为主。方中金银花甘寒,芳香疏散,既善散肺经邪热,又清解心胃热毒,乃疮痈圣药,故为主药。蒲公英清热解毒、消痈散结;紫花地丁苦泄辛散,清热解毒,凉血消肿,对疔疮尤为有效;紫背天葵、野菊花清热散结,共为辅佐药。加酒少量能行血脉以助药效,共成清热解毒之专方。

发热恶寒者,加蟾酥丸驱毒发汗,大便秘结者,加大黄、瓜蒌通结泄热;热毒炽盛者,加黄连、半枝莲等加强药力;有黄疸者,加大黄、茵陈退黄。

### 6.3.3 牛蒡解肌汤(《疡科心得集》)

组成 牛蒡子、薄荷、荆芥、连翘、栀子、牡丹皮、石斛、玄参、夏枯草。

功用 祛风清热,化痰消肿。

主治 头面颈项风热痰毒,牙龈肿痛等病初期,局部红肿热痛有硬结者。

用法 水煎服。

方解 风热痰毒之证,既须疏风清解,又要化痰散结。选牛蒡子兼具此功,通泄热毒为君,辅以薄荷轻清凉散,解风热之邪;荆芥轻扬温散、除郁滞之风;连翘、夏枯草清热、化痰、软坚、散结;栀子、牡丹皮清热、凉血,佐以石斛、玄参清热、生津、解毒。共成辛凉解表,散结消肿代表方。

### 6.3.4 五神汤(《外科真诠》)

组成 赤茯苓12g,车前子9g,川牛膝9g,金银花24g,紫花地丁15g。

功用 清热解毒,利湿消肿。

主治 湿热壅结所致之委中毒、臁疮、附骨疽、臀痈等证。

用法 水煎服。

方解 本方主治湿热下注而成诸证。无形之热与有形之湿相合,如油入面,难解难分,往往病程缠绵,不易愈合。治宜消法,既要清热、又要利湿,使湿热分离,其效始著。方中茯苓利水渗湿为君,湿去则热易清。辅以银花、地丁清解热毒,热清则湿易祛。佐以车前草加强清热利湿功效。牛膝引药下行,是为使药。同时,茯苓兼有健脾补中功效,可更好地运行水湿;牛膝兼有活血行血,补益肝肾功效。本方组成,清利结合,攻补得宜,共成清热利湿、解毒消肿之剂。

本方组成简洁严谨,药性平稳,临床上加减应用疗效卓著。下肢丹毒,热重于湿者,加蒲公英、连翘,以助清热之力,甚者可合黄连解毒汤,其力更宏。若臁疮、湿疹等湿重于热者,加草　、薏苡仁、猪苓,以助利湿之功,或合草　渗湿汤,功效愈佳。若是下肢经脉瘀滞,湿热俱重,加丹参、鸡血藤、炮甲珠,标本兼治。

### 6.3.5 阳和汤

组成 熟地黄30g,肉桂去皮研粉3g,鹿角胶9g,白芥子6g,干姜炭2g,生甘草3g,麻黄2g。

功用 温阳散寒,化痰通滞。

主治 流痰、脱疽、附骨疽等。

用法 水煎服。

方解 本方主治阴寒重证,是由精血本虚,寒凝痰滞,痹阻于筋骨、关节、血脉而成。大法当消。方中重用熟地黄温补营血,鹿角胶填精补髓,强化筋骨,藉血肉有情之品助熟地黄以养血。肉桂、炮姜助运化，则能解寒凝，化毒气。这也是于阴中补阳之意。甘草解毒益气，调和诸药。麻黄、白芥子为使药。麻黄小量，发越阳气，开泄腠理，使药达病所。白芥子善祛皮里膜外之痰，化瘀消肿，全方共奏温阳散寒作用。实乃以补托为消散之法。

治流痰等纯阴无阳之证，本方为首选，但也应根据病程阶段不同，有所加减，初期，加百部、丹参；成脓期，加炮甲珠、皂角刺；溃后加参、芪、归、芍等。治脱疽，加炮甲珠、丹参、鸡血藤等活血通经。炮甲珠咸而微寒，性善走窜，通透经络，散结消肿，为外科通利血脉、透脓托毒良药。

凡阳证痈疽，红肿热痛者，或阴虚有热，破溃日久者，不宜使用本方。乳岩亦不宜用。

## 6.3.6　逍遥蒌贝散（《中医外科心得集》）

**组成**　柴胡 9g，当归 9g，白芍药 9g，白术 9g，茯苓 9g，瓜蒌 15g，贝母 9g，南星 9g，生牡蛎 15g，山慈姑 9g。

**功用**　疏肝理气，化痰散结。

**主治**　肝郁痰凝之乳腺增生病、乳岩、乳痨、瘰疬等证。

**用法**　水煎服。

**方解**　本方主治证为肝脾两伤，痰气互结，瘀滞而成块者。治法当消。方中柴胡疏肝解郁，当归、白芍养血柔肝，肝得条达，气顺则痰消；白术、茯苓健脾祛湿，使运化有权，则杜绝生痰之源；瓜蒌、贝母、半夏、南星润燥化痰；牡蛎、山慈姑软坚散结。共奏疏肝理气、化痰散结之功。

乳腺增生证经前乳房胀痛甚者，往往有急躁易怒，化热之象，加蒲公英一味，取效尤捷。蒲公英解热毒、消肿核、散滞气，治乳病内服外敷皆宜，可谓乳病圣药。颈部瘰疬初起单用本方即可，如果病久不消者，加黄芩、丹参、百部；如果成脓者，宜合透脓散。

## 6.3.7　大黄牡丹汤（《金匮要略》）

**组成**　大黄 18g，牡丹皮 9g，桃仁 12g，冬瓜仁 30g，芒硝 9g。

**功用**　泻热破瘀，散结消肿。

**主治**　肠痈初期。

**用法**　水煎服。

**方解**　本方主治证由肠道湿热内蕴，气血瘀滞不散，为肿为毒。治当消法。但病既在内，与外痈之治法又有不同，"六腑以通为用"，"痛随利减"，治以通法。方中大黄苦寒，荡涤肠中瘀积。芒硝咸寒软坚散积，助大黄之力；桃仁破瘀滑肠；牡丹皮散瘀血，清血热；冬瓜仁清肠中湿热、排脓消痈。全方共成泻热活血、排脓消痈之功。

肠道蕴热甚者，加蒲公英、败酱草；绕脐窜痛，气滞重者，加川楝子、木香、厚朴等；压痛拒按者，加丹参、赤芍药；局部肿块不消者，加红藤、莪术。

肠痈之寒证禁用本方，脓成已溃者亦不宜用。

## 6.3.8 透脓散(《外科正宗》)

组成 生黄芪 12g，当归 6g，炒穿山甲 3g，皂角刺 5g，川芎 9g。

功用 透脓托毒。

主治 痈疽诸毒内脓已成，不易外溃，或因气血不足，化脓迟缓者。

用法 水煎服。

方解 本方主治毒盛而不能透脓泄毒者，法宜透托。方中生黄芪益气托毒，当归、川芎养血活血，促进化脓破溃；穿山甲性善走窜，功专行散，能直达病所，托毒排脓；皂角刺辛散温通，药力锐利，托毒溃疮。相互协同，共成托毒溃脓之功。

热毒炽盛者，加金银花、蒲公英，去黄芪；兼有肝郁痰凝者，加柴胡、夏枯草、炒栀子。

孕妇忌用本方，肿疡初起未成脓时勿用本方。

## 6.3.9 托里消毒散(《医宗金鉴》)

组成 皂角刺 1.5g，金银花 9g，甘草 1.5g，桔梗 1.5g，白芷 1.5g，川芎 3g，生黄芪 3g，当归 3g，白芍药 3g，白术 3g，人参 3g，茯苓 3g。

功用 补益气血，托毒消肿。

主治 肿疡疮形平塌，根盘散漫，难溃难腐者，或溃后脓水稀少，坚肿不消者。

用法 水煎服。

方解 本方主治痈疽正虚邪盛，不能托毒外出证。治宜托法。方中人参、黄芪、茯苓、白术健脾益气；当归、白芍药、川芎养血活血；金银花清热解毒，白芷疏风活血、消肿排脓，桔梗排脓散邪，皂角刺直达病所，托毒溃疮。全方扶正与托毒并进。

正实毒盛者不可用本方。

## 6.3.10 如意金黄散(《医宗金鉴》)

组成 天花粉 5000g，大黄、黄柏、姜黄、白芷各 2500g，南星、陈皮、苍术、厚朴、甘草各 1000g。

功用 清热除湿，散瘀化痰，止痛消肿。

主治 阳证疮疡，大头时肿，漆疮，脚气，跌仆损伤等肌肤赤肿疼痛者。

用法 上 10 味，共研细末，过筛，贮瓷罐。可用葱汁，或选用酒、油、蜜、菊花露、银花露、丝瓜叶捣汁调敷患处。

方解 本方主治毒邪结聚阳热实证。外治宜箍围消散法。方中天花粉为主药，量最大（占全方25%），清热，消肿，散结；大黄、黄柏苦寒，清热解毒；姜黄、白芷辛散温通，活血散结；南星、陈皮、苍术、厚朴、甘草5药共占全方1/4，化痰、理气、燥湿、解毒。全方结构严谨，配伍得当，重点在行气、活血、清热、疏风、燥湿，使壅聚消散，气血畅行，从而达到消肿止痛的目的。这是中医治疗疮疡的一大特点。

## 6.3.11 太乙膏(《外科正宗》)

组成 玄参、白芷、当归身、肉桂、赤芍药、大黄、生地黄、土木鳖各60g，阿魏、轻粉各12g，柳槐枝各100段，血余30g，东丹1200g，乳香15g，没药9g，麻油2500g。

功用 消肿清火，解毒生肌。

主治 各种阳证疮疡。

用法 上药除东丹外，将余药入油煎，熬至药枯，滤去渣滓，再加入东丹，充分搅匀成膏。用时隔火炖烊，摊于纸上，随疮之大小敷贴患处。

方解 膏药又称硬膏，是外用药中常用的剂型之一。膏药富有黏性，敷贴患处，既能固定患部位置，保护溃疡创面，且可遮风护肉。厚型的膏药借使用前加温软化之热量，敷贴患部，能得到较长时间之热疗，以消肿止痛。本方中当归、赤芍药、生地黄活血凉血；活血则壅滞散，凉血则热毒解，是为君药。辅以乳香、没药活血消肿，玄参、大黄泻火解毒，以增强消壅滞、清热毒的功效。佐以白芷、轻粉祛风除湿；血余凉血散瘀；生肌敛疮；阿魏温通消积；肉桂温通血脉；槐枝、柳枝止痛消肿。其中阿魏、肉桂辛温，可防全方苦寒过甚，又为反佐。木鳖外用不仅取其性寒散热，消肿散结之力，而且能引药直达病所，是为使药。加上用赋形剂的东丹清热拔毒，收敛生肌，麻油甘平解毒。全方药性清凉，解毒，消肿，止痛，生肌，作用全面，是膏药中代表方剂。

凡起膏药风者禁用，溃疡脓水多者，不宜使用。疮愈后不可去之过早，以免再次感染。

## 6.3.12 红升丹

组成 朱砂15g，雄黄15g，水银30g，火硝120g，白矾30g，皂矾15g。

功用 提脓祛腐，拔毒生肌。

主治 各种溃疡，腐肉不脱，排脓不畅者。

用法 炼丹一般分为结胎、升丹、收丹三个步骤。

（1）结胎

分冷胎法和热胎法。

1）冷胎法 先将火硝、白矾研碎，另将水银、朱砂、雄黄研细末，至不见星为度，再入硝、矾末研匀，即移入耐火锅中，铺平于锅底，用一口径较小的耐火碗覆盖，要求与锅口吻合严密。

2）热胎法 先将火硝、白矾置乳钵内研细，入锅内微火加热，使硝、矾熔解混合，再加入朱砂、雄黄细末混合，加热至水分去尽，使成蜂窝状，去火放凉，将水银均匀地洒在蜂窝内；或不到蜂窝状时即离火放冷，将水银洒于表面，用瓷碗覆盖严密。

（2）升丹

先将韧性皮纸条浸湿，填糊锅碗接口处。另取白矾末平撒一层于纸上，用水调煅石膏末涂抹严密，使无缝隙，上边用砂土填满，使与锅口平。碗底放白米数粒，再用重物压在上面，使米粒露出，以便观察。

封口安装完毕，将丹锅放火上加热，先用文火升炼 30~40 分钟，后用武火炼至碗底米粒变黄色，再改用文火继续炼至米变焦色，即可去火。

（3）收丹

将锅放冷，轻轻除去上面封口的泥砂，将瓷碗取下，碗里即黏附有赤红色的丹药，用刀铲下，以纸包严，放地上一夜，以去火毒。

使用时，可取少许撒于疮口面，或制成药线插入疮口中。或配伍成九一丹、八二丹、七三丹、五五丹应用，上面用药膏覆盖。

方解 红升丹系由水银、火硝、白矾、皂矾、朱砂、雄黄等矿物药，经用炼丹方法炼制而成的丹药。主要含氧化汞（HgO），最高含量为 92.12% 和硝酸汞。还可能含少量的硝酸亚汞、四氧化三铅、二硝酸铅等。由于本药系升华后，颜色是粉红色的，为升在碗中的粉尘结块，所以称之为红升丹。其实其色红主要因其中有少量橙红色四氧化三铅与黄色氧化汞混合为粉红色。其杀菌解毒排脓生肌作用明显。如果升炼时武火不足，丹中不含铅的化合物时，则成金黄色，则名黄升丹，含硝酸汞较多，腐蚀作用较强，生肌力逊。据现代科学证明，升丹药理作用机制是由于汞离子能与病菌呼吸酶中的硫氢基结合，使之固定失去活动力，终致病原菌不能呼吸而趋于死亡。药理实验证明对大肠杆菌、绿脓杆菌、金黄色葡萄球菌、以及 β-溶血性链球菌均有抑制作用。其中硝酸汞是可溶性盐类，可水解成酸性溶液，对人体组织有缓和的腐蚀作用，可使病变组织与药物接触面的蛋白质凝固坏死，逐渐与健康组织分离而脱落，此即"去腐"作用。

本品有毒，腐蚀性强，外用也宜小量。对本药有过敏者禁用。在眼周、二阴周围应慎用。本品刺激性强，如陈久放置使用，则能缓和刺激。


复习思考题


1. 消、托、补三法的定义、适应证各是什么？
2. 箍围消散法、透脓祛腐法、生肌收口法的定义、适应证各是什么？
3. 仙方活命饮的功用、主治各是什么？
4. 阳和汤的组成、功用、主治各是什么？

5. 逍遥蒌贝散的组成、功用、主治各是什么？

6. 试比较五神汤、龙胆泻肝汤二方的组成、功用和主治的异同。

7. 如意金黄散的功用和主治是什么？

8. 切开法的注意事项有哪些？

9. 刀晕的处理方法如何？

10. 引流的方法有哪些？

11. 挂线的操作方法如何？它的优点是什么？

（赵尚华）

各　论

# 7

---

# 疮 疡

## 7.1 概 论

**目的要求**

1. 熟悉疮疡的特殊形态及体态。
2. 掌握损骨、透膜的辨识方法。

疮疡是各种致病因素侵袭人体后引起的体表化脓性疾患。它包括急性和慢性两大类，是外科范围中最普遍最常见的疾病。祖国医学在长期实践中，对疮疡积累了丰富的理论和治疗经验，已成为中医外科的重点。

### 7.1.1 病因病机

疮疡大多生于体表，易于诊断，每一种疮疡，都有它的致病因素和发病机制，了解疮疡的病因病机，对治疗有一定的指导意义。

#### 7.1.1.1 致病因素

疮疡的致病因素，有外感（外感六淫邪毒、感受特殊之毒、外来伤害等）、内伤（情志内伤、饮食不节、房室损伤等）两大类，与总论"病因病机"所述大致相同。外邪引起的疮疡发病，其中尤以"热毒"、"火毒"最为常见，风寒暑湿等引起的疮疡，有的在初起阶段，并不都具有热毒、火毒的红热现象，在不能控制的情况下，待至中期，才能显现。因为疮疡发病之后，病理过程是不断发展和变化的，而疮疡的最终表现，大多为火毒、热毒之此即前人所说"五气过极，均能化热象，生火"。因此，在疮疡的治疗过程中，总是常以清热解毒为主。内伤引起的疮疡，大多因虚致病，且属慢性者居多。如肾虚骨空，易为风寒痰浊侵袭，而成流痰；肺肾阴亏，虚火上炎，灼津为痰，而成瘰疬。其中由于饮食不节，内伤脾胃导致火毒内生而引起的疮疡，虽然有时正气尚未虚衰，但较之单为外邪所引起者多为严重，如消渴病合并疖、有头疽等。此即所谓从外感受者轻，因脏腑蕴毒而内发者重。这些情况，在临床诊疗时必须加以认识和注意。

### 7.1.1.2 发病机制

无论哪一种致病因素引起的疮疡发生，均能导致局部和全身一系列的病理反应。人体气血，周流一身，循环不息，而"经脉者，所以行血气而营阴阳，濡筋骨利关节者也"。当上述各种致病因素侵入人体后，就会破坏这种生理功能，引起局部气血凝滞、营卫不和、经络阻塞，首先产生肿痛症状。如人体抗病能力低下，或病邪不能及时得到控制，则进一步形成热胜肉腐，肉腐为脓，从而导致脓肿的形成。在内脏的结块、疼痛、肿脓，同样是由于脏腑气血凝滞，经络阻塞的结果。此外，脏腑功能失调，固然可以导致疮疡的发生，而疮疡毒邪炽盛时，也可破坏人体防御功能，并通过经络的传导影响或侵犯内脏，引起一系列的内在病理反应。轻则发热、口渴、便秘、溲赤等症；重则恶心呕吐、烦躁不安、神昏谵语、咳嗽痰血等症。因此，观察有否脏腑的病理反应，也可作为辨别疮疡轻重的一个重要依据。

## 7.1.2 辨证

疮疡的辨证也是根据阴阳、脏腑、经络、气血津液等学说，按照四诊八纲的原则来辨的。所不同者，在于疮疡除有全身症状外，更有明显可见的局部症状，所以对局部的辨证是认识疮疡很重要的一个方面。既重视局部辨证，又把它和整体结合起来，这就是疮疡辨证的独特体系。疮疡的辨证概要，一般详见总论。这里主要是讲辨临床表现的普遍规律，辨疮疡的转化过程，辨特殊体征，辨损骨透膜四个方面，从而作出诊断和拟订治疗措施。

### 7.1.2.1 辨疮疡临床表现的普遍规律

疮疡临床表现的普遍规律，就是人体在病邪侵入后，发生正邪交争的复杂的矛盾斗争过程，从而产生局部症状与全身症状。当然由于疮疡的性质、发生部位、毒邪强度及人体的状态等各方面因素不同，其表现也可能有所差异，但总的仍然是局部症状与全身症状的表现。

（1）局部症状

当病邪侵入人体后，病邪鸱张、经络阻塞、气血凝滞、阻塞不通、热胜肉腐等，它反应到人体的临床表现上，即产生局部的红、肿、热、痛和功能障碍。但有些急性疮疡，如颈痈、附骨疽、流注等病，在初起时表现为皮色如常、漫肿、热、痛，除由于部分疾病属尚未化热之外，主要由于病位较深，邪热一时不能反映于体表，我们不能误认其为阴证，或者病情轻浅。兹将疮疡的病理过程与临床症状的关系列表，如表7-1。

**表 7-1　疮疡的病理过程与临床症状的关系**

| 病　理 | 临床症状 |
| --- | --- |
| 热 | 红 |
| 经络阻塞、气血凝滞 | 肿 |
| 热毒壅盛 | 热 |
| 气血壅滞、阻塞不通、不通则痛 | 痛 |
| 热胜肉腐 | 溃脓、功能障碍 |

（2）全身症状

全身症状主要是疮疡的毒邪，由表传里，内侵脏腑，或由里及表引起邪正斗争的临床表现。在各种化脓性感染中，其全身症状基本是一致的，仅在程度上有轻重不一，较重的病例大多伴有全身性反应，如寒战、发热、头昏头痛、骨节酸痛、食欲不振、大便秘结、小便短赤，严重时出现烦躁不安、神昏谵语、脉象洪数或弦数、舌苔黄糙或灰腻、舌质红绛等。当身体反应能力减弱时，尤其是年老体衰之人，全身症状可能并不明显，而实质病情很严重。

#### 7.1.2.2　辨疮疡的转化过程

疮疡发生之后，病邪造成的损害同人体防御能力之间的斗争，也就是邪正相争，决定着疮疡的发展和结局。疮疡的初期，如果人体抗病能力较强，正能胜邪，可拒邪于外，热壅于表，使邪热不能鸱张，渐而肿势局限，疮疡消散，即形成疮疡初期尚未化脓的消散阶段。反之，如果人体抗病能力较差，正不胜邪，热毒深壅，滞而不散，久则热盛肉腐，肉腐而成脓导致脓肿形成，即为疮疡的中期（成脓期）。此时若治疗得当，及时切开引流，脓畅泄，毒从外解，形成溃疡，腐肉逐渐脱落，新肉生长；最后疮口结痂愈合；或者抗病能力尚强，可使脓肿自溃，脓毒外泄，同样使溃疡腐脱新生，疮口结痂愈合，这一过程即为疮疡的后期（溃疡期）。若在疮疡的初、中期，人体气血两虚，抗病能力低下，则不能托毒外达，可致疮形平塌，肿势不能局限，难消、难腐等；如再未能得到及时地处理，可使邪毒走散，扩散全身，形成"走黄"、"内陷"，频现恶逆之症（具体症状详见总论），可以危及生命。疮疡后期，毒从外解，病邪衰退，理应逐渐趋向痊愈，若由于气血大伤，脾胃生化功能不得恢复，加之肾阳亦衰，可致生化乏源，阴阳两竭，同样可使毒邪内陷（虚陷），危及生命。疮疡初期宜消散，以祛邪为主。中期宜托补，以扶正祛邪并进。

#### 7.1.2.3　辨疮疡的特殊体征

在疮疡发病过程中，由于病理变化造成的特殊形态，或由于功能障碍产生的特殊体形，对诊断常有一定意义。如颜面疔疮者步态蹒跚，局部突然疮口凹陷皮色暗红，常是"走黄"的先兆；红丝疔必有红丝一条或数条；蛇头疔的损骨，其溃后每多形如蛇头；胸椎流痰，形如"鸡胸"、"驼背"；髋关节流痰则两臀肌不对称，患肢短缩，髋部外凸；髂窝流注使患肢屈曲而难伸。因此辨特殊体征，，对疮疡的诊断是有帮助的。

#### 7.1.2.4 辨疮疡的损骨透膜

除上述三项辨证外，在疮疡中有时还须辨是否损骨骼和透内膜（即胸膜或腹膜）。

（1）辨损骨

辨损骨主要指四肢。

肿疡 肿势为胖肿，皮面可有细小红丝或青筋暴露，摸之骨骼可能增粗多损骨。

脓疡 疮口胬肉外翻，经久不愈，脓出带臭，以纸捻探之有锯齿感，多损骨。

（2）辨透膜

辨透膜主要指躯干。

肿疡 肿势漫无边际，扪之绵软，或有捻发感，多为气肿或透膜。

溃疡 脓出似蟹沫或夹有气泡，在胸壁有时可听到如儿啼声（贴纸试验：取薄纸片贴疮口上；可见纸片随呼吸而微微煽动），在腹部有时可看到有粪便流出，多系透膜，如脐痈。上述各项辨证除疮疡的局部症状外，同时还当注意到全身的情况，整个发病史以及季节、环境等各方面因素，彼此相互参合，才能正确地认识疾病。

## 7.1.3 治疗

疮疡的治疗分内治和外治两种，内治是指全身治疗，外治是指局部治疗。在治疗过程中则应该采取综合性的措施，必须内治和外治相结合。但轻浅的疮疡，有时专用外治也能获得痊愈。总之，在临床应用时，必须根据病人的体质情况和不同的致病因素，辨明阳证、阴证，然后决定内治和外治的法则。

#### 7.1.3.1 内治

疮疡内治法的总则为消、托、补。即初期尚未成脓时，用消法使之消散，并针对病因、病情具体应用清热解毒、和营行瘀、行气、解表、温通、通里、理湿等治则，其中清热解毒为疮疡最常用的治则；中期脓成不溃或脓出不畅，用托法以托毒外出，又分清托法、透托法和提托法；后期体质虚弱者，用补法以恢复正气，使疮口早日愈合，通常有益气、养血、滋阴、助阳等治则。

### 7.1.3.2　外治

疮疡外治法可根据疮疡的初期、中期、后期分别辨证施治。初期宜箍毒消肿，阳证可选用金黄膏、玉露膏、太乙膏、千捶膏，可加掺红灵丹、阳毒内消散，或用清热解毒消肿的新鲜草药捣烂外敷；阴证可选用回阳玉龙膏、阳和解凝膏，加掺黑退消、桂麝散、丁桂散；半阴半阳证选取用冲和油膏。中期脓熟时宜切开排脓，注意切开时机、切口方向选择，如颜面疔疮戒早期切开，而蛇头疔、附骨疽应及早切开；如手指疔宜从侧方切开以免影响屈伸功能等。后期宜提脓祛腐，生肌收口，阳证用八二丹、九一丹提脓祛腐；阴证用七三丹、五五丹提脓祛腐；疮口若脓水较多时，不论阳证、阴证均可应用等渗盐水清洗疮口；疮口太小或成瘘时，用白降丹、千金散药线腐蚀；疮面胬肉突出时用平胬丹；腐脱脓尽用生肌散、八宝丹，并根据情况配合使用垫棉法或扩创法。另外，注意固定和减少局部活动，以减轻疼痛。如颜面部和颌颈部疮疡，应少说话，进食流质；四肢部疮疡，宜抬高患肢，固定于功能位置。

此外，在疮疡的治疗中，还要重视患者的精神调摄、饮食宜忌、日常起居、护理换药等，加强医患配合，争取早日痊愈。

复习思考题

1. 如何辨疮疡损骨、透膜？
2. 试说明疮疡的转化过程。

# 7.2　疖

### 目的要求

1. 掌握疖和疖病的辨证论治。
2. 了解蝼蛄疖的防治。

疖是一种生于皮肤浅表的急性化脓性疾患，相当于西医的疖、皮肤脓肿、头皮穿凿性脓肿、疖病。其特点是色红、灼热、疼痛、突起根浅、肿势局限，范围多在3cm左右，出脓即愈。本病随时可生，发于暑天者，又称"暑疖"或"热疖"。初起可分有头、无头两种，有头者称"石疖"，无头者谓"软疖"。一般症状轻而易愈，所以通俗说："疖无大小，出脓就好"，但亦可因治疗或护理不当而形成"蝼蛄疖"（俗名"蟮拱头"）。或呈反复发作，日久不愈的称为"疖病"，则治疗不易。虽其性质都属于疖的范围，但前者属疖之常；后者属疖之变，并因证治不同，故分别叙述。

## 7.2.1　暑疖

本病易发于夏秋季节，故名暑疖，又叫热疖，若生于其他季节者称为疖。多发于头面，小儿易患之，产妇亦常见此病。

### 7.2.1.1　病因病机

一般多由夏秋季节，气候炎热，或在强烈的日光下曝晒，感受暑毒而成；或因天气闷热，汗泄不畅，遂使热不能外泄，暑湿热蕴熏蒸肌肤，引起痱子，复经搔抓，破伤染毒而生。此外，凡体质衰弱者，由于皮毛不固，易致外邪侵袭，更易发生本病。

### 7.2.1.2　临床表现

初起局部皮肤潮红，次日发生肿痛，根脚很浅，范围局限，多在3cm左右。有头疖先有黄白色脓头，随后疼痛增剧，自行破溃，流出黄白色脓液，肿痛即逐渐减轻。无头疖结块无头，红肿疼痛，肿势高突，3～5天成脓，切开脓出黄稠，若迁延1周以上，切开则脓水稍薄，或夹血水，再经2～3天收口。暑毒轻者一般无全身症状。暑毒重者，可通体发生，少则几个，多则数十个，或有簇生在一起，状如满天星布（俗称珠疖），破流脓水成片，局部可有潮红胀痛，并可出现全身不适、寒热头痛、心烦胸闷、口苦咽干、便秘溲赤、苔黄脉数等症状。

生在面部的疖，若初起用力挤压或碰伤往往转成"疔疮"重证；若患在头顶皮肉较薄之处，如脓成不予早切或切口太小，引流不畅，以致头皮窜空，可转变成"蝼蛄疖"；生在大腿部和小腿部的有头疖，由于挤压或碰伤，可转变成"发"。

### 7.2.1.3　诊断与鉴别诊断

（1）诊断要点

1）多见于夏秋暑季，常见于小儿。

2）好发于毛囊、皮脂腺较多、且经常受摩擦和刺激的部位，如头皮、面、颈、背及胸腋部。

3）初起小圆形结块，随之隆起皮面，红、肿、热、痛，3～5日化脓，随之溃脓向愈。

4）一般多无明显的全身症状，或有轻微发热、胸闷口渴等暑热及气阴受损的症状。

（2）鉴别诊断

1）痈　数目单个，不常发生在头面，局部顶高色赤，表皮紧张光亮，肿势范围较大，有明显全身症状。

2）颜面疔疮　发于颜面，初起有粟粒脓头，根脚较深，肿势散漫，出脓日期较晚而有脓栓，初起大多数即有全身症状。

3）有头疖 红肿范围多超过9cm以上，有多个粟粒状脓头，溃后状如蜂窝，病程较长。

### 7.2.1.4 治疗

（1）辨证论治

暑为阳邪，其性炎上，暑多挟湿，暑邪又易伤气阴。故疖的内治以清解暑热为主，兼以利湿，并注意固护气阴。若病情轻浅，可仅予外治。

1）初期（暑热蕴结证）

*症状* 患处结块，灼热红痛，根脚浮浅，肿势局限，一般无明显全身症状或有轻微发热，周身违和。舌质正常，舌苔薄黄或白腻，脉象浮数。

*内治法* 宜清暑化湿。

*方药* 清暑汤酌加鲜佩兰、青蒿、鲜荷叶、鲜藿香、晚蚕砂等。

*外治法* 用千捶膏盖贴；或金黄散、玉露散；用金银花露或菊花露或丝瓜叶打汁调成糊状，敷于患处；或三黄洗剂外搽。珠疖宜青黛散麻油调敷；或新鲜的蒲公英、紫花地丁、芙蓉叶、马齿苋、丝瓜叶、乌蔹莓等选用1～2种捣烂外敷，每日2～3次。

2）成脓期（暑湿蕴毒证）

*症状* 疮形肿突，灼热疼痛，无头者皮薄中软，按之应指，脓成破溃，数日而愈；有头者顶突　赤，薄皮剥起，虽溃而脓液稀少，肿硬不消。或有发热，头痛不适，胸闷少食，小便短赤等全身症状。舌质红，苔薄黄，脉象滑数或濡数。

*内治法* 清热解毒。

*方药* 五味消毒饮加减：热盛者，加黄连、黄芩、生山栀；小便短赤者，加茯苓、六一散；大便秘者，加生大黄；脓成未溃者，加皂角刺；体质虚弱者，加黄芪、当归。

*外治法* 九一丹掺太乙膏盖贴，每日换2～3次。

3）溃后（暑热伤阴证）

*症状* 此属疖之病久新愈，热邪已去而阴津被伤。故疖肿已愈，但余毒未尽，新疮又起，全身违和，午后潮热，或见烦热口渴，尿黄。舌质红而少津，脉象细数。

*内治法* 清化暑湿。

*方药* 可继用清暑汤、五味消毒饮。若热毒盛伤及气阴者，治宜益气养阴、清暑解毒，方用王氏清暑益气汤加金银花、佩兰、绿豆衣。

*外治法* 可用太乙膏掺九一丹贴疮口，换药至愈。

（2）成药验方

1）清解片，每次5片，每日2次；或牛黄解毒片，每次2片，每日2次。

2）六应丸或六神丸，每次10粒，每日3次，婴幼儿减量。

3）金银花、鲜藿香、鲜佩兰、菊花、生甘草各9g，煎汤代茶；或鲜野菊花30g，煎汤代茶。

### 7.2.2 蝼蛄疖

蝼蛄疖，俗名蟮拱头。西医称脓肿性穿凿性头部毛囊周围炎。多生于小儿头上，未破时如曲蟮拱头，溃后似蝼蛄串穴，乃以形状命名。明《外科正宗·蟮拱头》较早地记载了本病，指出"愈而复发"为本病的临床特征。清《外科证治全生集》以本病初起色白、缠绵为辨证要点，认为其病性属"阴寒虚弱之证"，而主张用火金丹治疗。清《医宗金鉴·外科心法要诀》认为本病病因有胎毒与暑毒两种，应分证论治，以日趋完善其治疗体系。

#### 7.2.2.1 病因病机

本病多因暑疖治疗不当，疮口太小，脓流不畅，引起脓毒潴留所致；或因护理不慎，搔抓碰伤，以致脓毒旁窜而成；或因小儿胎中受毒而成；而头顶皮肉较薄，容易互相蔓延，腐蚀肌肉，头皮串空，加之气血亏虚，脓毒旁流，故发为本病。

#### 7.2.2.2 临床表现

病变多在头皮，小儿多见，疖肿多无头，一处或数个，临床上可分两型：一种是疮形肿势虽小，但根脚坚硬，溃破虽出脓水而坚硬不退，疮口愈合后，过一时期还会复发，往往一处未愈，它处又生；另一种疮大如梅李，相连3~5枚，溃破脓出，其口不敛，日久头皮串空，如蝼蛄串穴之状。常常局部皮厚且硬的较重，皮薄呈空壳的较轻。若失治，或治疗不当，往往迁延日久，重者内损颅骨，有朽骨形成，用探针或药线探之，可触到粗糙之骨擦音，需待朽骨脱出后方愈。

#### 7.2.2.3 诊断与鉴别诊断

（1）诊断要点
一般根据临床表现诊断不难。
（2）鉴别诊断
发际疮　好发于头项发际之间，皮损初起为红色毛囊性丘疹，继而出现脓疱，周围红晕，顶白肉赤，多不损骨。

#### 7.2.2.4 治疗

（1）辨证论治
本病一般不须内治，但有并发症者可适当选用内服药调理。
1）暑湿蕴结证
症状　疖肿如梅李，溃脓不畅，久不收口，脓窦串通，或脓出渐消，复日又肿。常伴精神不振，食少纳呆，烦躁不安，舌苔薄黄而腻，脉濡数。
内治法　清暑利湿，解毒托脓。
方药　五神汤加皂角刺、土贝母、青蒿、佩兰等。

外治法　扩创手术：相互串通的空壳作"十"字形剪开，如遇出血，可用垫棉法，以压迫止血。用太乙膏掺九一丹外贴，每日换药 2~3 次，脓尽改用生肌散收口。有死骨者，待松动时可用镊子钳出。

2）风热上攻证

症状　初起如豆，根脚坚硬，肿势局限，脓溃不消，或本处未罢，它处又生，疖肿相近，疮口不敛，宛如蝼蛄串穴，可有面赤口渴，头痛烦躁，苔黄，脉数。

内治法　疏风清热，解毒散结。

方药　防风通圣散加减。

外治法　同上。

3）正虚毒结证

症状　经年不愈，或作结块，迟不化脓，或已溃破，脓液淡薄，或疮口日久不敛，伴神疲乏力，面色无华，舌质淡，脉虚细。

内治法　扶正托毒，透脓散结。

方药　透脓散加土茯苓、土贝母、槐花等。

外治法　同上。

（2）成药验方

1）人参养营丸，每次 1 丸，每日 2 次，温开水送服。多用于正虚时。

2）两仪膏，每日 15~30g，开水送服。体虚时服。

3）山药粉 9g，和入大米内煮粥吃，并加牛肉汁佐餐。体虚时服。

**7.2.2.5　预防护理**

1）禁食辛辣刺激食物及酒类，多吃水果、蔬菜。
2）扩创术后要注意引流通畅。

## 7.2.3　疖病

本病是指多个疖在一定部位或散在身体各处反复发作的疾患，其特点是此愈彼起，日久不愈，治疗往往不能控制其再发。若生于项后发际部的称"发际疮"；生于臀部的叫"坐板疮"。任何季节都可发生，多见于青壮年。

**7.2.3.1　病因病机**

本病多由内郁湿火，外感风邪，蕴阻于皮肤所致；或因患消渴、习惯性便秘等慢性病以致阴虚内热者，或脾虚便溏者，易于染毒而成。

**7.2.3.2　临床表现**

本病好发于项后、背部、臀部等处，或在一定部位，几个到数十个，反复发作，缠绵经年不愈。也有在身体各处散发，一处将愈，他处又起，或间隔周余、月余再发。

由湿火风邪相搏而成者,多发于项后、背、臀等处,常在原发病灶附近,继续延生,缠绵不休,如星状罗布,几个到数十个不等。或全身各部散发,伴有大便干结、小溲黄赤、苔薄黄腻、脉象滑数等症状。

### 7.2.3.3　诊断与鉴别诊断

（1）诊断要点

1）好发于青壮年,或抵抗力差,营养不良的小儿,或消渴患者。

2）或局限于一处,或散发全身,少则几个,多则数十个,多发于颈、背、臀部。

3）疖肿此起彼伏,或间隔月余又复发,缠绵难愈。

（2）鉴别诊断

1）暑疖多在夏秋季节发生,以小儿、初产妇占多数。

2）囊肿性粉刺初为坚实丘疹,可挤出白色粉样物质,反复挤压形成大小不等的结节。

3）沥青皮炎有接触沥青和日光照射史,夏秋季节发病严重,以暴露部位多见,皮损以丘疹或黑头粉刺样损害为主,或有硬结、脓疱。

### 7.2.3.4　治疗

（1）辨证论治

**症状**　略。

**内治法**　祛风清热利湿。

**方药**　防风通圣散加减。阴虚内热者,加生地黄、玄参、天门冬、麦门冬;脾虚便溏者,加党参、白术、黄芪;如有消渴病或肾病等患者,应针对原发疾病的具体情况,进行辨证施治。

**外治法**　千捶膏外贴,或三黄洗剂外搽。

（2）其他疗法

1）成药验方

三黄丸每日9g,分2次吞服;或清解片,每次5片,每日2次;或蒲公英30g、大青叶30g、车前子15g、生甘草3g,煎服;或六应丸或六神丸,每次10粒,每日3次,婴幼儿减量。

2）针刺

**主穴**　在督脉经上,第六胸椎棘突处。

**针法**　令病人端坐,抱肘低头,在穴位处用0.1cm圆针沿皮下进针,深至1.5~2寸[1],留针20分钟。

**配穴**　后合谷穴,在第1、2掌骨连线之缘。

**针法**　用毫针快速进针,得气后留针退至皮下,然后将针倾斜呈15°,沿第2

---

[1] 此处为同身寸。

掌骨前缘约达掌指关节处，得气后留针 10~15 分钟。

疗程　每周 1~2 次，2~3 周为一个疗程。

### 7.2.3.5　预防护理

1）忌食辛辣、鱼腥发物，少食甜腻饮食。

2）经常保持局部皮肤清洁，患在头部的宜勤理发，背臀部的宜勤洗澡、勤换衣。并在病灶周围用 75% 酒精搽擦。

3）外用药物尽量少用油膏类药物敷贴。

## 7.2.4　其他

### 名论名言摘录

1）《千金要方·卷二十二》：凡肿根广一寸以下名疖，一寸以上名小痈。

2）《外科理例·卷一》：疖者，初生突起，浮赤而无根脚，肿于皮肤间，止阔一二寸，少有疼痛，数日后即微软，薄皮剥起，始出清水，后自破脓，脓出即愈。如不破，用替针丸（似为汗腺疖）。

### 复习思考题

1. 暑疖应如何辨证论治？

2. 疖病分几型，如何施治？

# 7.3　疔

### 目的要求

1. 掌握颜面疔疮、手足部疔疮、红丝疔的诊断和辨证论治。

2. 了解烂疔、疫疔的特点和防治。

疔是指发病迅速而且危险性较大的急性感染性疾病。多发生在颜面和手足等处，若处理不当，发于颜面者很容易走黄而危及生命，发于手足者则可以损筋伤骨而影响功能。

疔的范围很广，包括西医的疖、痈、瘭疽、坏疽的一部分，皮肤炭疽及急性淋巴管炎。因此名称繁多，证因各异。按照发病部位和性质不同，分为颜面部疔疮、手足部疔疮、红丝疔、烂疔、疫疔五种。

### 7.3.1　颜面部疔疮

颜面部疔疮是指发生在颜面部的急性化脓性疾病。相当于西医的颜面部疖、痈。其特点是疮形如粟，坚硬根深，如钉丁之状，全身热毒症状明显，病情变化迅速，易成走黄之变。由于发病部位不同，名称各异，但其病因、辨证施治基本相同。如生在眉心的，叫眉心疔；生在两眉棱的，叫眉棱疔；生在眼胞的，叫眼胞疔；生在颧部的，叫颧疔；生在颊车穴的，叫颊疔；生在鼻部的，叫鼻疔；生在迎香穴的，叫迎香疔；生在人中的，叫人中疔；生在人中两旁的，叫虎须疔；生在口角的，叫锁口疔；生在唇部的，叫唇疔；生在颏部的，叫承浆疔；生在地角穴的，叫地角疔等。

#### 7.3.1.1　病因病机

本病主要因火热之毒为患。因恣食膏粱厚味，醇酒辛辣炙煿，脏腑蕴热，火毒结聚所致；或因感受火热之气；或因昆虫咬伤，抓破皮肤，拔胡须等，复经感染毒邪，蕴蒸肌肤，以致气血凝滞而成。

头面乃诸阳之首，火毒蕴结于此，则反应剧烈，变化迅速，如不及时治疗或处理不当，毒邪易于扩散，有引起走黄的危险。

#### 7.3.1.2　临床表现

*初期*　颜面部患处皮肤上有一粟米样脓头，或痒或麻，以后逐渐红肿热痛，肿势范围虽仅 3~6cm，但多根深坚硬，形如钉丁之状。

*中期*　发病约 5~7 天，肿势逐渐扩大，向四周浸润，疼痛加剧，脓头破溃。

*后期*　约 7~10 天间，肿势局限，顶高根软溃脓，脓栓（疔根）随脓外出，肿消痛止，身热减退。

疔疮初起一般全身症状不明显，重者有恶寒发热等症状；中期则可伴发热、口渴、便干、溲赤、脉弦滑数、舌苔薄腻或黄腻等；后期热退肿消，病情痊愈。一般病程 10~14 天。凡颜面部疔疮，特别是生于鼻翼、上唇部疔疮，若处理不当，妄加挤压，或不慎碰伤，或过早切开等，可引起顶陷色黑无脓，四周皮肤暗红，肿势扩散，失去护场，以致头面耳项俱肿。此时常伴壮热烦躁，神昏谵语，肋痛气急，苔黄糙，舌质红绛，脉象洪数等症状，是为"走黄"。少数病人在中期也可走黄。若疔毒走窜入络，出现恶寒发热，在躯干或四肢有明显痛处者，则为并发流注；若毒邪内传脏腑，可引起内脏器官转移性脓肿；若毒邪流窜附着于四肢长管骨，骨骼胖肿，可形成附骨疽。

#### 7.3.1.3　诊断与鉴别诊断

（1）诊断要点
1）根据发病部位，临床表现初步诊断不难。

2）实验室检查　血白细胞总数及中性粒细胞增高，甚至出现中毒性颗粒。

（2）鉴别诊断

1）暑疖　亦好发于颜面，但红肿范围不超过 3~6cm，根脚浮浅，一般无全身症状。

2）有头疽　初起亦有粟粒样疮头，但为多头，溃后状如蜂窝，红肿范围超过 9cm 以上。多发于项背部肌肉丰厚之处。发展缓慢，病程较长。

3）疫疗　多有疫源接触病史，初起皮肤上有一红色斑丘疹，迅速周围肿胀，作痒不痛，中央呈暗红色或黑色坏死，而坏死周围有成群的发绿色小水疱，形如脐凹，很象种的牛痘，并有严重的全身症状。

### 7.3.1.4　治疗

（1）辨证论治

1）初期（火毒蕴结证）

症状　疮头如粟粒，或麻或痒，红肿热痛，肿势 3~6cm 以上，顶突根深坚硬。或伴恶寒发热，舌质或边尖红，苔薄黄，脉数。

内治法　清热解毒。

方药　五味消毒饮或黄连解毒汤加减。

外治法　箍毒消肿，用玉露散以金银花露或水调敷，或千捶膏盖贴。

2）成脓期（火毒炽盛证）

症状　疗疮肿胀范围增大，四周浸润明显，疼痛加剧，脓头出现，伴有发热口渴，便秘尿赤，苔黄腻，脉弦数等。

内治法　泻火解毒。方选五味消毒饮或黄连解毒汤合大承汤加减。

加减：恶寒发热，加蟾酥丸 3 粒吞服。壮热口渴，加竹叶、石膏。不易出脓者，加皂角刺、穿山甲。

若脓出后肿消痛减者，可停用内服药。若并发走黄、流注或附骨疽者，参照有关各病治疗。

外治法　宜提脓祛腐，箍毒消肿，用玉露散以金银花露或水调敷用九一丹、八二丹并药制苍耳子虫放于疮顶部，再用玉露膏或千捶膏敷贴。如脓出不爽，并用药线引流。如脓已成熟，中央已有波动感时，应及早切开排脓，加八二丹，或九一丹药线引流。

（2）成药验方

1）清解片，每次 5 片，每日 2 次；或牛黄解毒片，每次 2 片，每日 2 次。

2）梅花点舌丹，每次 2 粒，每日 2 次；含化或吞服，儿童减半。

3）蟾酥丸，每次 3~5 粒，每日 1~2 次，吞服，儿童减半。

### 7.3.1.5　预防护理

1）平素注意不要过食膏粱厚味。

2）有全身症状者，宜卧床休息。

3）忌内服发散药。忌灸法、早期切开及针挑。忌挤脓，防止跌跤，碰伤患部。

4）忌食烟酒、辛辣、鱼腥发物。忌房事愤怒。

## 7.3.2　手足部疔疮

本病是指发生于手足部的急性化脓性疾患。发病手都多于足部，临床上具有发病较急，红肿热痛明显，化脓后易损伤筋骨，以致影响患指功能的特点。其发于手指部者多与外伤有关，故多见于从事手工操作的劳动者。由于发病部位和形态不同而名称各异，如生于指头顶端的，叫蛇头疔；生于指甲周围的，叫沿爪疔；生于指甲后的，叫蛇背疔；生于指甲旁的，叫蛇眼疔；生于指腹部的，叫蛇肚疔；生于手指骨节间的，叫蛀节疔；生于手指螺纹的叫螺疔；生于五指丫处的，叫手丫疔；生于手掌心的，叫托盘疔；生在足掌中心的，叫足底疔；生在涌泉穴的，叫涌泉疔等。临床常见的有蛇眼疔、蛇头疔、蛇腹疔、托盘疔、足底疔等，分别相当于西医的甲沟炎、化脓性指头炎、手指化脓性腱鞘炎、掌中间隙感染、足底皮下脓肿等。

### 7.3.2.1　病因病机

由湿火蕴结，血凝毒滞，经络阻隔，热盛肉腐而成。常有外伤诱因，如针尖、竹、木、鱼、骨刺伤或昆虫咬伤、修甲等创伤，从而感染邪毒；内因脏腑蕴热蓄积，两邪相搏，以致气血凝滞，经络壅阻而热盛肉腐。甚则腐筋蚀骨，或热毒内传而导致疔毒走黄。

托盘疔还可由手少阴心经、手厥阴心包两经火毒炽盛，气血凝滞而成。

足底疔多由湿热下注，毒邪蕴结，气血凝滞而成。

### 7.3.2.2　临床表现

（1）蛇眼疔

初起时多局限于指甲一侧边缘的近端处，有轻微的红肿热痛，一般2~3天即成脓。若失治或处理不当，可蔓延到对侧而形成指甲周围炎；若脓液侵入指甲下，可形成指甲下脓肿，则指甲背面上可透现出黄色或灰白色的脓液积聚阴影，形成指甲溃空或胬肉突出。

（2）蛇头疔

初觉指端麻痒，热肿痛明显，但皮色不变，随后肿势扩大，手指末节呈蛇头状肿胀；酿脓时剧烈跳痛，患肢下垂时疼痛更甚，局部触痛明显，约10天左右成脓。常伴发热、恶寒、头痛等；后期一般出黄色稠脓，肿痛渐消。若溃脓迟缓，约两周后穿溃，且溃后脓水臭秽，经久不尽，余肿不消，多是损骨的征象。

（3）蛇肚疔

整个患指红肿，疼痛逐渐加重，皮肤极度紧张、发亮；肿胀成圆柱状，患指呈轻度屈曲，不能伸展，任何伸指动作都会引起剧烈疼痛。一般7~10天成脓，但由于指腹侧皮肤坚厚，不易出现波动，溃后脓出黄稠，症状逐渐减轻，约两周左右愈合。如损伤筋脉则愈合缓慢，并影响手部功能。

（4）托盘疔

整个手掌肿胀高突，失去正常的掌部凹陷，形如托盘之状，甚或稍凸出，手背肿势通常更为明显，还可延及手臂，疼痛剧烈。约两周成脓，因患处皮肤坚韧，虽已化脓，不易向外透出，亦有损伤筋骨的可能。初起即有发热、头痛、食欲不振等全身症状，并可在患侧肘部或腋部发生臖核；严重时，可致走黄。

（5）足底疔

初起时足底部疼痛，不能着地，按之坚硬。3～5天有搏动性疼痛。修去老皮后，可见到白色脓头。重者肿势蔓延到足背，痛连小腿，不能活动，伴有恶寒、发热、头痛、纳呆、苔黄腻、脉滑数等全身症状。偶可并发红丝疔。溃后流出黄稠脓液，肿消痛止，全身症状也随之退去。

### 7.3.2.3　诊断要点

1）手足部疔疮发病部位常有外伤史。

2）据各自临床表现容易诊断。

3）辨别手指部有脓无脓，除依据一般化脓时间及利用触诊外，可采用透光验脓法。

4）辨别有无死骨，可用药线或探针从溃口探入，如能触及粗糙的骨质，即有死骨存在；X线检查可确定有无死骨。

5）血白细胞和中性粒细胞可升高。

### 7.3.2.4　辨证论治

（1）初期（火毒凝结）

*症状*　局部红肿疼痛，全身有畏寒发热，舌红，苔黄，脉数。

*内治法*　清热解毒。

*方药*　五味消毒饮、黄连解毒汤加减。

*外治法*　外敷金黄膏，或用蒲公英捣烂外敷；蛇眼疔也可选用10%黄柏溶液湿敷。蛇头疔也可用鲜猪胆1枚套入患指，每日1次。

（2）成脓期（热盛肉腐）

*症状*　红肿明显，疼痛剧烈，肉腐为脓，溃后脓出肿痛消退；若溃后肿痛不退，脓液不断，可能是筋骨腐蚀。舌红，苔黄，脉数。

*内治法*　清热透脓托毒。

*方药*　五味消毒饮、黄连解毒汤加皂角刺、炙山甲等。

*外治法*　宜切开排脓，用九一丹或八二丹药线插入疮口，外敷金黄膏或红油膏。

蛇眼疔宜沿甲旁0.2cm处挑开引流；甲下积脓应切除部分指甲；重者指甲溃空，需要拔除整个指甲，蛇头疔应在患指侧面纵形切开，切口尽可能长点，但勿超过手指中节与末节交界之处，必要时可贯穿指端直至对侧。蛇肚疔切口应在手指侧面，切口长度不能超越上下指关节面。托盘疗应依掌横纹切开，开口应足够大，保持引流通畅，注意不要因为手背肿胀较手掌为甚，而误认为脓腔在手背部而妄行切开。

（3）溃后

脓出肿痛消退，全身症状消失。脓液不断，可能是筋骨腐蚀。不需内治。

**外治法**　脓尽宜生肌收口，用生肌散或白玉膏。

（4）湿热下注

**症状**　足底部红肿热痛，伴恶寒，发热，头痛，纳呆，舌红，苔黄腻，脉滑数。

**内治法**　清热解毒利湿。

**方药**　五神汤合萆渗湿汤加减。

**外治法**　同托盘疗，并发红丝疗者参照红丝疗。

### 7.3.2.5　预防护理

1）有外伤破损皮肉，应及时清洁消毒。

2）忌持重和剧烈活动，可用三角巾悬吊。

3）愈合后影响屈伸者，应注意关节的功能锻炼，以帮助早日恢复。

4）其他同"颜面部疔疮"。

## 7.3.3　红丝疔

本病多发于四肢，因有细红丝一条，迅速向上走窜，故名"红丝疔"，相当于西医的急性淋巴管炎，俗称红筋胀。

### 7.3.3.1　病因病机

本病由内有火毒凝聚，外有手足部生疔、足湿气糜烂或皮肤破损，感染毒邪，以致火毒之邪走窜经络，向上走窜而继发。

### 7.3.3.2　临床表现

初起手足生疔部位或皮肤破损之处有红肿热痛症状；继则在前臂或小腿内侧皮肤上有红丝一条，迅速向躯干方向走窜，上肢可停于肘部或腋部，下肢可停于窝或胯间，或更向上蔓延。肘、腋或窝或腹股沟常有臖核作痛。病位较深者，其色暗红，或无"红丝"，整个肢体肿胀、疼痛。红丝较细者，1~2天可愈；而较粗者，可有结块，若不消散，7~10天左右化脓溃破，然收口尚易；若二三处串连贯通，则收口较慢。常伴恶寒发热、全身不适、食欲不振等。若伴有高热神昏、胸痛咳血等证，是为"走黄"之征象。

### 7.3.3.3　诊断要点

1）多见于四肢，常由手足生疔或手足癣感染引起。

2）伤口近侧出现"红线"，向上走窜，并可有区域淋巴结肿大。

3）常有发热、畏寒、头痛、乏力等全身症状。

4）血白细胞和中性粒细胞可升高。

### 7.3.3.4 治疗

本病根据局部症状和全身症状轻重不同有轻证、重证之别，严重者，可出现"走黄"之变证。本病虽有轻重之别，但均不容忽视。凡治此证，贵在乎早。临床常采取清热解毒佐以活血散瘀内治，结合外治，循经刺血。

（1）轻证

*症状* 患肢红丝较细，向上走窜，全身症状轻微，或仅有微热、恶寒，舌质淡红，苔薄白或微黄，脉浮或浮而带数。

*内治法* 清热解毒，行气和营。

*方药* 五味消毒饮加赤芍药、牡丹皮、乳香、没药。

*外治法* 砭镰法。对红丝较细的，可局部皮肤消毒后，以刀针沿红丝走行途径寸寸挑断，并用拇指和食指轻捏针孔周围皮肤，微令出血，或在红丝尽头挑断，挑断处均盖贴太乙膏掺红灵丹。

（2）重证

*症状* 患肢红丝较重，一条或二三条，向上蔓延，长而盈尺甚至腋下，或达窝；或无红丝，肢体肿胀，疼痛较重，发热恶寒，恶心呕吐，食欲不振，舌红苔黄，脉数或弦数；严重者，高热神昏。

*内治法* 清热解毒，活血散瘀。

*方药* 黄连解毒汤合五味消毒饮加紫草、乳香、没药、竹叶。欲成脓者，加皂角刺；发于下肢者，合二妙丸；肢体肿胀，疼痛，红丝不显者，用萆 化毒汤加丹参、蒲公英。走黄者，按"疔疮走黄"论治。

*外治法* 初期可用砭镰法；成脓期宜切开引流；溃后可用八二丹或九一丹药线引流，外敷红油膏；如二三处串连贯通的，可用绷带缠缚患部，或将患部连贯处切开，以加速疮口愈合，脓尽改用生肌散、白玉膏。

### 7.3.3.5 预防护理

1）积极治疗原发病灶，如手足部疔疮、足癣糜烂及皮肤破损等。

2）其他参照"手足部疔疮"。

## 7.3.4 烂疔

烂疔是发生在皮肉间，容易腐烂，病势暴急的急性感染性疾病。相当于西医的气性坏疽。其特点是起病急骤，局部 热肿胀疼痛，皮色暗红，然后稍黑或有白斑，迅速腐烂，范围甚大，疮形略带凹形（如匙面），溃后流出脓液，稀薄如水，易并发走黄，可危及生命。

### 7.3.4.1　病因病机

大多由于皮肉破损，接触潮湿泥土、脏物等，感染特殊毒气，加之湿热火毒内蕴，以致毒聚肌肤，气血凝滞，热胜肉腐而成。湿热火毒炽盛，走窜入营，则易成走黄重证。

### 7.3.4.2　临床表现

初起患肢有沉重和包扎过紧感觉，继则出现"胀裂样"疼痛，疮口周围皮肤高度水肿，紧张光亮，按之陷下不能即起，迅速蔓延成片，状如丹毒但皮色呈暗红色。1~2天后，肿胀疼痛剧烈，皮肤上出现许多含暗红色液体的小水疱，积聚融合成数个大水疱。破后流出淡棕色浆水，气味臭秽。疮口四周皮色转为紫黑色，中央有浅黄色死肌，疮面略带凹形，轻按患处有捻发音，重按则有污脓溢出，稀薄如水，混以气泡。此后，腐肉大片脱落。

全身症状初起即有高热（40~41℃），烦躁，头痛，呕吐，面色苍白。多数病例在高热一昼夜后，虽身热略减，但仍有烦渴引饮，食欲不振，大便秘结，小便短赤等症状。

若患处四周水肿消失，腐肉与正常皮肉分界明显，并在分界处流出脓液转稠，身热渐退，是为转机，以后腐脱新生，即使疮面甚大，也能渐渐收口而愈。若肿势蔓延，腐烂不止，持续高热，神昏谵语，黄疸，是为走黄之征象，可危及生命。

辅助检查：血白细胞总数可显著增高至（15.0~20.0）×10^9/L，血红细胞数及血红蛋白含量明显低于正常，并可呈进行性下降。局部脓液涂片检查和细菌培养可发现革兰阳性梭状芽胞杆菌和大量红、白细胞。X线检查见气泡阴影。

### 7.3.4.3　诊断与鉴别诊断

（1）诊断要点

1）发病急骤，多发于严重污染的深部伤口和广泛损伤的肌肉组织，潜伏期1~2天，长者可达5~7天。

2）局部有胀裂样剧痛，一般止痛药不能控制。

3）患肢肿胀，发展迅速，皮肤由苍白→紫红→灰黑色，并出现大小不等的水疱，伤口内溢出浆液性或血性液体，气味恶臭。

4）出现高热、烦躁、脉数等全身中毒症状严重。

有以上临床表现者，可初步诊断；结合辅助检查可确诊。

（2）鉴别诊断

流火　常有反复发作史，局部皮色鲜红，边缘清楚，一般无水疱，即使有也较小，刺破后流出黄水，肉色鲜红，无坏死现象。

#### 7.3.4.4 治疗

（1）辨证论治

1）湿火炽盛证

**症状** 初起患肢有沉重和紧束感，以后逐渐出现胀裂样疼痛，创口周围皮肤呈红色、肿胀发亮，按之陷下，迅速蔓延成片。1~2 天后肿胀剧烈，可出现水疱，皮肉腐烂，高热持续。舌红，苔薄白或黄，脉弦数。

**内治法** 宜清热解毒利湿。

**方药** 用黄连解毒汤合三妙丸加减。

**外治法** 确诊后立即手术。在不扎止血带的情况下，作广泛多处纵深切开，直达健康组织，并切除一切坏死、濒于坏死和已变性的软组织，清除异物、碎骨片。用大量过氧化氢溶液（双氧水）冲洗创口，创口完全敞开，用过氧化氢溶液或高锰酸钾溶液纱布松填或用蟾酥合剂。腐肉与正常皮肉分界明显，改掺 5%~10% 蟾酥合剂或五五丹。腐肉脱落，掺生肌散，红油膏盖贴。

2）毒入营血证

**症状** 壮热头痛，神昏谵语，气促，烦躁不安，呃逆呕吐。局部胀痛，伤口周围有高凸水肿发亮，迅速成暗紫色，间有血疱，肌肉腐烂，脓液稀薄，混有气泡溢出，气味恶臭，舌红绛，苔黄燥，脉洪滑数。

**内治法** 凉血解毒，清热利湿。

**方药** 犀角地黄汤、黄连解毒汤合三妙丸加减。

参照"走黄"治疗。

（2）其他疗法

早期应用大剂量广谱抗生素。应用多价气性坏疽抗毒血清。并给予支持疗法，维持水、电解质平衡。

#### 7.3.4.5 预防护理

1）隔离患者，用过的敷料应予焚毁，换药用具应彻底灭菌。

2）对污染创口或战伤创口，应及时进行彻底清创，创口敞开，不予缝合，避免包扎过紧。

3）有严重污染的创伤，注射多价气性坏疽抗毒血清，作为辅助预防方法。伤后 6 小时内，肌注 1 万 U，超过 24 小时，剂量最大可增加 2~3 倍。注射前必须做血清皮内过敏试验。

### 7.3.5 疫疔

疫疔是接触疫畜染毒所致的急性传染性疾病。相当于西医的皮肤炭疽。其特点是初起如虫叮水疱，很快干枯坏死如脐凹，全身症状明显，有传染性、职业性，可并发走黄。

### 7.3.5.1　病因病机

本病由于感染疫毒，阻于肌肤，以致气血凝滞、毒邪蕴结而成。疫毒内传脏腑则导致走黄。

### 7.3.5.2　临床表现

初起：皮肤有一小红色斑丘疹，奇痒不痛，形如蚊迹蚤斑，伴轻微身热。中期：第2天顶部变成水疱，内有淡黄色液体，周围肿胀　热。第3~4天，水疱干燥，形成暗红色或黑色坏死，其周围有成群灰绿色小水疱，疮形如脐凹。同时局部肿势散漫增剧，软绵无根，并有瘰核肿大。伴有明显发热，头痛骨楚等症状。后期：10~14天后，若中央腐肉与正常皮肉开始分离，或流出少量脓水，四周肿势日趋局限，身热渐退者，是为顺证，以后坏死逐渐脱落，约3~4周可以愈合。若局部肿势继续发展，伴壮热神昏，痰鸣喘急，身冷脉细者，是为合并走黄之象。辅助检查：血液培养或脓液涂片培养可发现革兰阳性炭疽杆菌。

### 7.3.5.3　诊断与鉴别诊断

（1）诊断要点

1）多见于畜牧业、屠宰、皮毛制革工作者，有传染性。

2）潜伏期限1~3天，好发于头面部、颈项、手臂等暴露部位。

结合临床表现可初步诊断；水疱内液涂片或培养，可发现革兰阳性炭疽杆菌者可确诊。

（2）鉴别诊断

1）颜面疔疮　疮形如粟，高突，坚硬根深，红肿热痛。

2）丹毒　皮色鲜红，色如丹涂脂染，边缘清楚，　热疼痛，若有水疱也无脐凹，常有反复发作史。

### 7.3.5.4　辨证论治

内治　参照"颜面疔疮"，另服外科蟾酥丸6粒，分2次吞服。

外治　初起用玉露膏掺蟾酥合剂或升丹外敷。腐肉未脱，掺10%蟾酥合剂或五五丹。腐脱新生则改掺生肌散。

### 7.3.5.5　预防护理

1）控制传染源，及早发现疫畜，予以隔离，杀死后焚毁或深埋。

2）对易感牲畜进行免疫接种，加强肉食卫生检验。

3）对牧民、屠宰牲畜人员、兽医、畜制品加工厂工人等用减毒活疫苗进行预防接种。

4）加强劳动保护，对可疑受污染的皮毛必须消毒后再加工。

5）隔离患者，患者所用敷料应予焚毁，所用器械必须严格消毒。

## 7.3.6 其他

### 7.3.6.1 病案举例

医案1：马某某，男，24岁，门诊号：336105。

主诉：右口角肿胀发麻，伴有恶寒发热6天余。

现病史：患者于6天前自觉右口角肿硬发麻，不痛，局部日渐肿大，不能张口，心烦恶心，口苦纳呆，大便燥结二日未行。注射"青霉素"未能控制，恶寒、发热、口渴仍在，遂来我院门诊。

检查：体温38.5℃，右口角红肿而硬，形如钉丁状，口不能张大，右颈部淋巴结肿大，有压痛。脉沉细滑稍数，舌质红苔黄。

中医诊断：锁口疔，属阳明热盛，火毒结聚之证。

西医诊断：唇部疖肿。

治则：清热解毒，凉血化瘀。

方药：紫花地丁30g、金银花15g、野菊花9g、白芷6g、黄芩12g、赤芍药9g、绿豆衣15g、生甘草9g。

外用甲字提毒药捻、化毒散结软膏。

上方服3剂后，肿势大减，口已能张开，大便已解，但仍不通畅。再依上方加蒲公英30g，继服4剂后肿势已消，疮口清洁，无分泌物，精神良好，大便通畅。服连翘败毒丸以善其后。（《疔疖的中医调治》）

医案2：秦某某，女，45岁，简易病历，初诊日期：1971年5月8日。

主诉：左手掌肿痛，怕冷发热两天。

现病史：5天前左手掌做工时竹刺扎伤。两天前突然恶寒发热，左手掌内起一脓疱，四周红肿，坚硬疼痛，并有红线上引。

检查：左侧手掌及手背红肿明显，手掌偏大拇指旁有一脓疱，按之坚硬压痛，沿桡侧手腕有一红线，上至肘窝。体温39.2℃。白细胞计数$19.2 \times 10^9/L$，中性0.86。脉弦细数，舌质红，苔薄黄腻。

中医诊断：托盘疔并发红丝疔，属火毒蕴滞，循经上行之证。

西医诊断：手掌间隙感染，伴急性淋巴管炎。

治则：清火解毒，凉营泄热。

方药：马尾连6g，黄芪9g，丹皮9g，赤芍药9g，丝瓜络9g，金银花9g，草河车9g，蒲公英9g，天葵草9g，生甘草6g。2剂，水煎服，外敷玉露膏。

二诊：（5月10日）手背红肿已消，臂部红线已退，掌心脓疱已破，尚留余肿，疼痛显轻，恶寒高热渐挫，脉细滑，舌苔黄腻。治以清解余毒。

药用：紫花地丁9g，菊花9g，金银花9g，连翘9g，绿豆衣9g，赤芍药9g，丝瓜络9g。2剂后治愈。（《朱仁康临床经验集》）

#### 7.3.6.2 名论名言摘录

1)《素问·生气通天论》：膏粱之变，足生大丁。（泛指大的重的外疡，非"疔疮"之"疔"。）

2)《中藏经》将面部疮疡，定名为疔，并说："皆由喜怒忧思，冲寒冒热，恣饮醇酒，多嗜甘肥，毒鱼炸酱，色欲过度之所为也。蓄其毒邪，浸渍脏腑，久不撮散，使变为疔"，"五疔之候，最为巨疾。"

3)《疡科准绳·卷之二》：红丝疔一名血箭疔……其症最急，宜迎其经。刺出恶血则愈，……若丝近心腹者，就于丝尽处刺出恶血，更挑破初起疮头，以泄其毒。……凡生疔疮，身热头痛手足温和，饮食如常，疔之四围赤肿，名曰护场，可治。

复习思考题

1. 疔疮的病因病机是什么？
2. 颜面部疔疮和手足部疔疮应如何辨证施治？
3. 红丝疔的外治法是什么？

## 7.4 痈

### 目的要求

1. 掌握不同部位痈的病因病机、辨证论治。
2. 掌握特殊部位的颈痈、腋痈、脐痈、胯腹痈、委中毒的证治区别。

痈的含义，是气血为毒邪壅塞而不通的意思，有"内痈"与"外痈"之分。内痈生在脏腑，外痈生在体表，两者在辨证施治上有区别。本节只叙述外痈。

痈是指发生在皮肉之间的急性化脓性疾病。相当于西医的皮肤浅表脓肿、急性化脓性淋巴结炎等。其特点是局部光软无头，红肿疼痛（少数初起皮色不变），结块范围多在6~9cm，发病迅速，易肿、易脓、易溃、易敛，或有恶寒，发热，口渴等全身症状，一般不会损筋伤骨，也不会造成陷证。由于发病部位不同，本病有许多名称，生于颈部的颈痈、生于腋下的腋痈、生于脐部的脐痈、生于胯腹部的胯腹痈、生于委中穴的委中毒。因除具有一般痈的共性之外，还各具特征，故分别论述。其他如乳痈、肛痈、囊痈等在病因、治疗及转归方面与一般痈不同，故分别在乳房疾病、肛肠病和男性前阴疾病中叙述。

## 7.4.1 颈痈

颈痈是发生在颈部两侧的急性化脓性疾病。相当于西医的颈部急性化脓性淋巴结炎。其特点是初起局部皮色不变，肿胀，灼热，疼痛，肿块边界清楚，具有明显的风温外感症状。

### 7.4.1.1 病因病机

本病多由外感风温、风热，挟痰蕴结于少阳、阳明经络所致；或因肝胃火毒上攻，挟痰凝结而成痈；亦有由乳蛾、口疳、龋齿或头面部疮疖等，或附近皮肤、黏膜破损后，毒邪流窜而诱发。

### 7.4.1.2 临床表现

初起结块生于颈项一侧或两侧，或颔下、耳后、颏下，起病急促，肿核大小不定，小者呈杏核大，大者如鸡卵，初起患部结块，皮色不变，肿胀，灼热，疼痛，活动度不大。约经 7~10 日，即欲成脓，必肿势高突，皮色渐红，疼痛加剧如鸡啄，按之中软而有波动感。溃后脓出黄白稠厚，排脓畅通，肿退痛减。一般 10~14 日左右可愈合。

亦有患者因体质虚弱，溃后脓出稀薄，痈肿残存，迁延反复 1~2 个月，收口愈合较慢，多伴有精神不振，神疲肢软，面色萎黄，舌苔薄、脉细。若治疗得当，正气来复，祛邪外出，脓液变稠，疮面转现红活，将迅速收口愈合。

### 7.4.1.3 诊断与鉴别诊断

（1）诊断要点

1）多见于儿童，发病前多有乳蛾、口疳、龋齿或头面部生疖肿等，或附近皮肤黏膜有破伤病史。

2）多生于颈旁两侧的颔下，亦可见于耳后、颈后、颏下。

3）初起时局部肿、热、痛而皮色不变。肿块边界清楚，多具有明显的风温证全身临床表现。

（2）鉴别诊断

1）痄腮（流行性腮腺炎）　呈流行性发病，具有传染性，出现两侧腮部肿大，相继而起，漫肿色白不化脓，酸胀少痛，约 1 周左右可消退。

2）臖核（慢性淋巴结炎）　亦多因头面、口腔等部疾患及皮肤黏膜破损引起，但肿核较小，活动度大，不化脓，压痛明显，无发热、恶寒等全身症状。

### 7.4.1.4 辨证论治

（1）初期（风热痰结证）

症状　颔下痰核肿大，形如杏核或鸡卵，皮色不变，肿胀、灼热、疼痛，继

而　热疼痛，伴发热恶寒，头痛，口干，尿黄便结，舌红苔黄腻，脉滑。

　　**内治法**　疏风清热，化痰消肿。

　　**方药**　牛蒡解肌汤加减。热甚者，加柴胡、黄芩；便秘者，重用牛蒡子，加瓜蒌仁、枳实。

　　**外治法**　如意金黄散外敷。

　　（2）成脓期（热盛肉腐证）

　　**症状**　发热不退，皮色渐红，肿势高突，疼痛加剧如鸡啄，伴口干，便秘，溲赤者即欲成脓，肿块按之软而有波动，舌红苔黄燥，脉滑。

　　**内治法**　清热解毒，化痰透脓。

　　**方药**　牛蒡解肌汤加炮山甲、皂角刺。

　　**外治法**　切开排脓，应顺皮肤纹理切开，应熟悉解剖，避免伤及神经、血管。用九一丹或八二丹药线引流外盖金黄膏或红油膏。

　　（3）溃后

　　**症状**　脓出黄白稠厚，肿退痛减，约10～14日左右可以愈合。少数面色苍白，精神不振，神疲肢软，苔薄脉细，愈合迟缓，乃体质虚弱之故。

　　**内治法**　益气血，清余毒。

　　**方药**　四妙汤加减。

　　**外治法**　外用生肌玉红膏、白玉膏。

### 7.4.1.5　预防护理

　　1）注意气温变化，适寒温，避风寒、风热、暑热之邪外袭。

　　2）及时治疗乳蛾、龋齿、口腔溃疡及头面部疮疖。

　　3）注意调节饮食、少食难消化易滞之物，如冷荤、煎炸等食品。初期、成脓期宜进半流质饮食。

　　4）颈痈早期忌用苦寒冰伏之剂治疗，不宜挤压。高热时应卧床休息，多饮开水。

　　5）及时用湿润外敷药、箍围药，使药力易于透达。

## 7.4.2　腋痈

　　生于腋窝部的痈肿为"腋痈"，又名"夹肢痈"，俗称"夹痈"。相当于西医的腋下急性化脓性淋巴结炎。其特点是腋下暴肿热痛，皮色不红，伴恶寒发热，上肢活动不利，溃后容易袋脓。

### 7.4.2.1　病因病机

　　本病多由外感风热之邪，或上肢皮肤破损染毒、或因疮疡等毒邪感染循经流窜所致；亦可因肝脾血热兼忿怒气郁化火，或房室过度，肝肾阴亏，虚火灼经，经气不利，郁于腋部皮肉经络而成痈。

#### 7.4.2.2 临床表现

初起局部暴肿，皮色不变，灼热疼痛，上肢活动不利，若疼痛日增，寒热不退，势在酿脓，消散者较少。若 10~14 天后肿块中间变软，皮色转红，按之波动明显时，此为内已成脓。一般溃后脓出稠厚，肿消痛止，容易收敛；若溃后脓液不尽，肿势不退，多因切口太小，或因任其自溃，疮口太小，或因疮口位置偏高，引起袋脓，以致引流不畅，影响愈合。此时需及时扩创，否则迁延日久，难以收口；甚至出现痈毒内陷，深入营血，危及生命。

#### 7.4.2.3 诊断与鉴别诊断

（1）诊断要点
根据临床表现诊断不难。
（2）鉴别诊断
腋疽 腋疽初起推之可动，疼痛不甚，约需 3 个月时间才化脓，溃后脓水稀薄，并挟有败絮样物质，收口缓慢，一般无明显全身症状。血白细胞总数及中性粒细胞正常，淋巴细胞增高。

#### 7.4.2.4 辨证论治

气郁痰火证
症状 初起如梅李，渐长如碗如盆，色红肿作痛，痛引肩背，或及两胁，口苦咽干，舌质红苔黄，脉弦数。脓成外溃，脓出稠黄，疮口渐合。
内治法 清肝解郁，散坚消肿。
方药 柴胡清肝汤加金银花、蒲公英。成脓后，加穿山甲、皂角刺等。
外治法 初起外敷金黄膏、玉露膏，脓成熟外敷生肌散、生肌白玉膏收口。疮口将敛时需外盖棉垫，紧压疮口，可加速愈合。

#### 7.4.2.5 预防护理

1）积极治疗原发病因、病灶。
2）应限制患侧上肢活动。疮口收敛后加强上肢功能锻炼。
3）调情志，保持心情舒畅。
4）忌食辛辣炙煿、肥甘厚味食物和酒。

### 7.4.3 脐痈

脐痈是发于脐部的急性化脓性疾病，溃后一般能较快收口愈合，属痈证范畴。相当于西医的脐肠管异常、脐尿管异常继发感染。其特点是初起脐部微肿，渐大如瓜，脓稠无臭则易敛，脓水臭秽则成漏。

### 7.4.3.1　病因病机

本病多由心脾湿热，火毒下移小肠，结于脐中，以致血凝毒滞而成；亦有患者先出现脐中流出粪、尿水，复因瘙痒染毒而致病者。

### 7.4.3.2　临床表现

初起脐部微肿微痛，渐渐肿大如瓜，或高突若铃，皮色或红或白，触之疼痛。当脐痈根盘日大，疼痛相应加剧，为酿脓的表现。若痈溃脓稠厚而无臭味者，易敛；若溃脓臭秽，或挟有粪汁，或流出尿液，或脐翻胬肉，脐孔正中可及条索状硬结者，可致久不收口。

### 7.4.3.3　诊断与鉴别诊断

（1）诊断要点

脐肿外突，疼痛较剧，发热恶寒，溃脓稠黄，或挟有粪汁、排出尿液，久不收口。从瘘口注入造影剂作 X 线摄片，可明确诊断。

（2）鉴别诊断

脐风（脐周围湿疹）脐中不痛不肿，潮红湿润，或湿烂流水瘙痒。

### 7.4.3.4　辨证论治

（1）湿热证

症状　发病较急，脐部肿痛，或高突若铃，或肿大如瓜，伴发热恶寒，疼痛较剧，夜不能寐，周身疼痛，四肢酸楚，苔黄腻，脉滑数。溃脓黄稠，疮口渐愈合。

内治法　清热利湿，散坚消肿。

方药　黄连解毒汤合五苓散。酿脓期，加穿山甲、皂角刺；溃后，用托里消毒散加减。

外治法　用玉露膏，或金黄膏外敷。

（2）脐漏证

症状　部分患者发病前有脐孔时流黏液或排出尿液，有时引起湿疹，感染毒邪，肿胀疼痛，脓出臭秽，或夹有粪汁，久不收口，脐孔处胬肉高突，脐孔正中下方有条索状硬结此为"脐漏"，伴有面黄肢软乏力。

内治法　补养脾胃。

方药　四君子汤加生薏苡仁、泽泻、金银花、蒲公英、车前子等。

外治法　先用七仙条化管，脓尽后再用收口之药，如生肌散等。

### 7.4.3.5　预防护理

1）保持脐部清洁，平时勿用手抓弄脐窝。

2）脐部有先天性畸形者，应予以手术治疗。

3）脐痈愈合复发者，亦应考虑手术治疗。

## 7.4.4 胯腹痈

胯腹痈是指生在胯腹部的急性化脓性疾病。相当于西医的腹股沟浅部急性淋巴结炎。其特点是结块肿痛，皮色不变，步行困难。

### 7.4.4.1 病因病机

本病多由湿热内蕴，气滞挟痰凝结而成；或由下肢、阴部破碎，感染毒邪循经继发。

### 7.4.4.2 临床表现

初起在胯腹部有一结块，形如鸡卵，肿胀发热，皮色不变，疼痛明显，患侧步行困难，伴有怕冷发热等症状。若肿块增大，皮色转红，持续跳痛，伴有恶寒、发热、大便干结等症状，此为化脓之象。一般脓出易敛。

### 7.4.4.3 诊断要点

本病发病前多有下肢、阴部破伤或疮疡史。结合临床表现容易诊断。

### 7.4.4.4 辨证论治

湿热壅结证
症状　胯腹部结块肿痛，患肢拘急，全身发热，小便黄热，苔黄腻，脉数。
内治法　清热利湿解毒。
方药　用五神汤合萆 渗湿汤加减。脓成者，加炙穿山甲、皂角刺。
外治法　参照"颈痈"。

### 7.4.4.5 预防护理

参照"颈痈"。并尽量减少患肢行走。

## 7.4.5 委中毒

委中毒，指发生在膝后 窝中央委中穴部位的化脓性疾患。相当于现代医学所述的 窝急性化脓性淋巴结炎。其特点是 窝部木硬疼痛，皮色不红，小腿屈伸不利，愈合后可有短期屈曲难伸。

### 7.4.5.1 病因病机

外感寒湿之邪，循足少阳胆经，凝滞于 窝部委中穴，蕴积化生湿热；或因湿热内生，湿热下注，结聚于委中穴，而腐肉化脓成痈。

#### 7.4.5.2　临床表现

病初起委中穴木硬疼痛，皮色微红，逐渐坚硬如石，患肢小腿屈伸困难，行动不便，成屈曲状，故名曲鳅。若肿痛日剧，发热恶寒不退，约 2～3 周渐化脓，脓成外溃疮口流出清稠如鸡蛋清状黏液时，为即将收口之兆，疮口愈合约需 15 天。疮口愈合后患肢仍屈曲不伸者，应适当进行功能锻炼，才能逐渐恢复。

#### 7.4.5.3　诊断与鉴别诊断

（1）诊断要点

1）发病部位在委中穴。

2）局部木硬疼痛微红，渐肿硬化脓，溃后脓如蛋清状。

3）患肢成屈曲状、活动不便，伴发热恶寒等全身症状。

（2）鉴别诊断

筋瘤（腱鞘囊肿）　可发生于 窝中，肿块如核桃大小，呈圆形，表面光滑，质硬，局部稍有微痛，或无感觉，不发热，不化脓。

#### 7.4.5.4　辨证论治

（1）初期（气滞血瘀证）

症状　 窝部木硬疼痛，皮色微红，活动不利，伴发热恶寒，舌苔白腻，脉滑数。

内治法　活血化瘀，舒筋散结。

方药　活血散瘀汤，酌加三棱、莪术、红花活血散瘀，加牛膝、川楝子行气。

外治法　冲和膏或铁箍膏外敷。

（2）酿脓期（湿热壅盛证）

症状　委中穴肿硬 红疼痛，屈伸艰难，身热憎寒，口干不欲饮，舌苔黄腻，脉浮数。

内治法　清热利湿，消肿散结。

方药　 草 渗湿汤，酌加紫花地丁、金银花等清热解毒，加桃仁、红花、泽兰活血消肿。

外治法　外敷金黄膏或玉露膏。

（3）溃脓期（气血两亏证）

症状　患病日久肿块中心部变软欲溃，或溃脓清稀量多，疮口收敛迟缓，患肢活动不便，伴头晕眼花、神疲乏力、少气懒言，舌质淡少苔，脉弱。

内治法　补益气血，托毒生肌。

方药　十全大补汤，加皂角刺、穿山甲透脓外出，加乳香、没药行气活血、托毒生肌。

外治法　应及时切开排脓，切口选 窝中央横纹偏下方，脓出如蛋清样时，停止引流，改用生肌散收口。

#### 7.4.5.5 预防护理

1）伤口愈合后，患肢屈伸不利者，嘱患者坐位，脚踩圆杠，来回活动患肢膝关节，量身体情况适其度运动为佳。

2）及时治疗下肢足踝部的伤口、冻疮、癣等诱因，预防发病。

### 7.4.6 其他

#### 7.4.6.1 病案举例

案1：王某某，女，40岁，1965年8月2日初诊。

主诉：7天前，自左耳下连及颈部作肿，皮色不变，根盘不收，浸润面积约 $15\times15cm^2$，疼痛入夜较重，伴有寒热、头痛、项强，脉滑而数，舌苔薄腻。

诊为颈痈。治以清热消肿，散风化痰。内服仙方活命饮加连翘、石斛、夏枯草各12g。外贴鸡骨膏。

二诊：8月6日。服上方3剂，肿消痛减，颈部已能转侧，寒热已退，当时因限于穿山甲、当归等中药缺乏，停服中药2天，肿痛又剧，触之已有波动。以托毒透脓为治则，改服透脓散加夏枯草9g。外治同上。

三诊：8月9日。服上方3剂，肿块缩小，疼痛减轻，有消散吸收趋向，仍服上方去夏枯草，倍黄芪，又3剂已达痊愈。（节选自《张八卦外科新编》）

案2：赵某某，男，20岁。1963年10月中旬，因处境困难，心情忧郁，在右侧第6、7肋间，腋中线部位，生一痈疡。三日间则红肿 痛，不得安宁，经西医治疗肿势不消，开始有畏寒、身热之症，苔黄、脉弦数。始畏溃膜，急就医于方鸣谦老中医，方老云此为肋痈。治宜清热解毒、疏肝和营。处方：柴胡10g，黄芩10g，当归12g，赤芍药12g，生地黄10g，香附10g，金银花30g，连翘12g，甘草6g。水煎服。2剂后疮肿停止发展，疼痛略减，二诊时方老重用金银花45g，加夏枯草15g，又服1剂，出脓后调理而愈。（节选自《中医外科心得集》）

按：痈证虽然是浮浅之患，也没有损筋伤骨的危险，但是治不得法，也不易消散。患处部位不同，经络不同，治疗的方法就得相应变化，这是治疗痈的要点。上述病例充分说明了这点。

#### 7.4.6.2 名论名言摘录

1)《灵枢·痈疽篇》：痈者……其皮上薄以泽，此其候也。

2)《外科理例·卷二》：有因脓不得外泄以致疼痛，若用败毒寒药攻之，反致误事。若有脓急针之，脓出痛止。脓未成而热作痛，用解毒之药。

复习思考题

1. 痈的病因与部位有什么关系?
2. 颈痈、腋痈、胯腹痈病因和治疗上各有何特点?

# 7.5　有头疽

## 目的要求

1. 了解有头疽的命名。
2. 熟悉有头疽的病因病机,以及老年消渴病患者患有头疽容易引起内陷的防治。
3. 掌握有头疽的特点、诊断和辨证论治。

有头疽是发生于肌肤间的急性化脓性疾患。相当于西医的痈。其特点是局部初起皮肤上即有粟粒样脓头,　热红肿胀痛,易向深部及周围扩散,脓头亦相继增多,溃烂之后,状如莲蓬、蜂窝。由于脓液一时不易畅流排泄,而向周围蔓延扩展变大,所以范围常超过9cm,甚至大逾30cm。凡在皮肤较厚的坚韧之处都可发生,但一般多发于项后、背部,而且以中年和老年的患者为多。

有头疽的病名,由于发生的部位不同而名称各异。如生于脑后(项后)部的叫“脑疽”;生于背部的叫“发背疽”;生于胸部膻中穴的叫“膻中疽”;生于少腹部的叫“少腹疽”。尽管名称很多,发生部位不同,但它的病因、症状和治法,基本上是一致的,故合并论述。

一般说来,发于项后、背部者,常不易透脓,内陷变证较为多见,故病情较重;发于四肢者,容易透脓,内陷变证少见,故病情较轻。

## 7.5.1　病因病机

**外因**　由于感受风温湿热之毒,以致气血运行失常,毒邪凝聚肌肉之内而成本病。

**内因**　由于情志内伤,气郁化火,或由劳伤精气,以致肾气亏损,火邪炽盛,或由平素恣食膏粱厚味,以致脾胃运化失常,湿热火毒内生。以上三者均能导致脏腑蕴毒而发本病。

总之,本病的病因病机,是外感风温、湿热,内有脏腑蕴毒,凝聚肌表,以致营卫不和,气血凝滞,经络阻隔所致。当体虚之际,容易发生,故消渴患者常易伴发本病。又如阴虚之体,每因水亏火炽,而使热毒蕴结更甚;气血虚弱之体，每因毒滞难化，不能透毒外出，以致病情往往加剧。可见患者正气之盛衰，热毒的轻重，与本病的转归，顺和逆，陷与不陷，有着重要的关系。

## 7.5.2 临床表现

一候成形：初起红肿结块，质地较硬，并逐渐增大，随即出现多个粟粒状脓头，麻痒疼痛；二候成脓：肿块进一步增大，从中心开始化脓溃烂，形似蜂窝，肿块范围常超过9cm；三候脱腐；脓液畅泄，坏死皮肉逐渐脱落，红肿热痛逐渐减轻；四候生新：腐肉脱落，脓液渐少，新肉生长，逐渐愈合。

## 7.5.3 诊断与鉴别诊断

### 7.5.3.1 诊断要点

1）多见于夏秋季节，中老年男性、体弱或消渴病患者多发。

2）初起红肿结块并出现多个粟粒状脓头，溃破后状似蜂窝，范围较大，局部可产生脓液和坏死组织，脱落后形成溃疡。

3）伴高热、恶寒等全身症状，局部疼痛剧烈。常有局部淋巴结炎、白细胞计数增高。

### 7.5.3.2 鉴别诊断

1）疖 病小而位浅，无明显全身症状，易脓、易溃、易敛。

2）脂瘤染毒 病处素有结块，可挤出皮脂栓。染毒后红肿多局限，全身症状轻，溃后脓液中可见豆腐渣样物。

## 7.5.4 辨证论治

（1）初期

症状 实证初起时，局部起一肿块，上有粟形脓头，痒痛并作，红肿坚硬，逐渐向四周扩大，脓头相继增多成蜂窝状，面积日大，疼痛加剧，色红 热。全身症状有寒热、头痛、食欲不振，脉象滑数，舌苔白或黄。

虚证又可分为阴虚火燔证与气血两虚证。阴虚火燔者，初起疮色紫滞不鲜，疮形平塌坚结，根盘散漫，麻痒不痛或微痛，全身寒战微热。气血两虚者，由于素体正气不足，其面色苍白，神疲无力，纳呆食少，自汗便燥，局部形如粟米，根脚平塌，疮色灰暗不泽，不知疼痛，不高肿灼热，舌质淡，脉虚数无力。

内治法 清热解毒，和营托毒。

方药 仙方活命饮加减。高热烦渴者，加生石膏、大青叶、天花粉；毒盛便秘，脉洪数者，加生首乌；恶寒发热明显者，加荆芥、防风。

阴虚火燔者，以滋阴生津，清热托毒为主。方用四妙勇安汤加味，药用沙参、玄参、石斛、天花粉、连翘、生黄芪、川贝母、金银花、蒲公英。其中川贝母善于散结化滞，对疮色紫滞、坚硬难腐者尤为适宜。

气血两虚者，以补益气血、解毒消肿为主，方用托里消毒散加减。另外，如有消渴病并发本病者，除按上法辨证论治之外，尚可兼用张锡纯滋膵饮。

*外治法* 应用箍围消散法。实证用如意金黄散外敷，虚证用冲和膏外敷。禁忌挤压，以防肿势扩大及内陷。

（2）成脓期

*症状* 实证在两周左右，局部开始化脓，疮头（疮之表面）逐渐化腐溃烂，脓头外泄，渐向四周扩展，形似蜂窝，大小不一，或三四寸[1]，或一尺[2]余。如果病情发展，全身症状也越来越重，壮热口渴，便秘溲赤，苔黄脉数。到了3周左右，一般稠厚的脓液渐少，并有大块白而微带绿色的腐肉脱落，肿势渐退，新肉渐生，全身症状也随之减轻或消失。虚证两周后才慢慢化脓，溃后脓水稀薄，腐肉不脱，肿硬不消，疮面不红活，疼痛不减。精神疲惫，必须经过适当治疗才能痊愈。

*内治法* 实证溃破后，脓液稠厚黄白，腐脱新生，迅速转愈者，可不用内服药物。久不破溃，毒不易透者，宜透脓泄毒。

*方药* 透脓散加味。毒热较盛，苔黄厚腻者，加黄芩、黄连；便秘者，加大黄、芒硝。如果系阴液不足而火毒炽盛者，加石斛、天花粉、生地黄；腐不易脱，亦为脾气不足，加太子参、陈皮、麦芽；气血两亏，毒滞难化者，可用托里消毒散。

*外治法* 宜透脓祛腐，不论虚证、实证应在原方加掺二宝丹或用甲字提毒粉。若腐肉阻塞，脓液不能畅流时，可作十字切开，切口宜大。此时及时排脓祛腐，不仅可避免毒邪内陷，还可加速愈合。

（3）收口期

*症状* 实证到了4周左右，脓液渐尽，腐肉脱落。肉芽红活，生长迅速，逐渐收口而愈。虚证之疮面色暗，生长迟缓，久不收口。如经适当治疗，亦能转为阳证实证，愈合时间虽长，亦能渐愈。如果局部黑陷平塌，根盘坚硬，脓水稀少，出现高热不退，疼痛不减，心烦呕恶，甚或有神昏痉厥等象，则为毒邪内陷的特征，治疗方法参见内陷。如果泄利无度，呃逆不食，声嘶气脱者，一般预后不良。

*内治法* 一般不需内服药，但气血不足者，可补益气血。

*方药* 八珍汤或人参养荣汤。如果毒邪内陷者，则按内陷条论治。

*外治法* 用生肌散和生肌玉红膏敷贴。

## 7.5.5 其他

### 7.5.5.1 病案举例

案一：樊某某，男，54岁，1978年10月7日初诊。

---

1）此处为同身寸。

2）此处为同身寸。

主诉：1个多月前，后项部生3个疖肿，疼痛剧烈，颈部活动受限。经某职工医院治疗，先用青霉素、链霉素不效，后用红霉素亦不效。检查：后项部偏左脑疽已切开，疮口约5cm×2cm，疮面紫滞不鲜，四周红肿硬，脓液稀少，触痛明显。患者面色苍白憔悴，饮食减少，口干心烦，舌红而干，无苔，脉细弱。

辨证：属阴津不足，火毒炽盛，应谨防毒邪内陷。

治法：宜滋阴凉血，清热解毒。处方：生地黄15g，玄参12g，丹皮10g，赤芍药30g，金银花30g，紫草12g，生黄芪30g，生甘草10g，桔梗10g，当归15g，蒲公英30g。水煎服。

外掺九一丹，上以太乙膏盖贴。隔日换药1次。

二诊：10月12日。上方服4剂，患者疼痛显著减轻，心烦止，伤口略小，约有4cm×2cm，脓色黄而稀，4周红肿硬结基本消散，只有疮口右下方略肿。舌红苔光，脉细弱。效不更方，去紫草加党参10g，减赤芍药为10g，继服，外治同上。

三诊：10月17日。肿消痛定，腐脱新生，疮色好转，但脓液尚非厚润，舌苔黄，脉弱。拟补养消毒为主。处方：生黄芪45g，当归30g，金银花30g，甘草10g，熟地黄10g，赤芍药10g，党参10g，白术10g，连翘12g。水煎服。

外敷生肌散，后敷生肌象皮膏。调理治疗2周余，于11月上旬，伤口封好，面色转红润，痊愈。

按：有头疽，即现代医学"痈"。即是多个相邻的毛囊和皮脂腺的急性化脓性感染。由于生于项后，皮坚肉厚，不易排脓透毒，容易内陷，引起全身性感染。本案又加之杂用抗菌素，开刀过早，使患者疼痛加剧，心烦口干，舌红苔光，脉细，实有内陷之虞。故急用养阴解毒之重剂，扭转病机，尔后用四妙勇安汤加味调理补养而得痊愈。四妙勇安汤药物单纯，结构严密，在临床上屡用屡效。（节选自《中医外科心得集》）

案二：柴某某，男，55岁。1964年11月4日初诊。

主诉：4天前项后生一疖，自己挤压后，日渐增大，疼痛逐日加剧，局部疮形顶尖根束，皮薄而红。浸润面积5cm×5cm，中心有脓栓未出，伴发热、口干、食欲减退、便干，舌苔黄腻，脉数有力。

辨证：阳证脑疽。

治法：以清热凉血解毒为治则。药用当归、川芎、赤芍药、生地黄、连翘、陈皮、丹皮、金银花、荆芥、牛蒡子各9g，黄芩9g，乳香6g。服3剂。

外治：掺三仙丹渣滓面，外贴太乙膏。

二诊：11月7日。发热减轻，饮食稍增，局部疼痛稍减，脓头相继增多，疮口内流出少量黄白色稠胀，脓出不畅。改服托里消毒散去党参，加牛蒡子9g、连翘12g、陈皮9g、乳香6g，3剂。

外治：在局麻下作"十"字切开，切口至脓腔之边缘，将已坏死之皮肤和组织切除，充分引流，切口内填塞盐水纱布。并属患者第2日外用药改五宝丹，外贴太乙膏；至11月11日，疮口洁净，肉芽红活，余肿消散，疼痛已止，停内服药。至11月19日，疮口完全愈合。（节选自《张八卦外科新编》）

#### 7.5.5.2　名论名言摘录

1)《灵枢·痈疽篇》：热气淳盛，下陷肌肤，筋髓枯，内连五脏，血气竭，当其痈下，筋骨良肉皆无余，故名曰疽。

2)《疡科心得集》：对疽发背，必以候数为期，七日成形，二候成脓，三候脱腐，四候生肌。

复习思考题

1. 有头疽的病因病机是什么？
2. 有头疽如何辨证施治？

# 7.6　发

## 目的要求

1. 熟悉发的定义特点。
2. 掌握发的辨证论治，初起应与丹毒相鉴别。

"痈之大者"名发，说明其病变范围较痈为大。相当于西医的疖、痈并发蜂窝组织炎和急性蜂窝组织炎。其特点是在皮肤疏松的部位突然红肿蔓延成片，灼热疼痛，红肿以中心最为明显，而四周较淡，边缘不清，有的3~5天皮肤湿烂，随即变成褐色腐溃，或中软而不溃，伴有明显的全身症状。

发在中医文献中，常与痈、有头疽共同命名。有些虽名为发，其实属有头疽范畴；有些虽命名为痈，其实却属发的范畴，如锁喉痈、臀痈。本节主要介绍较典型的发，如生在结喉处的锁喉痈、生在臀部的臀痈、生在手背部的手发背、生在足背的足发背等。至于发生在乳房部的乳发，则在乳房疾病章中另述。

## 7.6.1　锁喉痈

锁喉痈是指生在颈前喉结处的急性化脓性疾病。相当于西医的口底部蜂窝组织炎。其特点是来势暴急，肿势散漫，范围较大，可并发喉风、重舌等险证。

### 7.6.1.1　病因病机

多因风温毒邪客于肺胃，积热上蕴，挟痰凝结而成；或因痧痘之后，体虚余毒未清，热毒挟痰凝结而成；或因体弱，口唇齿龈生疳、咽喉糜烂感染邪毒继发。

### 7.6.1.2 临床表现

儿童多见。初起结喉处红肿绕喉，根脚散漫，坚硬灼热疼痛，来势猛烈。经2~3天后，肿势可延及两颈，甚至上延腮颊，下至胸前。可因肿连咽喉、舌下，并发喉风、重舌，以致汤水难下。全身症状有壮热口渴，头痛项强，大便燥结，小便短赤，甚至气喘痰壅，发生痉厥。若肿势渐趋局限，按之中软者，为成脓之象；若按之中软应指者，为脓已成熟。

经治疗后，本病转归以根脚渐收，肿势高起，渐趋局限，容易溃脓的，则为顺证；若根脚不收，漫肿平塌，色转暗红，难以溃脓的，则为逆证。溃后脓出黄稠，热退肿消者轻；脓出稀薄，疮口有空壳，或内溃脓从咽喉部穿出，全身虚弱者重，收口也慢。

### 7.6.1.3 诊断要点

据临床表现不难诊断。

### 7.6.1.4 辨证论治

（1）初期（痰热蕴结证）

症状 红肿绕喉，坚硬疼痛，肿势散漫，壮热口渴，头痛项强，大便燥结，小便短赤。舌红绛，苔黄腻，脉弦滑数或洪数。

内治法 散风清热，化痰解毒。

方药 普济消毒饮加减。壮热口渴者，加鲜生地黄、天花粉、生石膏；便秘者，加枳实、生大黄、芒硝；气喘痰壅者，加鲜竹沥60ml、天竺黄、莱菔子；痉厥者，加安宫牛黄丸1粒化服，或紫雪丹0.9g或紫雪散1.5g吞服，每天2~3次。

外治法 玉露散或双柏散以金银花露或菊花露调敷。

（2）中期（热胜肉腐证）

症状 肿势局限，按之中软应指，脓出黄稠，热退肿减，舌红，苔黄，脉数。

内治法 清热化痰，和营托毒。

方药 普济消毒饮加炙穿山甲、皂角刺。

外治法 切开排脓，法宜循经直开，九一丹药线引流，外盖金黄膏或红油膏。

（3）后期（热伤胃阴证）

症状 脓出稀薄，疮口有空壳，或脓从咽喉溃出，收口缓慢，胃纳不香，口干少液，舌光红，脉细。

内治法 清养胃阴。

方药 益胃汤加减。

外治法 脓尽改用生肌散、白玉膏。

### 7.6.1.5 预防护理

1）积极处理原发病灶。

2）初期、溃脓期宜半流质饮食。高热时应卧床休息，气喘痰壅时取半卧位。

3）箍围药宜保持湿润，使药力易于透达。

## 7.6.2 臀痈

臀痈是生在臀部肌肉丰厚处范围较大的急性化脓性疾病，相当于西医的臀部蜂窝组织炎。其特点是位置深，范围大，来势急，易腐溃，收口慢。

### 7.6.2.1 病因病机

急性者多由湿热火毒蕴结，或注射时感染毒邪而成；亦可从局部疮疖发展而来。慢性者多由湿痰凝结，营气不从，逆于肉理所致；或注射药液吸收不良所引起。

### 7.6.2.2 临床表现

急性者，臀部一侧红肿热痛，患肢步行困难，红肿以中心最为明显，而四周较淡，边缘不清。红肿逐渐扩大而有硬结，数天后皮肤湿烂，随即变成黑色腐溃，或中软不溃；溃后一般脓出黄稠，但有的伴有大块腐肉脱落，以致疮口深大，1个月左右可以痊愈。初起即有恶寒，发热，头痛，骨节酸痛，胃纳不佳等全身症状，待脓出腐脱后逐渐减轻。慢性者，初起多漫肿，红热不显，而硬块坚巨，有疼痛或压痛，患肢步行不便，进展较为缓慢，全身症状也不明显，一般经过治疗后，多半能自行消退。

### 7.6.2.3 诊断与鉴别诊断

（1）诊断要点

局部常有注射或疮疖史。臀部肿痛暴急，肿块部位深，日渐增大，压痛明显，伴身热口渴，患肢活动受限，溃脓黄稠，排脓通畅，则肿痛身热诸症减轻。

（2）鉴别诊断

1）有头疽 初起有粟粒脓头，痒痛并作，溃烂时状如蜂窝。

2）流注 漫肿疼痛，皮色如常，不局限于臀部一处，有此处未愈，它处又起的征象。

### 7.6.2.4 辨证论治

（1）湿火蕴结证

症状 臀部红肿热痛，或湿烂溃脓，恶寒发热，头痛骨楚，食欲不振，苔黄或黄腻，脉数。

内治法 清热解毒，和营化湿。

方药 黄连解毒汤合仙方活命饮加减。

外治法 玉露膏或金黄膏。脓成宜切开排脓，切口应低位够大，以利脓液引流；腐烂坏死组织与健康组织分界明显，即可切开。用八二丹、红油膏盖贴，脓腔深者用药线引流。

（2）湿痰凝滞证

症状　漫肿不红，结块坚实，进展缓慢，多无全身症状，苔薄白或白腻，脉缓。

内治法　和营活血，利湿化痰。

方药　仙方活命饮加桃仁、红花、泽兰等。

外治法　金黄膏或冲和膏外敷。

（3）气血两虚证

症状　溃后腐肉大块脱落，疮口较深，形成空腔，收口缓慢，面色萎黄，神疲乏力，纳谷不香，舌淡，苔薄白，脉细。

内治法　调补气血。

方药　八珍汤加减。

外治法　待脓腐脱落，疮口渗出黄稠滋水时，改用生肌散、白玉膏外敷。若有空腔不易愈合，可加用垫棉法加压固定。

## 7.6.3　手发背

手发背是生在手背部的急性化脓性疾病，相当于西医的手背部皮下疏松结缔组织的化脓性炎症。其特点是全手背漫肿，红热疼痛，手心不肿，日久可损筋伤骨。

### 7.6.3.1　病因病机

本病多由风火湿热结聚，气血壅阻所致；或因外伤染毒而成。

### 7.6.3.2　临床表现

初起手背漫肿无边，胀痛不舒，或有怕冷、发热等全身症状。7~10 天可肿胀高突，色红紫，灼热，痛如鸡啄，全身症状加重。若按之有波动感为内脓已成。溃破时皮肤湿烂，脓水色白或黄，或夹血水，全身症状随之减轻。若 2~3 周肿势不趋局限，溃出脓液稀薄，则有损筋伤骨之虑。

### 7.6.3.3　鉴别诊断

托盘疔　病在手掌部，手掌部肿胀高突，失去正常的掌心凹陷或稍凸出，并伴手背部肿胀。

### 7.6.3.4　辨证论治

（1）湿热壅阻证

症状　手背红肿热痛，肉腐为脓，皮肤湿烂，怕冷，发热，苔黄，脉数。

内治法　清热解毒，和营化湿。

方药　五味消毒饮合仙方活命饮加减。

外治法　初起用金黄膏或玉露膏外敷。脓成则切开排脓，八二丹药线引流，红油膏盖贴。

（2）气血不足证

症状　日久肿势不趋局限，脓出稀薄，神疲乏力，苔薄，脉细。

内治法　调补气血。

方药　八珍汤加减。

外治法　脓尽改用生肌散、白玉膏。

### 7.6.3.5　预防护理

1）加强劳动保护。

2）患手忌持重。并用三角巾悬吊固定，手背朝下以利引流。

## 7.6.4　足发背

足发背是发生在足背部的急性化脓性疾病，相当于西医的足背部皮下疏松结缔组织的化脓性炎症。其特点是全足背高肿红疼痛，足心不肿。

### 7.6.4.1　病因病机

本病多由湿热下注，气血凝结，热胜肉腐而成；或因撞破等外伤感染毒邪，瘀热互结所致。

### 7.6.4.2　临床表现

初起足背红肿灼热疼痛，肿势弥漫，边界不清，影响活动，约5~7天迅速增大而化脓，伴寒战高热，纳呆，甚至恶心等全身症状。溃后脓出稀薄或夹有血水，皮肤湿烂，全身症状也随之减轻。病位浅表，溃脓较快者轻；病位深在，溃脓较迟者重。

### 7.6.4.3　鉴别诊断

丹毒　皮色鲜红，边缘清楚，一般不会化脓，常有反复发作史。

### 7.6.4.4　辨证论治

湿热下注证

症状　足背红肿弥漫，灼热疼痛，肉腐成脓，寒战高热，纳呆，舌红，舌苔黄腻，脉滑数。

内治法　清热解毒，和营利湿。

方药　五神汤合萆薢渗湿汤加减。脓成者，加皂角刺、炙穿山甲。

外治法　参照"手发背"。

#### 7.6.4.5 预防护理

1）患足忌行走。

2）抬高患肢，并使患足侧位放置，以利脓水引流。

### 7.6.5 附录

#### 7.6.5.1 病案举例

杨某某，女，46 岁。初诊：5 天前先是后项疼痛，继而左颈部肿胀疼痛，寒热头痛。白细胞计数 $12.6×10^9/L$。检查左侧结喉之旁有 $5cm×6cm$ 之肿块，质地坚硬，皮色潮红，灼热疼痛，波动不明显，咽喉充血，扁桃体不肿大，舌苔薄白，脉细而数。全身伴有恶寒发热头痛，吞咽时咽喉感到疼痛，口中干，饮食减少，不咳嗽。兹拟疏风清热，用牛蒡解肌汤加减。适值经来，治宜兼顾。①黄连膏纱布加青敷药。敷患处，每日 1 换。②牛蒡子 10g，荆芥防风各 5g，夏枯草 10g，净连翘 10g，薄荷（后下）10g，丹皮丹参各 10g，紫花地丁 15g，半边莲 15g，桔梗 3g，川贝 3g（吞），当归 6g。2 帖，水煎服。上方略有加减，连续四诊，服药 8 帖，余肿将消，身热告退，舌苔渐化，脉亦转和，病情稳定。上方加减续服 3 剂，调理而愈。

原按：夹喉痈（锁喉痈）比颈痈为重，因其部位接近咽喉，若肿势过甚，便易出现堵塞，因此必须早期治疗，才不致酿成大患。（节选自《许履和外科医案医话集》）

#### 7.6.5.2 名论名言摘录

1）《外科精义·卷上》：夫五发者，谓痈疽生于脑、背、眉、髯、鬓是也。……积日不溃，抑之则流血者，谓之发背疽也。

2）《疡科心得集·卷上》：锁喉痈，生于结喉之外，红肿绕喉。以时邪风热，客于肺胃，循经上逆壅滞而发；又或因心经毒气，兼挟邪风结聚而发。


复习思考题

1. 发的特点是什么？
2. 发与丹毒如何鉴别？
3. 锁喉痈与臀痈如何辨证论治？

# 7.7 无 头 疽

## 目 的 要 求

1. 熟悉附骨疽由于骨与关节的破坏而造成的后果。
2. 掌握附骨疽与环跳疽的诊断与辨证论治。

无头疽是患于骨与关节间的一种化脓性疾病，相当于西医的化脓性骨髓炎、化脓性关节炎。它具有初起无头，皮色不变，漫肿，疼痛彻骨，难消、难溃、难敛的特点。

在中医文献中，无头疽原包括病种较多，如流痰、流注等疾病大多属于无头疽之内，但因其属性不同，治疗有异，今另行论述。并将生在胁肋部的胁肋疽，生在腋中的腋疽，生在股间的股阴疽，按其性质分别归入流痰、瘰疬之中。发于四肢末端的脱疽，发于乳房深部的乳疽等，也因其性质与无头疽不同而另行论述。

除上述之外，无头疽分为两类：一类是发于骨骼的，多在四肢长管骨，易伤筋骨。如生在大腿外侧的叫"附骨疽"；生在大腿内侧的叫"咬骨疽"；生在手足腿膊等处，溃破后出腐骨的叫"多骨疽"，现统名"附骨疽"。一类是生于骨关节间的，最易造成畸形。如生于髋部环跳穴者，谓之"环跳疽"；生于膝部的叫"疵疽"；生于足踝部的叫"足踝疽"。生于肩部的叫"过肩疽"；生于腕部的叫"兑疽"等等。病名虽不同，但均属关节间的急性化脓性疾病。其病因、证治基本与附骨疽相类似，可以互相参阅，所以本节以附骨疽为例叙述。

## 7.7.1 附骨疽

附骨疽是一种毒气深沉，附着于骨的化脓性疾病，相当于西医的急慢性化脓性骨髓炎。其特点是多发于四肢长骨，局部胖肿，附筋着骨，推之不移，疼痛彻骨，溃后脓水淋漓，不易收口，可成窦道，损伤筋骨，好发于儿童。初起多有发热、恶寒等全身症状，其疽难消、难溃、难敛，多形成瘘管，可有死骨排出，病程漫长。

### 7.7.1.1 病因病机

本病多发于疖、痈、乳蛾、中耳炎、伤寒、麻疹等病后，余邪未尽，深窜入里，留于筋骨，气血不和而发；或因跌仆损伤，瘀血凝滞于筋骨，复感毒邪为患；或因体虚不固，露卧风冷，或浴后乘凉，以致风寒湿邪乘虚侵袭，阻于筋骨，化热酿脓，腐筋败骨而成本病。

### 7.7.1.2 临床表现

本病多见于10岁以下儿童，男女之比为4：1。患者多身体虚弱，常有感染病灶和外伤史。起病急，开始即有明显的全身症状：全身不适，食欲减退，烦躁不安，头痛，高热常在39℃以上，有时伴寒战、脉数、口干，可有呕吐、惊厥。初起：患肢疼痛彻骨，1~2天内即不能活动。继则皮肤微红微热，胖肿骨胀。如生在大腿部时，红肿则不易发现，病变部骨端具有深压痛和叩击痛，可作为本病早期诊断的重要依据。成脓：约在得病后3~4周，身热持续不退，色红胖肿，肿胀明显。溃后：脓出初稠后薄，淋漓不尽，不易收口，而成窦道。体温渐下降，疼痛缓解，转入慢性骨髓炎。

慢性骨髓炎无急性发作时，仅表现为局部症状而无全身症状。主要有患肢增粗变形，或有肢体不等长或畸形。皮肤变薄，色素沉着，易形成慢性溃疡；皮下组织增厚变硬，附近关节可畸形。皮肤窦道常有脓液外溢和小块死骨排出。窦口可见肉芽组织增生，流出恶臭脓液。急性发作时，局部再次出现红肿热痛等局部表现及炎症的全身症状，皮面出现波动性肿块或混浊水疱，肿块、水疱穿破后流脓或排出小死骨。如此反复发作，使病人出现衰弱、贫血等慢性中毒症状。

**实验室检查** 白细胞总数明显增多，一般可达（20~44）×10$^9$/L。中性粒细胞亦增高。血培养可为阳性。穿刺抽脓可培养出致病菌。

**放射线检查** X线摄片和CT检查早期常无骨质改变，2周后才出现受累骨端呈云雾状混浊，局限性脱钙、斑点状透明区。局部骨膜阴影增加或不对称。骨质破坏与死骨形成在后期发生。CT检查较X线摄片可明显提早发现病灶，精确显示病变范围。

**核素** $^{99m}$锝-锡-焦磷酸盐骨扫描对早期诊断骨髓炎有帮助。当临床症状出现48小时内，此种趋骨性放射性核素示踪剂即可于干骺端炎症充血部位积聚，显示病变区，对确诊骨髓炎很有意义。

早期局部分层穿刺，对明确诊断有重要意义。可用带芯针（如骨髓穿刺针），于压痛最明显的干骺端处先穿入软组织内，如无脓液再深入骨膜下，如仍无脓液可穿入干髓端骨髓内，切勿一次穿入骨髓内，以免将仅为软组织感染的细菌带入骨髓腔，引起骨髓炎。若抽得炎性渗出液或脓液，涂片检查有脓细胞或细菌，即可确定。抽出液作细菌培养及药敏试验以作为药物治疗的指导。

### 7.7.1.3 诊断与鉴别诊断

（1）诊断要点
急性化脓性骨髓炎：
1）近期有化脓性感染病灶，或创伤史。
2）起病急，全身症状明显。
3）持续性局部剧痛，患肢活动受限，干骺端有明显深压痛和叩击痛，成脓后局部红肿热痛，或有波动感。

4）外周血白细胞总数、中性粒细胞升高；早期血培养阳性，局部脓液培养有化脓性细菌。血色素降低。

5）发病 2 周左右 X 线开始显示骨质疏松，干骺端有模糊区及骨膜反应等改变。CT 摄片可清楚显示骨内外膜病变。

慢性骨髓炎：

1）有急性骨髓炎或开放性骨折或战伤史。

2）局部有一个或数个经久不愈的窦道排出脓液，或有死骨排除，探针可触及骨质。窦道周围色素沉着，窦道口肉芽组织增生，多年不愈者，偶有癌变。

3）X 线正侧位摄片可发现骨质破坏、增生和死骨。

4）窦道造影术，经窦口注入碘油或 12.5% 碘化钠溶液后摄片，明确死骨与骨腔、窦道的关系。

（2）鉴别诊断

1）历节风（风湿性关节炎）　肿痛位于关节，呈游走性，且起病缓慢，全身症状（发热）、局部症状均较附骨疽轻，病程长，反复发作，不会成脓，血沉快，抗 "O" 呈阳性。

2）环跳疽（化脓性髋关节炎）　痛在关节处，不在骨端，髋关节功能障碍，臀部外突，大腿外翻等，必要时配合关节穿刺和 X 片检查。

3）骨肉瘤　好发于 10～25 岁的青少年，部位多在长骨骨端，近膝、肩关节，呈钻骨样疼痛，以夜间为甚，局部迅速肿大，皮肤不红表面可有怒张的血管，并时有血管搏动感。局部穿刺吸取活组织检查，可明确诊断。

### 7.7.1.4　治疗

（1）辨证论治

1）初期（湿热瘀阻证）

*症状*　寒战高热，患肢剧痛、肿胀、功能受限，食欲不振，溲黄口干，舌质红或红绛，苔黄或黄腻，脉滑数。

*内治法*　清热化湿，行瘀通络。

*方药*　仙方活命饮合五神汤。

*外治法*　皮色不变者，以冲和膏茶酒调敷；若皮色转红用金黄膏、玉露膏外敷，也可用鲜芙蓉叶、绿葡萄根、石菖蒲、生香附各适量，捣烂外敷。

2）成脓（热腐成脓证）

*症状*　高热持续不退，局部红肿灼热，压痛明显，或有波动感，舌红质干，苔黄腻，脉滑数。

*内治法*　清热化湿，和营托毒。

*方药*　仙方活命饮合黄连解毒汤加减。可酌加重穿山甲、皂角刺用量。

*外治法*　宜早期切开引流，防止脓水浸淫骨骼。并用五五丹药捻换药，太乙膏盖贴，脓尽者用生肌玉红膏换药，每日 1 换。

3）后期（正虚毒滞证）

症状 自行溃破或切开排脓后，开始脓液稠厚腐臭，热退痛缓，部分患侧脓水淋漓，经久不愈，形成死骨，难以脱出，并伴有虚热、盗汗、腰膝酸软、舌淡苔白、脉沉细，转为慢性骨髓炎。

内治法 益气补血，托里排脓。

方药 托里消毒散加减。气血两虚者，可用八珍汤。

外治法 据疮口情况及腐肉多少，选用化腐生肌的丹药捻插入疮内，外敷生肌玉红膏；如触及死骨松动者，可用镊子夹出。若朽骨难脱，应手术治疗。

（2）其他疗法

1）成方验方

气血不足者，可口服虎挣散 0.3g，每日 2 次，儿童减半。四季青片每次 4 片，每日 3 次。急性骨髓炎时，服用飞龙夺命丸，每次 5 粒，每日 2 次。或服用加味犀黄丸，每日 3 次。慢性骨髓炎时，可口服人参养荣丸，每次 9g，每日 2 次，于正虚毒滞时也可服犀黄丸，每次 3g，每日 2 次。体虚恢复后，用小金片每次 4 片，每日 2 次，同服清热消炎片，每次 8 片，每日 3 次。疮口愈合后，尚需继续服用清热消炎片、抗炎灵片等清热解毒药半年，以防止或减少复发。注意每隔 1 周交替使用一种，以免产生抗药性。

2）西医治疗

a. 全身支持疗法 如高热时应降温、补液、纠正酸中毒，中毒症状严重时可少量多次输新鲜血，补充维生素。

b. 抗病原治疗 即应正确应用抗生素，早期联合应用大剂量有效抗生素可能制止病变发展。体温下降后须继续应用抗生素 4 周。不能等待组织块或血液细菌培养，以及细菌对抗生素敏感试验的结果。以免贻误治疗时间，给药 3 日后若体温不降，症状不减应调整抗生素。若不能控制感染，需配合手术治疗。

c. 手术疗法 急性骨髓炎炎症不能控制，骨膜下形成脓肿者，行软组织切开，骨钻孔开窗术；慢性骨髓炎有死骨、死腔、窦道流脓，新骨形成包壳，尚能支撑身体者，可行手术治疗，常用的手术方式有：单纯病灶清除术，带蒂肌瓣填充术，病骨摘除术，游离皮瓣移植术，截肢术，蝶形手术，松质骨髓腔植入术等。

### 7.7.1.5 预防护理

1）应加强营养，但不要过于滋腻。

2）卧床休息，限制活动，患肢用夹板或石膏固定。保持功能位，可减轻局部疼痛，防止畸形和病理性骨折。

3）对于长期卧床者，要防止褥疮发生。

## 7.7.2 环跳疽

疽毒发于股部环跳穴部位（髋关节）称环跳疽，相当于西医所称的化脓性髋关节炎。其特点是：好发于儿童，男多于女，局部漫肿疼痛，影响关节屈伸，臀部外突，溃而难敛，易成残疾，全身症状较重。

### 7.7.2.1　病因病机

基本同附骨疽，也可由关节附近外伤感染毒邪或由附骨疽脓毒流注关节而发生。

### 7.7.2.2　临床表现

初期：髋部筋骨隐痛，皮色不变，活动受限，继则疼痛加剧，不能屈伸，可致臀部外突，大腿略向外翻。成脓：皮肤 热，皮色微红，疼痛剧烈，漫肿上延腰胯，下及大腿。持续高热，按之有波动感者，为内已成脓，化脓期约在得病后的1~3个月之间。溃后：溃后出脓初黄稠、后稀薄，因已损骨不易愈合可使关节畸形僵硬，不能活动，或造成脱位、关节僵直，而致残废。

### 7.7.2.3　诊断与鉴别诊断

（1）诊断要点

1）有原发感染病灶及外伤史。

2）发病急骤，有寒战、高热、全身不适等全身症状。

3）髋关节疼痛、肿胀、积液，关节处于屈曲、外展、外旋位，活动受限，动则痛剧。

4）关节穿刺抽出混浊样或脓性渗出液，涂片检查可见大量白细胞、脓细胞和细菌。

5）白细胞总数及中性粒细胞增多，血沉增快，血培养阳性。

6）X线摄片检查可助诊断。早期仅表现为关节间隙增宽，以后见有附近骨质疏松；后期当关节软骨被破坏时，见骨面毛糙，关节间隙变窄或消失。如感染侵及软骨下骨质时，可见骨质破坏或增生。病变愈合后关节有纤维性或骨性融合，关节间隙完全消失。

（2）鉴别诊断

1）环跳流注　为臀部多发性肌肉深部脓肿，病灶位于肌肉，易脓、易溃、易敛，愈后不损伤筋骨。

2）髂窝流注　为髂窝深部的脓肿，仅有腹股沟上方疼痛，以后行走困难，髋关节屈曲，大腿略向内翻，髋关节不能伸直，伸髋时疼痛加剧。查体可在腹股沟部扪及有压痛的肿块。

3）髋关节流痰　起病缓慢，病程久。初起全身及局部表现均不明显，化脓迟缓，脓液清稀，夹有"败絮"状物，甚则久不收口，形成胯部窦道，缠绵难愈。

4）历节风　关节多红、肿、热、痛，呈游走性，不会化脓溃破，常有反复发作史，全身症状较环跳疽轻。

5）附骨疽　病变多在长骨，压痛点局限在骨的干骺端，关节活动不受影响，愈后大多不造成残废。

#### 7.7.2.4 治疗

（1）辨证论治

基本同"附骨疽"。脓成切开时以横切口为宜，以减少瘢痕对关节活动的影响。

（2）其他疗法

1）成方验方

梅花点舌丹，每次3粒，每日1~2次；三黄片，每次6~9g，每日3次；犀黄丸，每次3g，每日2次；羊蹄草（鲜品）120~240g，或干品15~30g，水煎服，或取鲜品捣烂外敷患处，拔脓作用较好；金银花6~12g或忍冬藤30~60g，水煎服。

2）西药治疗

a. 病因治疗及对症治疗参照"附骨疽"。

b. 手术疗法

适应证指关节腔内脓性液体，经治疗全身及局部情况未见好转者，晚期关节严重畸形者。

手术方式包括关节切开引流术，关节成形术，截骨矫形术，关节融合术，全关节置换术。

#### 7.7.2.5 预防护理

参见"附骨疽"条。

### 7.7.3 其他

#### 7.7.3.1 病案举例

陈某某，男，42岁，农民，1976年3月来诊。

患者左腿胫骨侧有一约10cm×3cm大的脓肿，已溃烂，肉色紫黑，脓血淋漓，略有臭味。自诉患病已5年之久，初起时，腿部肿块疼痛，寒热往来，未经医治，半月后，因肿块剧痛，不能行走，乃求医诊治。治疗两月，肿块溃烂，且出朽骨两片，溃烂处至今不愈。虽更医数人，终无效果。3个月前赴某医院检查，确诊为骨髓炎（已溃型），动员住院截肢，本人拒绝手术，遂求中医治疗。

患者形容憔悴，精神不振，身体消瘦，行动依杖，舌淡苔白，脉沉弱无力。脉证合参，系附骨疽，先用托里散加味排脓生肌。处方如下：

黄芪6g，当归6g，白芍药6g，茯苓7g，续断6g，枸杞子5g，香附3g，穿山甲2g，天花粉5g，金银花3g，甘草2g，川牛膝5g。

水煎服，连服3剂。外敷生肌散。先将伤口用开水洗净，再将药末撒于疮面，后用麝香回阳膏盖贴，隔日1换。

二诊：内服、外敷后，脓血减少，脓水稀薄，无臭，肉色转红。改服六味地黄汤加味，处方为：

熟地黄 9g，山茱萸 5g，山药 5g，地骨皮 5g，茯苓 5g，泽泻 6g，当归 5g，白芍药 5g，川牛膝 5g，薏苡仁 5g，肉桂 3g。

水煎服，连服 10 剂。外敷法如前。

三诊：面色转佳，疼痛大减，腐肉已退，肉芽新生；舌转红润。改十全大补汤加味，处方为：

黄芪 10g，党参 5g，白术 5g，茯苓 5g，肉桂 3g，羌活 5g，防风 5g，川牛膝 5g，炙甘草 5g，木瓜 5g，续断 5g，薏苡仁 5g，生姜 5g，大枣 5 枚。

水煎服。外敷法如前。

上方守服 20 剂，疮口愈合。因身体尚弱，嘱服十全大补丸 1 个月，以大补气血。现已能参加劳动。（选自《中医医论医案医方选》：马景仲）

按：此例溃烂日久，骨质损伤，身体消瘦，气血俱亏。先用托里散以扶正托毒，祛腐生新；次服六味地黄汤，滋阴补肾，强筋壮骨；再用十全大补汤加味，气血双补，以巩固疗效。故数年之疾，得以痊愈。

### 7.7.3.2 名论名言摘录

1)《外台秘要·卷第二十四》：凡附骨疽者……丈夫急着，先觉痛，不得动摇，按之应骨痛，经日便觉皮肉渐急，洪肿如肥状是也。小儿才近便大啼呼，即是肢节有痛候也。大人缓者，先觉肥，洪洪然，经日便觉痹痛不随。——凡骨疽者久疮不瘥，瘥而复发，骨从孔中出，名为骨疽。

2)《外科大成·卷二》：附骨疽，乃阴寒入骨之病也。……是症皆宜灸之熨之，以散毒气，补阳气，温脾气为主。

复习思考题

1. 附骨疽的病因病机是什么？
2. 附骨疽与环跳疽、流痰的鉴别要点是什么？
3. 附骨疽初期如何辨证施治？

# 7.8 丹 毒

## 目的要求

1. 了解下肢丹毒容易反复发作的特点。
2. 掌握丹毒的诊断及辨证论治。

丹毒是皮肤突然发红，色如涂丹的急性感染疾病。相当于西医的急性网状淋巴管炎。其特点是：病起突然，恶寒发热，局部皮肤忽然变赤，色如丹涂脂染，热肿胀，迅速扩大，发无定处，数日内可逐渐痊愈。本病由于发病部位不同，而有许多名称，如生于下肢者，称"流火"；生于头面的，称"抱头火丹"；新生儿丹毒，称"赤游丹"。

## 7.8.1 病因病机

由于素体血分有热，外受火毒，热毒搏结，郁阻肌肤而发。或由于皮肤黏膜有破碎（如搔抓后鼻黏膜或耳道皮肤或头皮破伤、皮肤擦伤、脚湿气糜烂、毒虫咬伤、臁疮等），毒邪乘隙侵入而成。发于头面者挟有风热，发于胸腹者挟有肝火，发于下肢者挟有湿热，发于新生儿则多由胎热火毒所致。

## 7.8.2 临床表现

起初先有突然恶寒发热，头痛骨楚，胃纳不香，便秘尿赤等全身症状。局部皮肤见小片红斑，迅速蔓延成大片鲜红、稍高出皮肤表面、边界清楚、压之红色减退、放手即恢复，表面紧张光亮，摸之灼手，肿胀触痛明显。一般预后良好，约经5~6天后消退，皮色由鲜红转暗红或棕黄色，最后脱屑而愈。病情严重的在红肿处可伴发瘀点、紫斑、或大小不等的水疱；偶有化脓或皮肤坏死。亦有一面消退，一面发展，连续不断，缠绵数周的。发于小腿者，愈后容易复发，常因反复发作，皮肤粗糙增厚，下肢肿胀而形成象皮腿。新生儿丹毒常游走不定，多有皮肤坏死，全身症状严重。

本病由四肢流向胸腹，或头面攻向胸腹者多逆。新生儿及年老体弱者，易致毒邪内攻，见壮热烦躁，神昏谵语，恶心呕吐等症，可危及生命。

## 7.8.3 诊断与鉴别诊断

### 7.8.3.1 诊断要点

1) 多数发生于下肢，其次为头面部。新生儿丹毒，常为游走性。可有皮肤黏膜破损等病史。

2) 结合临床表现可初步诊断；查血白细胞总数常在 $20.0×10^9/L$ 以上，中性粒细胞 0.80~0.90 者，可确诊。

### 7.8.3.2 鉴别诊断

（1）发

局部暗红肿胀疼痛，中间明显，周围较淡，边界不清楚，有持续性胀痛，化脓时跳痛，大多坏死溃烂，全身症状没有丹毒严重。

（2）接触性皮炎

有明显过敏物质接触史，皮损以肿胀、水疱、丘疹为主，　热，瘙痒，一般无明显全身症状。

## 7.8.4　辨证论治

本病临床分为急性、慢性两类，分别叙述：

（1）急性丹毒

由于发病部位不同，其症状、病因同中有异，分以下四种辨证论治。

1）抱头火丹（风湿热毒，壅结上焦证）

症状　发病突然，常与天时不正、瘟疫流行有关。初期多恶寒发热，头痛，烦躁，口渴，大便干结，尿黄赤，颜面部　红肿胀。从口鼻引发者，则口鼻周围肿胀，张口困难，鼻塞不通；从眼部而发者，眼周肿胀，睁视困难；从耳部而发者，则耳周肿胀，并且向头面发展，引起剧痛。局部的红斑光亮，多起水疱，伴有痒感，水疱破后，渗液流津。易于出现火毒内陷攻心等危候。在颈部和耳后可触及臀核。脉多浮数，苔薄黄。

内治法　清热疏风，凉血解毒。

方药　普济消毒饮加减。若咽喉疼痛者，加山豆根；若起水疱、渗液流津者，加生薏苡仁、车前子。

外治法　红肿处用如意金黄散凉茶水调敷，或用马齿苋、绿豆芽洗净捣烂调上药外敷。有水泡者可抽出积液，或用卧针刺破，放出积液，用消毒药棉擦干。或用马齿苋煎液局部湿敷。引起皮肤坏疽者，一般不做外科手术，有积脓者，只在坏死部做小切口排脓即可。

2）内发丹毒（湿热火毒，蕴结肝经证）

症状　发于胁下腰胯之间。初期有恶寒发热等表证，局部先为小片红斑，迅速蔓延成鲜红色一片，稍高出皮肤表面，边缘清楚，轻者色红，重者色紫，患部肿胀灼热，表面光亮，触痛明显。便干、溲赤，脉弦数，舌质红，苔黄。

内治法　清肝泻火，解毒渗湿。

方药　化斑解毒汤合柴胡清肝汤加减。若无表证者，减牛蒡子、防风；若疹色紫红者，加牡丹皮、白芍药易赤芍药。

外治法　同"抱头火丹"。

3）流火（湿热下注证）

症状　发于下肢胫脚，发病前多有脚湿气或溃疡史。初期头痛骨楚，恶寒发热，纳谷不香，局部红肿灼痛，状如红云，或可伴发水疱，偶然可见中央结毒化脓。多数在　窝或腹股沟有臀核肿大。本病容易反复发作，脉洪数，苔黄腻。

内治法　清热解毒，凉血利湿。

方药　五神汤合草　渗湿汤加味。若发不退者，加牡丹皮、生栀子、薄荷；水疱较多者，加土茯苓、六一散。

外治法　同"抱头火丹"。还可用砭镰法：患部消毒后，用三棱针轻刺患部皮肤，放血以泄热毒。

4）赤游丹

**症状** 发于新生儿全身，多游走不定，全身症状往往由于小儿抵抗力低下，而较成人更重，畏寒高热，口干思饮，便秘，尿赤，重则神昏谵语，恶心呕吐，形成毒邪内攻之危证。局部症状有时一面消退，一面发展，约经5~6日后患部中央皮色由鲜红转为暗红，逐渐脱屑而愈，而边缘扩大，逐渐向它处游移。皮损如由四肢头面走向胸腹者多逆。

**内治法** 凉血解毒，清热泻火。

**方药** 黄连解毒汤加金银花、连翘、牡丹皮、赤芍药、白花蛇舌草等。若大便秘结者，加大黄、芒硝；若出现恶心、呕吐者，多为火毒攻心之先兆，加梅花点舌丹，每次1粒，每日3次；若邪毒内攻者，则当清热解毒，凉血护心。方用黄连解毒汤合犀角地黄汤和紫雪丹等。

**外治法** 同"抱头火丹"。

（2）慢性丹毒（湿热胶结，气血阻滞证）

**症状** 多由急性丹毒反复发作而形成，多见于下肢。无明显全身症状，或有微热不适。复发可隔数天、数周、数月或1年，发作期可出现较轻的急性丹毒征象，局部皮肤粗糙，紫暗，变硬，步履不便。多于过劳、营养不良或感冒时发作，日久可形成大脚风。脉多细滑，舌质红，苔薄黄。

**内治法** 清热利湿，化瘀通络。

**方药** 清利通络汤。

**外治法** 砭镰法应用于慢性丹毒，往往可以减少复发次数。大脚风，用苏叶90g、苏木90g、桂枝60g、葱白40g、艾叶90g，煎汤熏洗患处，每日1~2次，每次20~30分钟。每剂药可用3~4次。

## 7.8.5 预防护理

1）患者宜卧床休息，多饮水。发于下肢者，宜垫高患肢。

2）为了防止丹毒复发，可采用如下措施：一要彻底治疗急性丹毒。二要彻底根治原发病，如治愈下肢慢性溃疡、脚湿气等。

## 7.8.6 其他

### 7.8.6.1 病案举例

应某某，女，37岁。初诊日期：1972年4月10日。

主诉：左小腿红肿2日，伴有发热。

病史：3天前左足背及左小腿红肿胀痛，局部发热，行走时胀痛加剧；口渴思冷饮，不思食，时而呕逆；尿短赤，大便3日未行；伴有发热。既往无类似病史。

检查：体温39.9℃，呈昏睡状态，问之不语，表情痛苦，面赤唇焦；左足背及左小腿下 1/3 皮色红赤，形如云片，略肿，局部扪之灼手。白细胞计数 23×$10^9$/L，舌苔黄，舌尖红，脉弦数有力。

西医诊断：左小腿丹毒。

中医辨证：湿热下注，火毒攻心。

治法：清热利湿，解毒护心。

方药：金银花 24g，蒲公英 24g，大青叶 10g，连翘 18g，黄连 6g，生栀子 10g，当归尾 10g，赤芍药 10g，车前子 10g，生地黄 20g，猪苓 10g，灯芯炭 10g，薄荷 3g，生大黄 10g，绿豆衣 10g，陈皮 6g。每日 2 剂。每 6 小时服药 1 次。

另服梅花点舌丹，每次 1 丸，每 4 小时 1 次；外敷雄黄软膏每日 2 次。

4 月 12 日复诊：服上方 3 剂，神志清，呕吐已止。疼痛减轻，大便已通，稍能进食，局部皮肤红赤变浅。体温渐退（37.7℃），白细胞计数：12×$10^9$/L。依前方略减继服。

4 月 15 日三诊：一切恢复正常，嘱继续按前方服药 4 剂。每日 1 剂，以巩固疗效。随访 4 年，未再复发。（节选自《房芝宣外科经验》）

### 7.8.6.2 名论名言摘录

1)《素问·至真要大论》：少阴司天，客胜则丹疹外发及为丹熛。（张隐庵注，"丹疹"即"斑疹"，丹熛即"赤游"；祁坤亦认为"丹熛"即"丹毒"，此丹毒之最早记载。）

2)《诸病源候论·卷三十一》：丹者，人身忽燃 赤，如丹涂之状，故谓之丹，或发手足，或发腹上，如手掌大。

复习思考题

1. 何为丹毒？丹毒的特点是什么？
2. 丹毒与发的主要鉴别点是什么？
3. 下肢丹毒的治疗方法和预防方法是什么？

# 7.9 流 注

## 目的要求

1. 熟悉流注的特点和不同病因引起的流注的辨证论治。
2. 熟悉髂窝流注与环跳疽的鉴别。

流注是发于肌肉深部的多发性脓肿。相当于西医的脓血症、肌肉深部脓肿和髂窝脓肿。其特点是初起漫肿疼痛，皮色如常，好发于四肢、躯干肌肉丰厚的深处，并有此处未愈它处又起的现象。因发病原因及病情不同而有许多病名，如发于夏秋之间的，称"暑湿流注"；由于疔、疖后引起的，称"余毒流注"；产后瘀露停滞或跌打损伤而引起的，称"瘀血流注"；仅发于髂窝部的，称"髂窝流注"。因其病机、证治基本相似，故一并叙述。

### 7.9.1 病因病机

总因正气不足，邪毒流窜血络，使经络阻隔，气血凝滞而成。

暑湿流注因夏秋季节感受暑湿，客于营卫，阻于肌肉而成。余毒流注因先患疔疮、热疖，强行挤压或过早切开，或其他热病失于诊治，火热之毒流窜入于血分，稽留于肌肉之中而发。瘀血流注多因跌打损伤、瘀血停留，或产后瘀露停滞，经络为之壅滞而成。髂窝流注除由暑湿外受，或余毒走散引起外，还可由会阴、肛门、外阴、下肢破损或生疮疖，或附近脏器感染，邪毒流窜，阻滞经络而成。

### 7.9.2 临床表现

除头面、前后二阴、腕、踝等远侧端比较少见外，其余任何部位均可发生，尤多见于腰部、臀部、大腿后部、髂窝部等处。

初起：在四肢近端或躯干部有一处或数处肌肉疼痛，漫肿，皮色如常，按之微热。约2~3天后，肿胀热疼痛明显，可触及肿块。伴寒战高热，周身关节疼痛，头痛头胀，食欲不振等。成脓：肿块增大，疼痛加剧，约2周左右肿块中央皮肤微红而热，按之中软而应指，兼有壮热不退，时时汗出，口渴欲饮等症。溃后：脓出黄稠或白黏，或挟瘀血块，脓出肿退痛止，硬块渐消，身热也退，食欲渐增，约经2周左右，脓尽收口而愈。

若溃后身热不退，应仔细检查身体其他部位，常有此处未愈，它处又起的现象，伴壮热不退，身体消瘦，面色无华等正虚邪恋之证。若兼神昏谵语，胸胁疼痛，咳喘痰血等，是为毒传脏腑，导致内陷变证或引发内痈。

髂窝流注仅发于髂窝部一侧。初起患侧大腿突然拘挛不适，步履呈跛行，伴恶寒发热，头痛，无汗或微汗，纳呆倦怠。2~3天后局部疼痛，大腿即向上收缩，略向内收，不能伸直，但膝关节仍能屈伸。倘用手将患肢拉直，则可引起剧烈疼痛，痛牵腰部，腹部前突，脊柱似弓状。约7~10天左右，在髂窝部可触到一长圆形肿块，质较硬，有压痛。成脓约1个月左右，虽皮色如常，按之中软为已成脓，因病位较深而波动感可不明显。疮口愈合一般在20天左右。愈合后患侧大腿仍然屈曲难伸，要经1~2个月才能恢复正常。

### 7.9.3 诊断与鉴别诊断

#### 7.9.3.1 诊断要点

1) 发生于夏秋季,有烈日暴晒、劳累史,或疮疖之后,或有跌仆损伤、产褥史。

2) 结合临床表现,可初步诊断。

3) 血白细胞总数及中性粒细胞比例可增高。血培养可有细菌生长。B 超检查有助于判断是否成脓,有脓腔可显示液平面。

#### 7.9.3.2 鉴别诊断

1) 环跳疽　疼痛在髋关节,可致臀部外突,大腿略向外旋,髋关节既不伸直也不能屈曲,甚则漫肿上延腰胯、下及大腿,必要时可做髋关节穿刺来鉴别。

2) 髋关节流痰　起病缓慢,有痨病史,初起局部及全身症状均不明显,患侧髋关节伸而难屈,化脓在 6～12 个月。

3) 风湿性关节炎　呈多关节游走性红肿热痛,有反复发作史,患侧髋关节屈曲程度较轻,一般不会化脓溃破。

### 7.9.4 辨证论治

(1) 暑湿流注

症状　在四肢近端或躯干部,如两臂、两腿、腰胯之间都可发生,有 1 处或数处肌肉疼痛,漫肿色白微热,约2～3 天后肿胀　热疼痛明显,可触及块物。初伴有恶寒发热,头痛头胀,周身关节酸痛,继而出现胸闷呕恶,渴不多饮,苔白腻,脉滑数等。如治疗后寒热不退,时时汗出,胸腹出现白　,约在两周左右肿块中央变成微红而软,按之应指,则内已成脓。溃后流出黄稠或白黏脓液,即能热退痛止,肿硬渐消,元气自复,再经两周左右,可以脓尽收口。本病溃后往往有此愈彼起的现象,仍需继续治疗。倘溃久不敛,脓水淋漓,身消瘦,面白无华,身热不退,脉象虚数者,此属正虚邪恋,病情较重。若兼见神昏谵语,胸胁疼痛,咳喘痰血等症,是为毒传脏腑引起内脏器官的转移性脓肿。

内治法　初起清暑化湿,解毒活血。

方药　清暑汤加藿香、佩兰、大豆卷等。高热不退者,加石膏、知母;有表证者,加荆芥、防风等。成脓期,宜服透脓散,体虚者宜服托里消毒散加减。溃后如有继发现象的,仍按前法处理,切勿过早用补剂,以防留邪不去。如确系虚证,可用益气、养阴、和胃化浊等法对证治疗。

外治法　适用于各种流注。初期:肿而无块的,用金黄膏外敷;肿而有块的,加掺红灵丹贴之。成脓:宜切开引流。溃后:先用八二丹药线引流,脓尽后改用生肌散,均以太乙膏盖贴。

（2）余毒流注

症状　一般症状同暑湿流注，但发病前有疔疮、伤寒等病史。因邪热更甚，发病更为暴急，初起即有寒战高热，口渴引饮，苔黄腻，脉洪数等症。毒邪内攻心肺如神昏谵语，咳嗽痰红，气喘息粗之症亦多。

治法　治法参照"疔毒走黄"。

（3）瘀血流注

症状　多见于劳力过度而伤筋脉者，多发于下肢，其次是上肢，呈条状硬索及硬块，但亦有缠生数处，早期治疗，多能消散。初起时全身症状不明显，至化脓阶段，常有轻度寒热，成脓约在5~10天间，溃后则可孔孔相穿，形如蝼蛄穿穴。由跌打损伤引起者，初起时一般无全身症状，局部结块肿痛，皮色微红，或呈青紫，按之稍感微热，此证消散者少，成脓者多，溃后脓液中挟有瘀血块。因产后恶露停滞而引起者，多发于小腹及大腿等处，初起时隐隐作痛，后则渐成肿块。舌暗紫或有瘀点，脉象涩滞。

内治法　初期当和营活血，祛瘀通络。

方药　活血散瘀汤加减。跌打损伤者，加三七粉2g冲服；产后瘀阻者，加香附、益母草等。成脓期、溃后按暑湿流注治法。

（4）髂窝流注

症状　位于髂窝间隙，肿块大多单发，患侧大腿常不能伸直，因而有"缩脚流注"之名。起病较急，初起患侧大腿突然拘挛不适，跛行，同时伴有恶寒发热，头痛等症状，2~3日后，髂窝部疼痛，约7~10天左右，患部可触及一长圆形肿块，质较硬，有压痛。1月左右成脓，但皮色如常。破溃后出脓黄稠，诸证渐轻，疮口20天左右收敛。

内治法　清热解毒，化湿通络。

方药　五神汤合三妙丸加减。有肿块者，加当归、赤芍药、丹参；成脓时加穿山甲、皂角刺。溃后治法同暑湿流注。

## 7.9.5　预防护理

1）及时正确处理疔、疖及皮肤破损等。

2）卧床休息，多饮开水，或以西瓜汁代茶。热退而肿块未全消时，仍需卧床以免反复。

3）注意加强营养，忌鱼腥及辛辣刺激食品。

4）髂窝流注愈后功能障碍者，应做适当的下肢伸屈功能锻炼。患者端坐椅子上，将患肢之足踏在毛竹管上做下肢伸屈活动，每天2~3次，每次20~30分钟。

复习思考题

1. 暑湿流注如何辨证论治？

2. 髂窝流注与环跳疽、髋关节流痰的鉴别要点是什么？

# 7.10　发　颐

## 目的要求

熟悉发颐的诊断和辨证论治。

发颐，又称"汗毒"，是由于热性病后余毒结聚于颐颌之间的一种急性化脓性疾患，现代医学称之为急性化脓性腮腺炎。其特点是颐颌间肿胀疼痛，张口受限，全身症状明显，病势较为严重，有时可出现逆证。

## 7.10.1　病因病机

本病多由伤寒或温病治疗不彻底，以致余邪、热毒未能外达，而结聚于少阳、阳明之络，经络阻塞，气血凝滞而成。

## 7.10.2　临床表现

初期：在颐颌之间的一侧发生疼痛并有紧张感，轻微肿大，开口稍感困难；继则肿胀逐渐显著，并延向耳之前后；如压迫局部，在第 2 对臼齿相对的颊黏膜上有黏稠的分泌物溢出。此时张口困难，唾液分泌物大为减少。成脓期：局部疼痛加剧，呈跳痛，皮色发红，肿胀更甚，肿胀可波及同侧眼睑、颊部、颈部等处，压痛明显，按之有波动感，同时颊黏膜腮腺导管开口处能挤出混浊黄稠脓性分泌物。后期：若不及时切开，脓肿可在颐颌部或口腔黏膜或外耳道溃破，脓出臭秽。

本病初期即有轻度发热，发展严重时可伴高热、口渴、纳呆，大便秘结，舌苔黄腻，脉弦数。如患者极度衰弱，可有痰涌气塞，汤水难下，神识昏糊等毒邪内陷之证。

## 7.10.3　诊断与鉴别诊断

### 7.10.3.1　诊断要点

1）常发生于伤寒、麻疹、烂喉痧等时行热病后，或见于胸腹部大手术后长期禁食者。

2）多单侧发病，颐颌间腮腺区红肿热痛明显，常伴有不同程度的张口困难。化脓后可测得波动感。

3）患侧腮腺管口红肿，压之有脓性分泌物溢出。

4）发病急，伴有高热、口渴等全身症状。

### 7.10.3.2 鉴别诊断

*痄腮* 发于颐颌之间，多为双侧发病，色白漫肿，不会化脓，多发生于儿童，有传染性。

## 7.10.4 辨证论治

（1）初期（风温热毒蕴结证）

症状 发病较急。多有身热，口干渴，纳呆，便秘溲赤，常发于颐颌之间的一侧，少数亦可双侧，发生疼痛和紧张感，轻微肿胀，张口稍困难。继则肿胀逐渐显著，并延及耳之前后，压迫局部，有时在第 2 臼齿相对的黏膜上（腮腺管开口处）红肿，并有黏稠的分泌液溢出，舌苔黄腻，脉滑数。

内治法 疏风清热，解毒消肿。

方药 普济消毒饮加减。若高热，口干舌燥者，加连翘、夏枯草、芦根；大便干结者，加生大黄、元明粉。

外治法 金黄膏或玉露膏外敷，或青黛膏外敷。

（2）中期（毒盛酿脓证）

症状 经 7～10 天后，疼痛剧烈，呈搏动性，压痛明显，红灼热，肿势可波及同侧眼睑、面颊、颈部等处，局部按之有波动感，张口困难，饮食难进，小便短赤，大便秘结，身热，舌质红，苔黄腻，脉洪数。

内治法 清热解毒，托里透脓。

方药 普济消毒饮合透脓散。若高热者，加石膏、知母、白花蛇舌草；大便秘结者，加大黄、元明粉；无恶寒者，去牛蒡子、僵蚕、薄荷等。

外治法 及时切开排脓，刀口在下颌角后部 1.5cm 之处。切开皮肤，向耳前、耳后分离腮腺实质，寻找脓腔，充分引流。

（3）后期（余毒未清证）

症状 脓肿可在颐颌部，或口腔黏膜，或外耳道，破溃出脓，脓液臭秽，局部肿消痛减，若脓转不臭，身热渐退，则逐渐向愈。个别病例可出现口眼歪斜，病愈后多能恢复正常。舌质红、少苔或无苔，脉细数。

内治法 调理气血，清解余毒。

方药 四妙汤加佩兰、竹茹、石斛。若为肾阴亏耗，虚火上炽者，方用六味地黄汤。

外治法 九一丹药线引流，外敷金黄膏；脓尽改用生肌散、红油膏。

## 7.10.5 预防护理

1）卧床休息，多喝开水。

2) 常漱口，保持口腔清洁。

复习思考题

　　1. 发颐和痄腮的鉴别要点是什么？
　　2. 发颐的诊断要点是什么？

# 7.11　走黄与内陷

## 目 的 要 求

1. 了解走黄与内陷的预防和调摄。
2. 掌握走黄和内陷的诊断和辨证论治。

　　走黄与内陷是疮疡疾患过程中，毒邪走散，内攻脏腑，引起危及生命的变证、坏证，是严重的全身性的化脓性的外科疾患。相当于西医的毒血症、败血症、脓血症。
　　关于本类疾病的描述，在明代以前，是以"疮毒内陷"、"火毒攻心"等词语来表述的，而且，其症状表现又大多包括在《内经》的"五逆"及后世的"七恶"之中。"疔疮走黄"始于明代的《疮疡经验全书》、《外科正宗》。疽毒"内陷"而分为三陷之说，则首见于高锦庭的《疡科心得集》。明代以后的外科文献，"走黄"已普遍引用为疔毒走黄攻心的术语，而三陷之说，文献尚少记述，在现代著作中引用较多。三陷的证治是高锦庭吸收消化了温病学派治疗毒邪入营血攻心的经验，通过临床归纳总结为疽证的三种变证，有效地指导了临床实践，作出了贡献。现在凡疔疮以外的疮疡，由于正不胜邪，毒不外泄，反陷入里，均称为内陷。走黄与内陷的实质相似，但由于原发病种不同，或发生的疾病的阶段不同，证治上有所区别，故分述于下。

## 7.11.1　走黄

　　本病是疔疮火毒炽盛，毒邪走散，毒入血分，内攻脏腑的一种急性危重证候。《疮疡经验全书》说："疔疮初生时红软温和，忽然顶陷黑，谓之'癀走'，此症危矣"（"癀走"即走黄）。关于"走黄"两字的解释，诸说不一，有的说"黄即毒也"，"走黄"即毒走散也；有的说"黄即横，散也"。可见，尽管各自对"走黄"的字义解释不一，而各家对"走黄""扩散"的实质性理解，还是一致的。

#### 7.11.1.1 病因病机

由于生疗之后，或因早期失于治疗，未能及时控制毒势；或因挤压碰伤；或因过早切开，造成毒邪扩散；或误食辛热之药及酒肉鱼腥等物；或加艾灸，更增火毒。以上各种原因，都能促使火毒鸱张，以致机体不胜防御，从而疗毒走散，入于血分，内攻脏腑，而成走黄之证。

#### 7.11.1.2 临床表现

局部症状为原发病灶处忽然疮顶陷黑无脓，肿势软漫，迅速向周围扩散，皮色暗红不鲜。全身症状有寒战高热，头痛，烦躁不安，苔多黄燥，舌质红绛，脉多洪数。或伴有恶心呕吐，口渴喜饮，便秘腹胀或腹泻；或伴有肢体拘急，骨节肌肉疼痛，或并发附骨疽、流注等；或伴有身发瘀斑、风疹块、黄疸等；甚至伴有神志昏迷、呓语谵妄、咳嗽气喘、胁痛痰红、发痉发厥等。以上各证每可相兼出现，因疗毒走散之后，并不只是限于心包一经，而其他脏腑亦可累及。

#### 7.11.1.3 诊断要点

疗疮早期被挤压、碰撞、切开排脓，或艾灸之后，容易发生。有上述局部表现，结合临床表现，一般诊断不难。

#### 7.11.1.4 治疗

（1）辨证论治

症状 在原发病灶处忽然疮顶平塌或黑陷干枯无脓，肿势迅速向周围扩散，皮色暗红；并伴有高热头痛，体温在39℃以上，烦躁不安，脉多洪数，苔多黄燥，舌质红绛；或伴有恶心呕吐，口渴喜饮，便秘腹胀或腹泻；或伴有肢体拘急，骨节肌肉疼痛，或并发附骨疽等；甚至伴有神昏谵语，咳嗽气喘，胁痛痰红，痉厥抽风等。以上各证每多相兼出现。证属热毒扩散，内攻五脏。

内治法 凉血、清热、解毒。

方药 犀角地黄汤、黄连解毒汤、五味消毒饮加减。

如壮热不退，神志昏迷，可另吞安宫牛黄丸或紫雪丹，以清营凉血，解毒开窍。若咳喘痰红者，清瘟败毒饮加贝母、鲜茅根、鲜竹沥。痉厥者，加羚羊角、钩藤、龙齿等。若头面耳项俱肿，形如胖尸，神昏不语，呃逆不止者为危证，应中西医结合抢救治疗。

外治法 参照疗疮外治法。

（2）西医西药

1）早期大剂量使用抗生素 根据细菌培养及药敏试验结果选择有效抗生素，剂量应大于常规剂量，必要时两种以上联合应用。

2）支持疗法 补液并维持水电解质和酸碱平衡，补充维生素，必要时给予少量多次输全血或血浆。有感染性休克时，加用升压药物，或应用糖皮质激素治疗。

### 7.11.1.5　预防护理

1）凡生疔肿，严禁局部挤压、碰伤、艾灸，及早期切开。
2）忌食辛辣、酒及荤腥之品，忌服辛热药物。
3）绝对卧床休息，高热不退者，可配合头部冰帽降温。
4）宜流质或半流质饮食。

## 7.11.2　内陷

凡生疮疡，正不胜邪，毒不外泄，反陷入里，客于营血，内传脏腑而引起的全身性危险证候称为内陷。内陷之名，见于《温热经纬》："病在卫分，…以邪从气分下行为顺，邪入营分内陷为逆也。"是指病邪由浅入深。而后《疡科心得集》由此引申，运用于疽病："其中犹有三陷变局，谓火陷、干陷、虚陷也。火陷者，气不能引血外腐成脓，火毒反陷入营，渐致神迷，发痉发厥。干陷者，脓腐未透，营卫已伤，根盘紫滞，头顶干枯。渐致神识不爽，有内闭外脱之象。虚陷者、脓腐虽脱，新肉不生，状如镜面，光白板亮，脾气不复，恶谷日减。形神俱削，渐有腹痛便泄寒热。"临床上以有头疽并发本证为多。有头疽的内陷证，可发生于初期、溃脓期及收口期等各个阶段，因其内陷的原因和特点不同，故临床一般分为火陷、干陷、虚陷三种类型。

### 7.11.2.1　病因病机

内陷证的发生原因在于正气素虚，或因毒热伤正，以致正气不足，火毒炽盛，正不抗邪。加之挤压疮口，治疗失时或不当，以致毒邪反陷入里，客于营血，侵犯脏腑，而成本证。

火陷证　多由于阴液不足，火毒炽盛，复因挤压疮口，或治疗不当，或治疗失时等影响，以致正不胜邪，毒邪内陷入营。

干陷证　多由气血两亏，正不胜邪，不能酿化为脓，托毒外出，以致正愈虚，毒愈盛，从而形成内闭外脱。

虚陷证　毒邪虽已衰退，而气血大伤，脾气不复，肾阳亦衰，最后生化乏源，阴阳两竭。

### 7.11.2.2　临床表现

在临床上，多见于老年人和素有消渴证患者，并且有前驱症状。如疮形平塌，不易化脓，并见高热寒战，大汗淋漓，舌质红绛等症，应严密观察及早处治。辨别三陷时，除了患者症状各异外，还要注意陷证发生的时间，一般说疽证初期多火陷，成脓期多干陷，收口期多虚陷。

#### 7.11.2.3 诊断要点

1）多有原发感染病变，最常见的为有头疽。
2）多伴有消渴病。
3）结合局部变化、临床表现可初步诊断。
4）白细胞计数可达 $20×10^9/L$，中性粒细胞、巨幼型白细胞计数增高。

#### 7.11.2.4 辨证论治

本证正虚邪盛，所以治疗的关键是既要祛邪，也要扶正。祛邪用药宜重，量大力猛，及时发挥作用，同时疮口通畅促使毒陷脓泄。扶正宜掌握时机，掌握分寸。

（1）火陷证

症状 多见于疽证 1~2 周时，疮顶平塌，根盘散漫，疮色紫滞，疮口干枯无脓，灼热剧痛。全身出现壮热不退，口渴咽干，便秘溲赤，烦躁不安，神昏谵语，或见发斑发衄，苔黄腻或黄糙，舌质红绛，脉象洪数或弦数。

内治法 凉血解毒，泄热养阴，清心开窍。

方药 清营汤加赤芍药、牡丹皮、蚤休、紫花地丁，另吞安宫牛黄丸或紫雪丹。若大便秘结者，加大黄、元明粉；衄血者，重用生地黄、牡丹皮。

（2）干陷证

症状 常见于疽证 2~3 周溃脓期，疮腐不透，疮口中央糜烂，脓少而薄，疮色灰暗，肿势平塌，散漫不聚，闷胀疼痛。全身出现发热或恶寒，神疲，食少，自汗，胁痛，神昏谵语，气喘息粗，苔黄腻，舌质淡红，脉象虚数；或体温反而不高，四肢厥冷，气息微弱，大便溏薄，小便频数，苔灰腻质淡，脉沉细等。

内治法 补养气血，托毒透邪，佐以清心安神。

方药 托里消毒散加牛黄、琥珀冲服。或另吞安宫牛黄丸或紫雪丹。若见体温低，肢冷，便溏，溲频者，宜温补托毒，用神功内托散，方中附子功能温阳固脱。若发背脑疽等证，属于正中督脉部位的，用鹿角霜代替附子，则取效更为显著。

（3）虚陷证

症状 多发于疽证 4 周。局部肿势已退，疮口腐肉尽脱，脓水清稀，或带绿色，新肉不生，状如镜面，不知疼痛。全身出现虚热不退，形神萎顿，饮食减少，腹疼便泄，自汗肢冷，气息低微，苔薄白或无苔，舌淡红，脉沉细数或虚大无力，或神志不清，昏迷厥脱。

内治法 温补脾肾，固脱敛阳。

方药 附子理中汤加肉桂、黄芪、龙骨、牡蛎。若证见舌光如镜，口舌生糜，舌质红绛，脉象细数者，为阴伤胃败。治宜生津养胃，如益胃汤。若昏迷厥脱者，加人参、龙骨、牡蛎。

外治法 参照有头疽。

#### 7.11.2.5　预防护理

本病按一般重病护理，如每隔 4 小时测体温、脉搏、血压等，绝对卧床休息，昏迷时按照昏迷常规处理。此外还应当注意：

1）壮热恶寒无汗者，勿袒露胸腹和当风受凉。

2）壮热不恶寒、头昏烦躁、气急脉数者，头部可用冰袋。

3）壮热汗多口渴、渴喜冷饮，可给菊花叶汁加凉开水冲服，或给以西瓜汁，总之，应大量饮水。

4）忌晕腥发物及甜腻之品，视病情酌给素流质、素半流质或素普食。

5）局部换药应强调不能挤脓，务使创伤得到休息。

## 7.11.3　其他

#### 7.11.3.1　病案举例

案一：张某某，女，33 岁，农民，1969 年 9 月 4 日初诊。

现病史：患者 1 周前鼻部中段左侧起一疖肿，就近医治 3 次，肿势日甚，昨日起神昏谵语，泛恶连连，因而来诊。经验体温为 40.2℃，脉细数，舌苔黄腻，精神淡漠，局部溃口无脓，色暗，肿势蔓延，上及额部，旁及耳前，两眼上下睑均肿胀如缝，颌下淋巴结肿大，自觉畏寒，头痛如裂，全身疼痛酸楚，已两日未进食，大便已 7 日未行，小便少。证属疔毒走散。处以大剂 7 味治疔汤加味：金石斛 9g，菊花 30g，夏枯草 15g，生甘草 6g，金银花 30g，蒲公英 30g，蚤休 12g，紫花地丁 15g，焦山栀 15g。煎汤频服，并嘱口渴喂西瓜水，局部以红升丹点敷，用千捶膏捏成 0.5cm 大饼形 1 块，盖贴局部，加膏药密封。翌日续诊：体温 39.5℃，诸症略减，仍服原方 1 剂。7 日能步行来诊，去腐肉 1 块，畅引流，外敷三味散，内服原方 3 剂。10 日复诊体温 37.2℃，肿势基本消失。溃疡面脓腐尚多，额部及颌下脓肿切开排出稠脓，均予三味散外敷，贴膏药，停止内服药，续诊 1 次给以九一丹而愈。

原结语：对于已出现疔毒走散的，舌多质红绛而苔糙黄，内服上方，能在三至五天肿势收缩，而脓头呈大块腐肉外排，随即脓水外流而肿退，亦能短期痊愈。已经出现"走黄"之象，脉多弦数或细数，如苔腻的，亦以上方内服；舌苔红或舌面起红瘰的，为毒入营血伤阴，则应用犀角地黄汤以清营凉血，并加清热解毒药随证施治。（节选自《临诊一得录》）

案二：吴某某，男。对口疽，疮口腐烂散漫，延及两耳，脂水清稀，肉色紫暗。　热疼痛，头目面腮均肿，咳嗽气逆，纳废便秘，神志昏迷，懊　谵语，乃毒盛热炽，内陷心包，肺胃之火上炎，清肃之令失司，脉数舌绛，口渴常饮，热迫灼阴，病属重险，姑以宣窍、育阴、涤热、化毒。紫雪丹 1.5g（吞），大青叶 12g，板蓝根 15g，鲜生地黄 30g，鲜石斛 15g，鲜贯众 15g，细川连 2.4g，黑山栀 9g，肥知母 6g，京玄参 15g，粉丹皮 9g，生绿豆 30g，连翘 9g，川象贝各 9g，瓜蒌仁 9g，生赤芍药9g，甘中黄5g，光杏仁9g，薄荷叶5g。另用：生黄芪15g，金银花15g煎汤代茶。外用药：银藤散掺疮面上，上覆盖膏药，每日换药一二次。

本病例症情甚为重险，若非挽救于垂危，深恐变幻于瞬息。在治疗过程中，经十数日大剂清热解毒，育阴开窍之品。先是神志甦醒，身汗热退，继则伤口瘀腐渐化，头面肿消，终于脂少脓清，转危为安，疮敛而愈。上方为第1诊方药。方大药重，标本兼治，非此何以挽舟楫于狂澜。（节选自《张赞臣临床经验选编》）

按：走黄与内陷系外科危重之证，一向被外科医家所重视。治疗本病取效的关键要掌握早、通、重三字。"早"即早诊断，早治疗。不论是走黄，还是内陷，均先有征兆，如能仔细观察，及早治疗，均能力挽狂澜，转危为安，如案1所示。"通"即疮口通畅、脓腐及时外排。这是毒邪外泄的通路。脓腐畅排则肿易消，热易退，病易瘳。"重"指药方宜重，本病或为毒邪鸱张，或为正气大虚；若非方大药重，难以胜任，如案2所示。

### 7.11.3.2 名论名言摘录

1）《疮疡经验全书》：毒气入腹，眼中见火，神昏烦闷，呕吐，恍惚，如醉如痴，不可疗矣。……疔疮初生时红软温和，忽然顶陷黑，谓之癀走，此证危矣。（此为首见"癀走"（即走黄）的文献记载，对症状描述较准确）

2）《疡科心得集·疡证总论》：外证虽有一定之形，而毒气之流行亦无定位。故毒入于心则昏迷，入于肝则痉厥，入于脾则腹疼胀，入于肺则喘嗽，入于肾则目暗手足冷；入于六腑，亦皆各有变象，兼证多端。七恶叠见。

复习思考题

1. 什么是走黄和内陷？
2. 走黄的内治法是什么？
3. 三陷证的辨证要点和治疗大法是什么？

# 7.12 瘰 疬

## 目的要求

1. 熟悉瘰疬的特点及与臖核，失荣的鉴别。
2. 熟悉瘰疬的诊断和辨证论治。

瘰疬是指多发生在颈部的慢性炎症性疾病。因其结核累累如贯珠之状，故名瘰疬。相当于西医的颈部淋巴结结核。其特点是多见于体弱儿童或青年，好发于颈部及耳后，病程进展缓慢。初起时结核如豆，不痛不红，缓缓增大，融合成串，溃后脓水清稀，夹有败絮样物，此愈彼溃，经久难敛，形成窦道，愈后形成凹陷性瘢痕。

## 7.12.1　病因病机

常因忧思郁怒，肝气郁结，脾失健运，痰湿内生，气滞痰凝，阻于经脉，结于颈项，而成此病。日久痰湿化热，或肝郁化火，下烁肾阴，热胜肉腐而成脓，破溃成疮，脓水淋漓耗伤气血阴津，渐成虚证。亦可因肺肾阴亏，以致阴虚火旺，肺津不能输布，灼津为痰，痰火凝结，结于颈项所致。

## 7.12.2　临床表现

*初期*　颈部一侧或双侧，结块肿大如豆，孤立或成串状，质地坚实，推之活动，不热不痛，肤色正常，可延及数月不溃，一般无全身症状。

*中期*　颈部肿块渐渐增大与表皮粘连，有的数个互相融合成块，推之活动度减少，有隐痛或压痛。若液化成脓时，皮肤微红或紫红发亮，扪之微热，按之有轻微波动感。部分患者有低热及食欲不振，全身乏力等症状。

*后期*　液化成脓的结块经切开或自行溃破后，脓液稀薄，夹有败絮样坏死组织，疮口呈潜行性空腔，肉芽苍白不鲜，疮周皮肤紫暗，疮口久不收敛，常此愈彼溃，并可形成窦道。部分患者出现低热，乏力，头晕，食欲不振，腹胀便溏等症状；或出现盗汗，咳嗽，潮热等症状。若脓水转厚，肉芽转成鲜红色，表示将趋收口愈合。

本病预后一般良好，但常因体质虚弱或劳累而复发，尤以产后更为多见。本病结核如迁延数年，仍按之活动，且既不破溃，也不长大者，其病较轻；若初起即累累数枚，坚肿不移，并粘连在一起者，则其病较重。亦有部分患者，有的结核未消，有的已液化成脓，有的结核溃破，且三者可同时出现。

辅助检查红细胞沉降率可增快，结核菌素试验呈阳性。脓液涂片检查可找到结核杆菌。必要时可做活组织病理检查，有助于确诊本病。

## 7.12.3　诊断与鉴别诊断

### 7.12.3.1　诊断要点

1）本病多发于儿童和青少年。本病根据发病年龄、临床表现，初步诊断不难。

2）必要时通过结核菌素试验或取活体组织检查以确诊。

### 7.12.3.2　鉴别诊断

1）臖核　常由颜面和口腔咽喉部炎症诱发。一般多为单个的淋巴结肿大。有压痛，很少化脓，有时原发炎症已消退，但臖核仍在，应仔细询问病史。本病即西医之颈慢性淋巴结炎。

2）失荣　主要是指颈部淋巴结的转移癌，头面、口鼻、咽喉等部位的恶性肿瘤，多首先转移颈部淋巴结，尤以鼻咽癌多见。但此类患者多见于中老年，初起肿块即坚硬如石，高低不平，推之固定不动，呈进行性发展，人渐消瘦，如树木之失于荣华，破溃后，疮面如石榴样，血水淋漓。

3）恶性淋巴瘤　男性青年多见。以多数淋巴结肿大为特征，早期结块质中等硬，各自分开，活动度大（游离），与瘰疬相似，但后期即相互粘连，肿块较瘰疬大而坚硬，但有弹性（如橡皮样）。此外，全身的淋巴结（腋窝、腹股沟等）肿大以及肝脾肿大、严重贫血和不规则发热，必须取活体组织作病理检查予以确诊。

## 7.12.4　治疗

（1）辨证论治

1）初期（肝郁痰凝证）

**症状**　颈项两侧，形如豆粒，逐渐增大如梅李，或一粒或数粒，按之或动或不动，或疼或不疼，或有胸胁刺痛，痞胀，苔白，脉弦。

**内治法**　疏肝养血，解郁化痰。

**方药**　逍遥蒌贝散。

**外治法**　可用冲和膏或阳和解凝膏加黑退消盖贴。

2）中期（阴虚火旺证）

**症状**　历时数月或年余不等，结核增大，皮核粘连，推之不动，疼痛加重。如皮色渐转暗红，皮肤微热，按之应指者，为成脓。此时一般仍无明显的全身症状，部分患者则有潮热倦怠，胃纳不佳，盗汗心烦，舌红，脉细数等症状。

**内治法**　托毒透脓，清热化痰。

**方药**　六味地黄丸合清骨散加减。

**外治法**　液化成脓时，可考虑切开排脓。

3）后期

**症状**　溃破之后，脓水清稀，每多挟有败絮状物，疮内腐肉色呈灰白，一时不易随脓排净，如果治疗得当，大约2～3个月可以收口。如日久不愈，四周紫暗，疮口潜行，可形成窦道。肺肾亏损，则可有潮热骨蒸，咳嗽盗汗，脉象细数等症。亦有久溃不敛，脓水淋漓，伤及气血者，出现精神倦怠，头晕，失眠，胃纳不佳，形体消瘦等症状。

**内治法**　肺肾阴虚者，当滋补肺肾。

**方药**　清骨散合六味地黄丸；若咳嗽者，加麦冬、沙参、百部、贝母等。若气血两虚者，服香贝养荣汤，大补气血，理气化痰。

此外，可经常配服内消瘰丸、小金丹、夏枯草膏、十味丸等以化痰软坚。小金丹有防止流窜走注之功，应用较多。十味丸对瘰疬兼女子经闭者，确有疗效。体质不虚衰者，可服芩部丹，每次5片，每日3次。

**外治法**　溃后，白降丹药捻或升丹捻插入疮口，外贴太乙膏，使核脱落。之后用生肌玉红膏加雄黄粉撒于疮面，以生肌收口。

（2）其他疗法

1）火针疗法　用于刚化脓而未溃破者，表现为局部色紫，质软，疼痛等。

操作方法：在局麻下，将毫针烧红，与结核结节表面成45°角度刺入，每次3针，勿太深，勿刺伤血管。第2次换个位置如上法刺之。未化脓者，禁用本法。

2）截根术　是用三棱针割断肌纤维的办法。在肝俞、胆俞、三焦俞、膈俞处，每次选1穴，3天1次。1月为1疗程，休息1周后再行第2疗程。一般挑治10次左右即痊愈。

操作方法：先将局部严密消毒，局麻，而后用消毒的三棱针割开0.15寸[1)]的横切口，再用针尖挑起皮下之组织纤维，用刀割断，边挑边割，直到挑净为止。一般患者能挑30~60根。术后应局部消毒，撒消炎粉，盖以消毒敷料。

3）针灸疗法　百劳穴（第5颈椎旁开1寸[2)]）先针后灸。配穴：肝俞、膈俞。

4）围刺法　围绕淋巴结节用毫针刺之，每次4针，隔日1次。

5）简便验方

a. 狼毒枣、狼毒膏，主治结核性溃疡。狼毒1500g，大枣2000g。将狼毒置锅内，加水至浸没药物为度，上置笼屉，将大枣置屉中。水烧开后保持文火，蒸枣二时半，取出即可服用，每日服3次。成人初服10枚，逐渐增至每次20枚。忌辛辣食品。

蒸枣所剩的狼毒液汁，经细布滤过后，用文火浓缩成稀糊状泥膏。即为狼毒膏，供局部外敷用。（新疆验方）

b. 乌梢蛇研面，每次3g，10日为1疗程，休息5天再服。（上海验方）

c. 全蝎15g、核桃肉150g，共研细末，每天服1.5g。适用于瘰疬结核难消散者。（山西验方）

## 7.12.5　预防护理

1）忌食辛辣刺激之品及螃蟹、鳝鱼等发物。
2）保持心情开朗，以免痰火内生。
3）节制房事，免伤肾阴。
4）加强锻炼，如坚持打太极拳等。

复习思考题

1. 试述瘰疬的特点及病因病机。
2. 试述瘰疬初、中、后三期的内治。

---

1）此处为同身寸。
2）此处为同身寸。

# 7.13 流 痰

**目的要求**

1. 熟悉流痰的病因病机。
2. 掌握流痰的诊断和辨证论治。

流痰是发生在骨与关节间的慢性化脓性疾病。因其成脓后，可流窜于病变附近或较远的空隙处形成脓肿，破溃后脓液稀薄如痰，故名流痰。又因本病后期可出现虚劳证候，故又称"骨痨"。相当于西医的骨与关节结核，其特点是好发于骨与关节，病程进展较慢，初起不红不热，化脓亦迟，脓水清稀并夹有败絮状物，溃后不易收口，易成窦道，常可损筋伤骨而致残废，甚则危及生命。因本病发病部位的不同，尚有许多不同的名称。如发生在背脊的，称龟背痰；发生在腰椎两旁的，称肾俞虚痰；发生在髋关节的，称环跳痰；发生在膝部的，称鹤膝痰；发生在足踝部的，称穿拐痰；发生在手指骨节的，称蜈蚣蛀等。其名称虽异，然其病因、证候和治法及预后基本一致，故统称为流痰，归于本节论述。

## 7.13.1 病因病机

本病发生在儿童多为先天不足，肾气未充实，骨骼柔嫩，或闪挫折伤，或强坐太早，以致气不得升，血不得行，气血痰浊风寒滞留筋骨而生。成人多因劳倦内伤，肾亏骨空，如男子遗精滑泄，肾水干涸；女子带下真阴不足，正不胜邪，风寒湿挟痰浊乘虚而入，侵袭经隧骨髓为患。总之，流痰的形成，先天不足，肾亏骨空是病之本；而痰浊凝聚，风寒侵袭，或有所损伤，则是病之标。在整个病程中，其始为寒，其久为热；当其化脓之时，寒化为热，阴转为阳；后期则阴愈亏，火愈旺，常出现阴虚火旺的证候，由于脓水淋漓不断，又可出现气血两虚的证候。

## 7.13.2 临床表现

本病好发于儿童与青少年，年龄未超过14岁的患者约占80%~90%。常可有其他部位的结核病史，尤以肺结核最多。病变部位以脊椎为最多，其次为下肢髋、膝、踝关节，再次为上肢肩、肘、腕、指间关节。一般多单发，但脓肿形成时，依据原发部位，也可走窜至头、胸、胁、腰、腹、腿等处。

初期 骨内虽有病变，而外形症状并不明显，仅觉患处隐隐酸痛，不红不热，也无肿胀；继则关节活动障碍，动则疼痛加甚，休息后减轻。病变在腰椎者，不能弯腰；在髋、膝部者，走路跛行。儿童患者常在睡眠时痛醒哭叫，俗称

"夜哭"。但此期全身症状尚不明显，或时发轻微寒热。

中期　起病后半年至1年以上，病变部位周旁肌肉萎缩，关节渐渐肿胀，在病变附近或较远处形成脓肿，不红不热。脓熟时，患处皮肤出现透红，按之应指，局部或有疼痛。全身乍寒乍热，朝轻暮重。

后期　破溃之后，疮口流脓清稀，可夹有败絮样物，久则疮口凹陷，周围皮色紫暗，易形成漏管，较难收敛。若病变在四肢者，则肌肉日渐萎缩；病变在颈椎、胸椎、腰椎者，则四肢强直不遂，或瘫痪不用，甚至二便失禁。若病久元气不支，食欲减退，则身体日渐消瘦，精神日渐萎顿，或伴有面色无华，形体畏寒，心悸失眠，自汗；或伴午后潮热，颧红，骨蒸盗汗，口燥咽干，食欲减退；或咳嗽痰血，则渐成骨痨，预后较差。若脾胃未败，尚有治愈可能。凡病变在大关节者，治愈率较低；若在小关节者，则治愈率较高。

根据患者出现的特殊症状，尚可诊断各个有关部位的病变。

病在颈椎部，患者常以手托下颌而呈颈缩俯形之态，其脓肿多出现于颈部，可引起呼吸或吞咽困难。

病在胸椎部，背脊骨外突，状如龟背，重者可有下肢瘫痪，大小便潴留或失禁，行路时常以两手撑腰部或胁部，其脓肿多出现于肾俞附近。

病在腰椎部，脊骨突出不明显，腰部挺直如板状，其痛似折，行动不便。小儿若患此病，腰部僵直。失去正常生理前凸曲线。其脓肿大多出现于少腹、胯间或大腿内侧。病在髋关节部，患肢关节伸曲困难，患肢先长后短，大腿、臀部肌肉萎缩，站立时两臀肌不对称，可有跛行，患处不痛，痛仅在膝部。脓肿可出现在髋关节附近或大腿外侧较远之处。

病在膝关节部，大小腿肌肉萎缩，尤以大腿肌肉为甚，关节肿胀明显，状如鹤膝，病腿渐渐不能屈伸。脓肿发生在膝关节周围，日久形成半脱位或膝内翻、外翻畸形，患肢较正常为短。

病在踝关节部，踝部关节前外侧先肿胀，继而流窜至内侧，小腿肌肉萎缩，并呈内翻畸形。脓肿出现在踝骨附近。

病在肩、肘、腕关节部，以成年人为多，受累关节肿大，上臂和前臂肌肉萎缩，关节畸形伸屈不利，脓肿出现在原发病变附近。

病在指关节部，患者常为10岁以下儿童，病发于指骨中节，常呈多发性，患指肿如蝉肚，脓肿穿破在原发病变附近。

辅助检查　血白细胞数和血红蛋白降低，淋巴细胞数增高；红细胞沉降率增快。

## 7.13.3　诊断与鉴别诊断

### 7.13.3.1　诊断要点

1）有结核病史或结核接触史。
2）全身有低热、午后潮热、消瘦、盗汗等症。

3）局部肿痛、功能障碍、肌肉萎缩、关节畸形、寒性脓疡及窦道。

4）X线摄片显示，早期滑膜肿胀，骨质疏松，有脱钙现象。以后关节软骨破坏，或有病理性脱位，骨关节面明显破坏，死骨形成。

5）血沉增快，脓液结核菌培养可为阳性，病理检查一般可确诊。

### 7.13.3.2 鉴别诊断

1）附骨疽　大多发于长骨干骺端，起病较快，开始就有高热，疼痛剧烈，病变处胖肿，成脓约在患病后3~4周。

2）流注　发于肌肉丰厚之处，无固定部位，随处可生，大多为多发性，起病较快，疼痛较轻，成脓较快，溃后容易愈合。

3）历节风　虽也生于关节，日久也可出现肌肉萎缩，关节变形，但初起即有寒热汗出，肢节窜痛无定处，且有多发性关节炎病史，永不化脓。

4）骨肉瘤　多见于10~25岁的青少年，病灶多在肩关节下方或膝关节上方，初起隐隐酸痛，皮色渐变紫黑，坚硬如石，推之不移，紧贴于骨，掣痛难忍。

## 7.13.4　治疗

（1）辨证论治

1）初期（阳虚痰凝证）

症状　初起外形既不红热，又不肿胀，仅感病变关节隐隐酸痛。继则关节活动障碍，动则痛甚，全身情况无明显变化，舌淡，苔薄，脉濡细。

内治法　补肾温经，散寒化痰。

方药　阳和汤加减。

外治法　回阳玉龙膏外敷，或阳和解凝膏掺黑退消盖贴。

2）中期（阴虚内热证）

症状　数月后，在原发和继发部位渐渐漫肿，皮色微红，形成脓肿。伴有午后潮热，颧红，夜间盗汗，口燥咽干，食欲减退，或咳嗽痰血，舌红，少苔，脉细数。

内治法　养阴清热解毒。

方药　六味地黄丸合清骨散、透脓散加减。

外治法　脓成可穿刺抽脓，或切开引流。

3）后期（肝肾亏虚证）

症状　溃脓后疮口排出稀薄脓液，或夹有败絮样物，形成窦道。若病在四肢关节，患肢肌肉萎缩、畸形。病在颈、胸、腰椎者，则强直不遂，甚或下肢瘫痪不用，二便潴留或失禁。形体消瘦，面色苍白，畏寒，心悸，失眠，自汗盗汗，舌淡红，苔白，脉细数或虚数。

内治法　补益肝肾。

方药　左归丸合香贝养营汤加减。

外治法　溃后先用五五丹药线提脓祛腐，脓尽可用生肌散收口。如已成漏，疮口过小而脓出不畅者，可用五五丹或千金散附在药线上，插入窦道引流化管。

（2）其他疗法

本病各期无明显虚象时，可用鹿角粉3g，小金片4片，或虎挣散0.3g，每天2次。配合西药抗痨药物。根据不同的病情变化，可采用病灶清除术或关节融合术等。

## 7.13.5　预防护理

1）适当合理地增加营养，忌食酒类及辛辣发物。

2）要节制房事，节制生育，宜清心静养，有助于康复。

3）对胸椎、腰椎、髋关节流痰患者，需卧木板床；对肘、膝、腕、踝部流痰者，应予必要的固定以限制活动。凡全身症状未控制时，须绝对卧床休息。

4）若并发瘫痪者，应注意经常帮助其变换体位和擦浴，预防褥疮发生。

## 7.13.6　其他

### 7.13.6.1　病案举例

刘某某，男，20岁。半年前发觉腰部板滞麻木，不觉甚痛，3个月后渐渐觉腰部疼痛，并逐渐消瘦，伴有贫血，全身无力，食欲减退。局部第1腰椎至第2腰椎向外突出，具有压痛。经X线拍片，发现第1腰椎至第2腰椎之间有不同程度的破坏现象，曾在开封某医院用过各种抗痨药物，而未能控制病势之发展。于1962年来院治疗。辨证属肾俞痰，系寒邪凝于脊柱骨间。首用仙方活命饮加川牛膝、姜黄、杜仲各9g，肉桂6g，以通经络活血散寒止痛。以阳和汤加牛膝、杜仲12g，红花3g，以温经散寒。并以阳和汤为主，两方交替使用，治疗3个月后酸痛较前稍减，贫血、盗汗、精神倦息等症改善不大，并在右腰肾俞穴处，可触到一肿块。逐渐增大，触之已有波动。内服药改为托里消毒散，加穿山甲3g，肉桂6g，日服1剂，连进10日，波动明显，切开排脓，并按痈疽常规换药法处理。当时因限于当归，黄芪等药缺少，改服十全大补酒，经治疗6个月后伤口完全愈合，共治1年，诸证减退，身体恢复健康而复学。（选自《张八卦外科新编》）

按：本病系纯阴无阳之重证，一旦确诊本病，辨准证候，确立治法之后。就宜守法，长期治疗，才能收到可靠的疗效。本例初期二方交替治疗3个月，后期十全大补酒治疗6个月，坚持不断，就是例证。

### 7.13.6.2　名论名言摘录

1）《疡科心得集·卷中》：附骨痰者，亦生于大腿之侧骨上，为纯阴无阳之证。……初起或三日一寒热，或五日一寒热，形容瘦损，腿足难以屈伸，有时疼痛，有时不痛，骨酸漫肿，朝轻暮重，久则渐渐微软，似乎有脓，及刺破后，脓水清稀，或有豆腐花块随之而出，肿仍不消。

2)《医门补要·卷上》：腰痛日久成龟背痰，……腰胯隐痛，恶寒发热，食少形瘦，背脊骨中突肿如梅，初不在意，渐至背伛项缩，盖肾衰则骨痿，脾损则肉削，龟背之成，愈者甚寡，从保得命、遂为废人。……惟久服益阴煎，保其天年，从未见有痊愈者。

复习思考题

1. 试述流痰的内治要点。
2. 试述流痰早期诊断的主要指征。

（薛晓红）

# 8

## 乳房疾病

## 8.1 概 论

### 目 的 要 求

1. 了解乳房与脏腑经络的关系。
2. 掌握乳房病的检查法。
3. 掌握乳房疾病的病因病机特点。
4. 掌握乳房疾病的辨证与治疗原则。

发生在乳房部位的多种疾病，统称为乳房疾病。该病是外科中的常见病，由于女子生理特点不同，其发病率高于男子。因其发病种类较多，故《妇科玉尺》中说："妇女之疾，其关系系最钜者，则莫如乳。"

中医书籍很早就有关于乳痈的记载。约在公元 317 年左右葛洪《肘后备急方》中有"妳发"、"乳痈"、"妳肿"、"乳肿"等病名，用灸、敷、内服药等法治疗。特别值得提出的是用鹿角烧灰或磨汁外敷治疗乳痈，确有疗效。《刘涓子鬼遗方》对乳房病的记载有"乳痈"、"发乳"、"乳结肿"以及"妇人发房"等五种，并开始用王不留行、黄芩、淡竹叶、丹参、芍药、当归、白芷等药物组成的内服、外敷方剂治疗，及"以针要脓"法排脓。

到隋代，在我国第一部有关病源、病理的巨著《诸病源候论》中，便相当清楚地分析了乳痈的病因病机，主要有"因乳汁蓄积"、"热盛乘于血、血化成脓"、"肤腠理虚，有风湿之气，乘虚客之"等等。

宋代，《卫济宝书》更认识到年龄与乳病的关系，曰："乳痈……四十以下,治之多瘥,四十以上,十瘥四五,……腐漏三年而死。"这实际上描述了乳痈或乳岩的预后。

元初，朱丹溪对饮食、情志等多方面导致乳病的因素均已有所认识，并拟出了"疏厥阴之滞，清阳明之热"的治疗大法。

元代齐德之《外科精义》所载"吹妳方"，现在临床应用仍有良效。他说蒲公英主乳痈，煮汁饮之自消，实为经验之谈。

自明以来，中医外科有很大发展，基本形成了一套比较成熟的常规治疗大法。仅就乳痈来说，《外科正宗》论证详细，治法平正。而从认识的广度和深度来看，《外科理例》更为深刻，它不仅较早地记载了乳岩的症状、治疗以及乳癖、乳病、乳痰等等，在探讨乳病的病因中，对精神刺激这一因素更为重视，如"久郁"、"因怒"致病等，所用方药如神效瓜蒌散，临床上确有良效。王肯堂在《证治准绳》中记载了月经与某些乳痈的关系。

清代余听鸿对乳房病的理论认识和临床实践有独特的贡献。他以人体经络气血的生理功能和病理变化为基础，认识到乳病不论何种原因，其发病机理主要是气机紊乱和冲任失调。所以主张"治乳症，不出一'气'字，定之矣"。这一论点，一直成为以后中医治疗乳房病的一项重要原则，从而使治疗乳房病的疗效有了显著提高。

综合上述，可以看出前人对乳房疾病的认识和发展概况，对后世诊治乳房疾病，具有一定指导意义。本章除乳岩在岩章中论述外，如乳痈、乳漏、乳痨、乳癖等均在本章中讨论。

## 8.1.1 乳房与脏腑、经络的关系

乳房位于胸前第 3 和第 6 肋骨水平之间。分乳房、乳头、乳晕、乳络等四个部分。乳房与经络的关系，如：足阳明胃经贯乳中；足太阴脾经，络胃上膈，布于胸中；足厥阴肝经上膈，布胸胁绕乳头而行；足少阴肾经，上贯肝膈而与乳联；冲任两脉起于胞中，任脉循腹里，上关元至胸中；冲脉夹脐上行，至胸中而散。故后世医家指出："男子乳头属肝，乳房属肾；女子乳头属肝，乳房属胃。"所以乳房疾病与肝、胃两经有密切关系，与肾经、冲任两脉也有联系。

《疡医大全》引胡公弼说"妇人乳有十二穰"。"穰"即"乳络"、"乳管"，实则分 15~20 个乳腺腺叶。每个腺具有单独的"乳管"，呈放射状聚向乳头，分娩后藉以分泌乳汁。乳汁的来源与月经的关系，如《女科经论》引程若水说："妇人经水与乳，俱由脾胃所生。经脉别论云，食气入胃，其清纯津液之气，归于心，入于脉，变赤而为血；血有余时则注于冲任而为经水……冲为血海，任主胞胎，若女子媾精，阴阳和合而成孕，则其血皆移荫于胎矣。胎既产，则胃中清纯津液之气，归于肺、朝于脉，流入乳房，变白为乳。"总之，乳汁由脾胃水谷之精华所化生，脾胃气壮，乳汁多而浓；血衰则少而淡。冲任为气血之海，上行为乳，下行为经，妇女哺乳期则经止。乳汁的分泌与控制和肝木之气有关，因肝主疏泄，若肝气不舒，疏泄不利，则可发生病变。

## 8.1.2　病因病机

乳房疾病的发生，主要由于肝气郁结，或胃热壅滞，或肝肾不足，或痰瘀凝结，或乳汁蓄积，或外邪侵袭等，皆可影响肝肾、脾胃的生理功能而产生病变。如《外证医案汇编》说："乳症，皆云肝脾郁结，则为癖核；胃气壅滞，则为痈疽。"

从临床上来看，感染性乳房疾病，多由乳头破碎，感染毒邪；或嗜食厚味，脾胃积热；或情志内伤、肝气不舒，以致乳汁郁滞，排泄障碍，久而化热，热盛肉腐而成脓肿。肿瘤性乳房疾病，则因忧思郁怒，肝脾受损，气滞痰凝而成"乳中结核"；亦有由于先天不足或生育过度，以致肝肾亏损，冲任失调，精血不足，水不涵木，易致肝火上升，灼津为痰，痰瘀互结为肿块。

临床辨证除局部观察病变外，尚需结合全身症状，从而辨证求因，审因论治。现将乳房疾病的辨证要点归纳分述如下：

（1）肝气郁结

情绪郁闷忧患，则肝气不舒而失条达，气机失畅而致气滞血瘀；肝木犯脾，脾失健运而致痰浊内生，气滞痰凝而互结于乳房而形成肿块。质地坚实或坚硬。伴胸闷不舒，心烦易怒，月经不调，舌质淡红，苔薄白或薄腻，脉弦滑。若郁久化火，伴口苦咽干，舌边尖红，苔薄黄，脉弦数等。如乳癖、乳疬、乳岩等。若气郁化火，迫血妄行，则成乳衄。

（2）肝郁胃热

情志不畅，肝气郁结；饮食不节，胃经积热。郁热阻络，乳汁淤滞，气血不行，腐肉酿脓则成脓肿，局部红肿热痛，化脓时加剧。伴恶寒发热、口渴欲饮、便秘溲赤、舌质红，苔薄黄或黄腻，脉弦数。如乳痈、乳疽等。若肝胃湿火炽盛，不得宣泄，则局部　红肿甚。毛孔深陷，迅速湿烂成片，如乳发。

（3）冲任失调

先天肾气不充，冲任失养，或生育过多，失于调养，以致冲任失调，痰瘀互结而成肿块，发病常与发育、月经、妊娠等有关，常在月经前乳房胀痛。伴头晕耳鸣，腰酸肢软，月经不调，舌质淡，苔薄白或薄黄，脉弦细等。如乳疬、乳癖、乳岩等。

（4）肺肾阴虚

素体肺肾阴虚，以致阴虚火旺，肺津不布，灼津为痰，痰火结于乳房，肿块皮色不变，微微作痛，化脓迟缓，脓水清稀如痰。伴午后潮热、夜寐盗汗，形瘦食少，舌质红，苔少或光，脉细数等。如乳痨。

（5）气血虚弱

素体虚弱，或产育耗伤气血，或脾胃虚弱，气血生化乏源，无以生成乳汁，则产后乳少或无乳。若脾气虚弱，气不摄血或乳汁，又可成乳衄、乳溢。乳痈、乳疽、乳痨等溃后脓水淋漓，日久不敛，气血随泄，而成乳漏。均可伴面色无华、神疲乏力，食欲不振，舌质淡或淡胖，苔薄白，脉虚细等。

## 8.1.3 检查方法

在采集病史的基础上，正确地进行乳房检查在乳房疾病的诊断中是至关重要的。

### 8.1.3.1 望诊

病人端坐，解开上衣，将两侧乳房完全显露，以做详细比较。注意：①乳房大小有无变化，是否左右对称。从腋下到腹股沟的两侧乳线上有无副乳隆起；②乳头有无畸形，位置高低，有无凹陷或破损；③乳房皮肤有无红肿、凹陷或橘皮样变，有无溃口、结节，浅表静脉有否扩张；④如有凹陷可让病人两臂高举过头，或用手抬高整个乳房，则凹陷部分更为明显。

### 8.1.3.2 触诊

坐位与卧位相结合。先检查健侧乳房，再检查患侧，以便对比。方法是用手指末节的指腹平放乳上轻柔按摸，切勿用手指去抓捏，否则会将捏起的腺体组织错误地认为是乳腺肿块。其顺序是先按整个乳房；然后按次序按摸乳房的内上、外上、内下、外下四个象限；再检查乳晕部，并注意有无乳头溢液、溢液的数量和性状，以及有溢液的乳孔的位置和数目等；最后检查腋窝、锁骨下及锁骨上区域淋巴结，医生从前面用左手检查患者右侧，右手检查患者左侧，并让患者将上臂靠近胸壁，上肢松弛下垂，或搁于桌上或搁于检查者的手臂上。

触诊时应注意的几个问题：①检查乳房的最佳时间是月经来潮后 7~10 天，此时乳腺处于相对生理平稳时期，如有病变容易被发现。对于非此期间就诊的病人，宜嘱病人在上述时期复诊为妥；②发现乳房内肿块或区域淋巴结肿大时，应注意其位置、形态、数目、大小、质地、边界、表面情况、活动度及有无压痛等；③检查肿块是否与皮肤粘连，可用手指轻轻提起其附近的皮肤来确定；检查肿块是否与深部组织粘连，可让患者双手叉腰，用力使胸大肌收缩，再推动肿块，若不动者表示与胸肌有粘连；④确定一个肿块的性质，需要结合年龄、病史及必要的辅助检查方法。

### 8.1.3.3 自我检查法

在组织肿瘤普查的同时，推广自我检查法，有利于提高广大妇女的防癌意识，并有利于及早发现乳房肿块，以便早期诊治。方法是先站在穿衣镜前，仔细观察两乳房的外观有无改变。然后平卧于床上，将枕头垫于肩部下面使肩部抬高，右手臂举过头，左手指并拢，平放在右乳房表面，用指掌面轻柔地平贴着进行乳腺各部位的触摸。从外上开始，沿顺时针方向依次检查 2~3 圈，然后换右手以同样方法检查左乳。检查时间最好在每次月经干净后的 1 周内。

#### 8.1.3.4 辅助检查

合理地配合一种或数种辅助检查手段，能大大提高乳房疾病诊断的准确性。现将几种常用的检查方法作一简单评述。①乳腺 X 线检查：包括单纯 X 线摄影和导管造影摄影。对多种乳房疾病具有较好的敏感性和特异性，特别是在鉴别良恶性病变、早期诊断乳腺癌方面具有明显优势，是目前临床上首选的乳房疾病辅助检查方法。缺点是对致密型乳房仍有一定的假阴性；有放射线损害。②B 超检查：随着超声探测技术的不断改进，诊断水平不断提高。由于超声诊断的无损伤性，在对较丰满乳房触诊有可疑时可首选。对于区别囊性和实质性病变有明显优势。缺点是对于实质性肿块的良、恶性鉴别尚不够可靠，而且操作费时，不宜用于大规模普查。③热图检查：如红外线热图、液晶热图等。主要适宜于普查及临床初筛。以发现乳腺癌高危人群。④透照检查：如红外线透照、冷光透照等。可用于普查。对乳房疾病的良、恶性鉴别有一定的参考价值。⑤细胞学检查：包括脱落细胞学检查和肿块细针穿刺吸取细胞学检查。乳头、乳晕糜烂处脱落细胞检查及乳头分泌液涂片检查有一定的诊断价值。肿块细针穿刺吸取细胞学检查具有诊断率较高、简单、快速等优点。对诊断乳腺癌，将针吸细胞学检查与体格检查和 X 线摄影相结合是最佳方案。⑥组织病理检查：包括粗针吸取活检、切取和切除活检。是应用最广泛、结果最可靠的方法。但要注意宜做肿块切除活检以保证其安全性，冰冻切片基础上必须再做石蜡切片以保证其检查结果的可靠性。

### 8.1.4 治疗

#### 8.1.4.1 内治

乳房疾病的治疗，离不开一"气"字。清代余听鸿《外证医案汇编》指出"若治乳从一气字着笔，无论虚实新久，温凉攻补，各方之中，挟理气疏络之品，使其乳络疏通。气为血之帅。气行则血行。阴生阳长，气旺流通，血亦随之而生。自然壅者易通，郁者易达，结者易散，坚者易软。再辨阴阳虚实，譬如内吹、外吹、乳痈、乳疽，属阳者多；乳岩、乳悬、乳痞、乳痨等，属阴者多；乳核、乳癖等坚硬，属气郁者多。何经之症，参入引经之药"。可见前人对乳房疾病的辨证论治较为详细，至今仍有一定指导意义。现将常用治法分述如下：

（1）疏表解毒法

本法适用于乳痈初起，局部肿痛，伴恶寒发热，舌苔薄白，脉浮数等。为邪气阻滞经络，营卫不和。治宜疏表清热解毒，选用瓜蒌牛蒡汤、银翘散等。

（2）清热解毒法

本法适用于热毒炽盛，肉腐成脓阶段，局部红肿高突、灼热疼痛，伴有壮热口渴、尿赤便秘、舌质红、苔黄、脉弦数等。治宜清热解毒，选用五味消毒饮、橘叶散、内疏黄连汤等。

（3）托里透脓法

本法适用于体质虚弱、脓成难溃者，症见疮形平塌，漫肿不收，日久不易溃破，隐隐作痛，唇舌色淡，脉沉细无力等。为气血两虚，不能托毒外出。治宜补益托毒，选用托里透脓汤、托里消毒散等。若为脓成难溃而正不虚者，可用透脓散。

（4）解郁化痰法

本法适用于肝气不舒，失于疏泄，气机不利，运化失司，气滞痰凝，形成结块一类的乳房疾病，伴胸闷不舒，乳房胀痛，舌苔白腻，脉弦滑等。治宜疏肝解郁，化痰软坚，选用开郁散、逍遥蒌贝散等。

（5）补益扶正法

本法适用于乳癌、乳痨破溃后，面色无华，气短乏力，食欲不振，唇舌色淡，脉细无力；或潮热盗汗，头晕耳鸣，舌质红少苔，脉细数；或形寒肢冷，大便溏薄，舌质淡，苔白，脉沉迟等；或乳痈等脓出毒泄，难于生肌收口者，或已成乳漏，或产后乳少或流乳不止等，证属气血两虚者，均可酌情使用本法。气血虚弱者，选用香贝养荣汤、八珍汤、归脾汤等；肝肾不足者，选用六味地黄丸、二仙汤、右归饮等。

### 8.1.4.2 外治

1）乳痈、乳疽、乳发、粉刺性乳痈等阳证，初起宜清热解毒、活血消肿，用金黄散、玉露散、双柏散等以水或蜜调敷，或金黄膏、玉露膏外敷。溃后宜提脓祛腐，用八二丹、九一丹药线引流；脓尽腐脱，新肉始生，改用生肌散、生肌玉红膏等。

2）乳痨阴证，初起宜温经通络，箍毒消肿，用阳和解凝膏掺桂麝散外敷；溃后宜提脓祛腐，用七三丹药线引流、红油膏盖贴；腐脱新生，改用生肌散、生肌玉红膏。

3）肿块类乳房疾病，宜温经和阳、化痰通络、消肿止痛，用阳和解凝膏掺黑退消、桂麝散等。

### 8.1.4.3 手术

1）脓成，宜切开排脓。
2）成瘘（漏），宜切开法、挂线法，配合外用药创面换药。
3）肿瘤性乳房疾病，宜手术切除。

复习思考题

1. 乳房与脏腑经络的关系如何？
2. 乳房疾病的病因病机是什么？
3. 乳房疾病的治疗法则主要有哪些？常用方剂是什么？

# 8.2 乳头破碎

**目的要求**

1. 了解乳头破碎是引起乳发、乳痈的主要原因。
2. 熟悉乳头破碎的证治。

乳头破碎是指乳头和乳晕部分发生大小不等的皲裂，又称"乳头皲裂"，《疡科心得集》名乳头风。本病是哺乳期妇女的常见疾病，尤多见于初产妇，往往引发乳头、乳痈甚至乳房的炎症。其特点是多发生在乳头、乳晕部位，皮肤破裂，喂奶时痛如刀割，反复发作，缠绵不愈，有些患者直到停止哺乳后才能愈合。

## 8.2.1 病因病机

本病总因暴怒或抑郁伤肝，以致肝失疏泄，久郁化火，肝经湿热蕴结，外发于乳头肌肤而成。哺乳妇女乳头皮肤柔嫩，不耐乳儿唾液及乳汁浸渍，当乳儿出牙时吮乳还可能咬破乳头；或因产妇先天乳头发育畸形（乳头平塌或内缩）；或乳汁分泌不足，乳儿吮吸困难，强力吮咂咀嚼而致乳头破损，均为本病发生的诱因。

## 8.2.2 临床表现

乳头、乳晕部表皮破裂，形成大小不一的裂口，可浅可深。裂口中分泌物干结成黄色痂皮，伴干燥性疼痛，小儿吮吸时，痛不可忍，宛如刀割。因怕痛拒哺，乳汁郁积可产生乳房结块疼痛，继发乳痈。

## 8.2.3 诊断与鉴别诊断

### 8.2.3.1 诊断要点

依据临床表现容易诊断。

### 8.2.3.2 鉴别诊断

乳疳(乳头湿疹样癌)　多发生于非哺乳期妇女。乳头破碎、糜烂脱皮，经年不愈，乳头光而无皮，甚至乳头腐脱其半，形如破莲蓬样。

## 8.2.4 辨证论治

肝经湿热证

症状 皮肤糜烂，滋水淋漓，或结黄痂，疼痛剧烈，并发乳晕皮肤湿疹，舌质红，苔黄腻，脉弦数。

内治法 本病一般不需内治，如病情较重，可配合内治。法拟清肝火，利湿热。

方药 龙胆泻肝汤加减。

外治法 一般选用润肤止痒，生肌燥湿等药物如青黛膏或青吹口油膏外敷。生肌散加熟猪油或麻油调敷。蛋黄油（熟鸡蛋文火熬油）外搽。黄柏、白芷各等份研末，用香油或蜂蜜调敷。

## 8.2.5 预防护理

1）产前检查发现乳头凹陷、内缩的，应经常牵拉乳头或用矫治器矫正。若乳头仍内陷的，可用吸奶器吸出乳汁喂养婴儿。

2）授乳时须把乳头全部塞入口中，以免咬破乳头，授乳后宜清洗乳头，保持干燥，并用细软的棉布衬在乳头和衣服之间，避免擦伤。

3）乳头破碎后，应停止让婴儿直接吮乳。可用玻璃罩橡皮乳头放在乳晕周围皮肤上哺乳，或用吸奶器吸出乳汁喂养。

复习思考题

1. 乳头破碎与乳痈、乳发有什么关系？
2. 乳头破碎的外治法如何？

# 8.3 乳 痈

**目的要求**

1. 熟悉乳痈的病因病机和预防。
2. 掌握乳痈的诊断与辨证施治。

乳痈是由热毒侵入乳房所引起的一种急性化脓性疾病，相当于西医的急性乳腺炎。常发生于产后的哺乳妇女，尤以初产妇多见，是乳房病中的常见病。其特点是乳房局部结块，红肿热痛，伴有全身发热，且容易传囊。根据本病发病时期的不同，将在哺乳期发生的称"外吹乳痈"，在怀孕期发生的称"内吹乳痈"，在非哺乳期和非怀孕期发生的称"不乳儿乳痈"。因其病因病机、临床表现及治疗方法基本相似，故统而论之。

## 8.3.1 病因病机

乳汁郁积是最常见的原因。新产妇乳头较易破碎，或乳头先天性畸形、内陷，影响充分哺乳；或哺乳方法不当，或乳汁多而少饮，或断乳不当，均可导致乳汁郁积，乳络阻塞成块，郁久化热酿脓而成痈肿。

情志不畅，肝气郁积，厥阴之气失于疏泄；产后饮食不节，脾胃运化失司，湿热蕴结于胃络，阳明胃热壅滞，使乳络闭阻不畅，气滞血瘀而成乳痈。

感受外邪也是乳痈发生的重要原因。产妇体虚汗出受风，或露胸哺乳外感风邪；或乳儿含乳而睡，口中热毒之气侵入乳孔，均可使乳络郁滞不通，化热成痈。

妊娠期间，胎气上冲，气机失于疏泄，与邪热结于阳明之络而成内吹乳痈。女子不在哺乳期给儿女假吸可诱发不乳儿乳痈。

## 8.3.2 临床表现

初起 常见乳头皲裂，哺乳时感觉乳头刺痛，伴有乳汁郁积不畅或结块，有时可有一二个乳管阻塞不通；继而乳房局部肿胀疼痛，结块或有或无，伴有压痛，不红或微红，皮肤不热或微热。全身症状不明显，或伴有全身感觉不舒，恶寒发热，胸闷头痛，烦躁易怒，食欲不振，大便干结。

成脓 患乳肿块不消或逐渐增大，局部疼痛加重，或有搏动性疼痛，甚至持续性剧烈疼痛。伴有明显的触痛，皮色 红，皮肤灼热，并有壮热，口渴思饮者，已有化脓趋势。至乳房红肿热痛 10 天左右，乳房肿块中央渐渐变软，按之应指有波动感，脓已熟，若脓液穿入乳管则脓液可从乳窍中流出。

溃后 若脓出通畅，则局部肿消痛减，寒热渐退，疮口逐渐愈合。若溃后脓出不畅，肿势不消，疼痛不减，身热不退，可能形成袋脓，或脓液波及其他乳络形成传囊乳痈。亦有溃后乳汁从疮口溢出，久治不愈，形成乳漏。

乳痈成脓期失于治疗未能及时控制毒势，或过早切开，暴力挤压或碰撞，以致毒邪扩散；或误服辛热之药及酒肉鱼腥发物，或艾灸疮头，更增毒势，导致毒邪走散，形成内陷证。可有高热寒战，头痛烦躁，甚则神昏谵语，发痉发厥，局部皮色暗红，肿胀迅速向周围蔓延，边界不清。

在成脓期大量使用抗生素或过用寒凉中药，或素体亏虚者，常见肿块消散缓慢，或形成僵块，迁延难愈。

### 8.3.3 诊断与鉴别诊断

#### 8.3.3.1 诊断要点

依据临床表现不难初步诊断。实验室查得白血球明显升高、中性增多，可以确诊。

#### 8.3.3.2 鉴别诊断

炎性乳癌 发病后患乳迅速增大，常累及整个乳房的 1/3 或一半以上，并可迅速波及到对侧乳房。病变局部皮肤颜色暗红或紫红，毛孔深陷呈橘皮样改变，局部肿胀有轻触痛，患侧腋窝常出现转移性肿大淋巴结，但全身炎症反应较轻。本病进展较快，甚至于数周后死亡。

### 8.3.4 治疗

#### 8.3.4.1 辨证论治

（1）初期（肝郁胃热证）

症状 乳房部疼痛，发烧肿胀，结块或无块，皮色或白或红，触痛拒按，全身可伴有发热恶寒，头痛口渴，烦躁，或便秘，或乳汁不通，舌苔黄或腻，脉弦数。

内治法 通乳散结为主，活血行气、清热解毒为辅。

方药 瓜蒌牛蒡汤。经治疗后，如果能在二三日内寒热皆退、肿消痛减，多可消散于无形。但必须注意发病的时间，如已发热四五日，虽然皮色不变，亦多难于消散，多为将已成脓，而脓腔较深的缘故。

外治法 以太乙膏外敷，效果甚好，病较轻者，仅此即可收效。或金黄散、玉露散用水或鲜菊花汁或鲜蒲公英汁调敷患处；或用 50% 芒硝溶液湿敷，每日 3~4 次。

（2）成脓期（热盛成脓证）

症状 身热不退，或者热退不尽，口干口渴，烦躁不安，有的引起同侧或对侧腋下臖核，肿块扩大，红肿跳痛，约 10 天左右局部渐渐波动，按之应指，是已到脓熟阶段，舌苔黄，脉滑数。

内治法 透脓解毒。

方药 透脓散加赤芍药、金银花、蒲公英。若热毒太盛，高热持续十余日而不退，甚至有烦躁，神志恍惚者，上方加生石膏、败酱草；气血不足，不能托毒成脓者，透脓散加党参，重用当归、生黄芪。

外治法 仍宜敷太乙膏，如果已有波动，也不宜过早切开，以免造成乳漏。如果皮薄熟透者，可予切开排脓或火针排脓，切口宜小，并且要注意切口方向，一般在乳房部应为放射状切口。如果系深部脓肿，可用局部穿刺抽脓法，或采用乳房下缘弓形切口。乳晕部位一般不应切开，如果必须切开排脓者，可沿乳晕边缘做弧形切口。待脓出后，疮口内插入提脓祛腐药捻。

（3）收口期

**症状**　乳痈肿块已破，出脓后肿消痛减，逐渐向愈。

**内治法**　无须内治。

如果有脓液长期外溢，久久不尽，愈合迟缓，以致神疲体倦，纳减食少，舌淡，脉弱者，证属气血不足，余毒未尽。治宜补益气血，兼清余毒。方用四妙汤，或八珍汤加减。亦有流脓不畅，疼痛不减，身热不退，接连患发数处，致成传囊之变。此多为外吹乳痈，产后时间不长，患者乳汁多，排脓不畅之故。病程较长，治疗当以清热解毒，活血理气为主，辅以清补。方用赤芍药30g，甘草10g，金银花24g，连翘15g，当归12g，生黄芪15g，青皮10g，橘叶10g。水煎服。

以上所述，均以外吹乳痈为主。内吹乳痈治法，大致相同，但忌用破血破气之品，减去赤芍药、青皮及通乳之药，以免伤胎，加用黄芩、砂仁、苎麻根等，或选用橘叶散。非哺乳期乳痈一般易溃易敛，治疗时在上述治法中去通乳之品。

**外治法**　先宜用九一丹提脓，脓净后外敷生肌散、生肌象皮膏等即可治愈。

（4）变证处治

乳痈经治疗后，常有局部肿块，不红不热，经久不消，微痛，舌苔薄白，脉弦缓。或由凉药太过所致（包括内服外用），或由肝气郁结所致。治宜疏肝理气，温阳消肿。方用四逆散加鹿角、肉桂、桃仁、红花。温则血行，络脉通畅，肿硬消散。乳痈后期又有因切口不当，或因腐溃乳管而致脓水、乳汁淋漓不断，日久不愈，此为乳漏，参照乳漏处理。

### 8.3.4.2　其他疗法

（1）乳房按摩

局部肿痛、乳汁不通、瘀乳明显，可行乳房按摩，使郁滞乳汁得以疏通。先在患侧乳房涂上少许润滑油，患者自己或术者用五指由乳房四周轻轻向乳头方向按摩，但不宜用力挤压或旋转按压，而是沿着乳络方向施以正压，把瘀滞的乳汁，逐步推出。在按摩的同时可以轻揪乳头数次，以扩张乳头部的乳络。若在按摩前先做热敷，其效更好。

（2）针刺疗法

取肩井、膻中、足三里强刺激，留针15分钟，每日1次，发热者加曲池。

## 8.3.5　预防护理

1）妊娠后期常用温水清洗乳头或用75%乙醇溶液擦洗乳头，并纠正乳头内陷。

2）培养良好的哺乳习惯，注意乳头清洁。每次哺乳后排空乳汁，防止淤积。

3）及时治疗乳头破碎及身体其他部位的化脓性疾病。并注意乳儿口腔清洁，有口腔炎应及时治疗。

4）保持心情舒畅。忌食辛辣炙煿之品，不过食膏粱厚味。

5）患乳用三角巾或乳罩托起，减少疼痛，防止袋脓。

6）未成脓时及破溃后，均宜应用吸奶器充分吸出奶汁，或令成人吸出，或可自行挤去。

7）断奶时应先减少哺乳次数，逐渐减少泌乳量，可用麦芽、山楂各60g或生枇杷叶15g煎汤代茶，外敷皮硝。

## 8.3.6 其他

### 8.3.6.1 病案举例

张某，女，28岁。1981年6月12日初诊，乳房部肿块疼痛3天。初觉似感冒，发热，乳房胀痛，第2天于两乳上方可触及肿块，因发热，已不哺乳，故憋胀疼痛更甚，查得两乳上方均有4cm×3cm大小硬结，苔黄白相间，脉弦细。证属肝郁胃热，乳痈初起。拟清热解毒，活血解郁通乳为治。

处方：赤芍药30g，甘草10g，蒲公英30g，金银花30g，王不留行10g，路路通10g，橘叶10g。3剂水煎服。

6月16日二诊：上方服后乳房肿块已消，无压痛，苔微黄，脉弦。上方减量继服2剂以巩固。（节选自《乳房病》）

按：乳汁淤结是乳痈的重要原因，所以乳痈初起、通乳活络是治疗的主要措施，乳汁通畅，则热易退，肿易消，乳痈多能消散。此为芍药瓜蒌甘草汤取效的关键。

### 8.3.6.2 名论名言摘录

1）《备急千金要方·卷二十二》：发乳，若热，手不可得近者，先内服王不留行散，外摩发背膏……候手按之，随手即起者，疮熟也，须针之，针法要得着脓，以意消息。

2）《疡科心得集·卷中》：凡初期即当发表散邪，疏肝清胃，速下乳汁，导其壅塞，则自消散。若不散成脓，宜用托里；若溃后肌肉不生，脓水清稀，宜补脾胃；若脓出反痛，恶寒发热，宜调营卫。……男子乳病与女子不同，男子乳头属肝，乳房属肾，以肝虚血燥，肾虚精怯，故结肿痛，治当以六味地黄汤加归、芍、青皮主之。

复习思考题

1. 外吹乳痈的病因病机是什么？
2. 外吹乳痈如何辨证论治？

# 8.4　乳　发

## 目的要求

1. 了解乳发与乳痈的区别。
2. 熟悉乳发的辨证论治。

乳发是发生在乳房部肌肤之间，容易腐烂坏死的严重化脓性疾病。相当于西医的乳房部蜂窝组织炎或乳房坏疽。多发生于哺乳期妇女。其特点是乳房部皮肤红漫肿，疼痛剧烈，皮肉迅速溃烂坏死，症情重者可发生热毒内攻的危象。本病病变范围较乳痈大。

## 8.4.1　病因病机

产后劳伤精血，百脉空虚，湿热火毒之邪或时疫之邪外侵乳房皮肉；或肝气郁结，郁久化火；或饮食不节，脾胃湿热内生，肝胃二经湿热与外邪相互搏结，蕴聚于乳房，热胜肉腐而成。乳痈火毒炽盛者也可并发本病。

## 8.4.2　临床表现

初起：发病迅速，乳房部皮肤红漫肿极甚，疼痛异常剧烈，毛孔深陷，肿势迅即扩大，患侧腋下臀核肿大疼痛。伴有形寒壮热，头痛，关节酸楚，口干舌燥，不思饮食，大便干结，小便短赤等全身症状。成脓：病势进展较速，发病2～3天后局部皮肤腐烂，继而发黑溃腐坏死，周围红肿旋即变成暗红，或中软不溃，疼痛加剧，壮热不退，口渴，便秘。若正虚邪盛，火毒内攻，可有高热，神昏谵语，烦躁不安等症。溃后：若治疗及时适宜，发热消退，腐肉渐脱，肿痛渐消，新肉生长，约月余可愈。若伤及乳络者，则可形成乳漏，经久不能收口，病程较长。

## 8.4.3　诊断与鉴别诊断

### 8.4.3.1　诊断要点

1）依据临床表现可初步诊断。

2）辅助检查：血白细胞总数可高达（10~30）×10$^9$/L，中性粒细胞0.80以上。做血液培养及药敏试验有助于诊断和治疗。

#### 8.4.3.2 鉴别诊断

1）乳痈 多见于初产妇，病变范围较乳发小，多形成脓肿，一般少见皮肤湿烂征象。

2）炎性乳癌 乳房肿胀色暗红或紫红，触痛轻。全身中毒症状轻，病变常迅速波及对侧乳房，预后差。

### 8.4.4 辨证论治

（1）初期（热毒蕴结证）

**症状** 乳房皮肤 红漫肿，疼痛较甚，毛孔深陷，发热头痛，便秘溲赤，舌红，苔黄，脉滑数。

**内治法** 清热解毒。

**方药** 黄连解毒汤加减。便秘者，加生大黄、芒硝；高热者，加生石膏、知母。

**外治法** 玉露膏外敷，或玉露散用冷开水或菊花叶汁调敷。

（2）成脓（火毒炽盛证）

**症状** 发病 2～3 天后皮肤湿烂，继则发黑溃腐，疼痛加重，壮热口渴，舌红，苔黄燥，脉数。

**内治法** 泻火解毒。

**方药** 龙胆泻肝汤合黄连解毒汤加减。若火毒内攻者，治宜凉血清热，清心开窍，以犀角地黄汤合黄连解毒汤加减。神识昏糊者，用安宫牛黄丸或紫雪丹。

**外治法** 若按之中软有波动感，宜及时切开排脓，切口呈放射状，并清除坏死组织。

（3）溃后（正虚邪恋证）

**症状** 经恰当而及时的治疗后，热退肿痛渐消，腐肉新生，肉色不鲜，愈合缓慢，神疲乏力，面色少华，舌淡，苔薄，脉濡细。

**内治法** 益气和营托毒。

**方药** 托里消毒散加减。

**外治法** 七三丹、黄连膏盖贴，每日换药 1～2 次。待腐肉脱落，改用九一丹、生肌散、红油膏盖贴，每日换药 1 次。形成乳漏者，参照"乳漏"治疗。

### 8.4.5 预防护理

1）产妇要注意调养，保持心情舒畅，合理增加营养，提高抗病能力。

2）注意个人卫生，保持乳头清洁，及时治疗乳头破碎等。

复习思考题

　　1. 乳发的临床特点是什么？
　　2. 乳发初期如何辨证治疗？

# 8.5　乳　痨

## 目的要求

　　1. 熟悉乳痨肿块的特点，并与其他乳房肿块相鉴别。
　　2. 熟悉乳痨的诊断和辨证论治。

　　乳痨是发生在乳房部的慢性化脓性疾病。因其溃后脓液稀薄如痰，故又名"乳痰"。相当于西医的乳房结核。其特点是病程进展缓慢，初起乳房内有 1 个或数个结块如梅李，边界不清，皮肉相连，日久破溃，脓稀杂有豆渣样物，常伴有阴虚内热之证。

## 8.5.1　病因病机

　　多因素体阴虚，或气血素亏，复感外邪，肝郁气滞，久郁化火，灼津为痰，痰火凝结而成；或因肺痨、瘰疬、肾痨等病所继发。

## 8.5.2　临床表现

　　初期：乳房部偏上方出现 1 个或数个结节状肿块，大小不等。边界不清，质硬不坚，推之可活动，压痛不明显或不痛，皮肤不红，全身症状不明显。成脓：病程进展较慢，若不治疗，数月后肿块渐渐增大，与皮肤粘连，推之不动，甚者皮肤呈橘皮样改变或乳头内陷，并有压痛或隐隐作痛，皮色不红或微红。若肿块变软，按之应指，则已形成寒性脓肿。患侧腋窝臖核肿大，且有轻压痛，常伴有潮热颧红，形瘦食少，夜寐盗汗，神疲乏力等症。溃后：脓肿溃破后形成 1 个或数个溃疡，可见稀薄脓液及败絮样物排出，疮口腐肉不脱，较难收口，或日久形成乳漏，局部有潜形性空腔或窦道，伴低热，盗汗，食欲不振等全身症状。

### 8.5.3 诊断与鉴别诊断

#### 8.5.3.1 诊断要点

1）多见于20~40岁的已婚体弱妇女。

2）常可发现身体其他部位的结核病灶。

3）结合临床表现可初步诊断。

4）活动期红细胞沉降率加快。结核菌素试验可呈阳性。脓液涂片可找到结核杆菌。钼靶X线摄片可见多发性边界不清的结节状阴影，或单发性结节阴影，周围有钙化灶。必要时还可做活组织检查，以明确诊断。

#### 8.5.3.2 鉴别诊断

（1）乳岩

本病发病年龄常在40~60岁，肿块坚硬如石，表面高低不平，出现溃疡呈菜花样，有恶臭味。病理学检查可帮助诊断，但还要注意乳房结核与乳腺癌同时存在于一侧乳房的可能性，国内外均有报道。

（2）粉刺性乳痈（浆细胞性乳腺炎）

肿块多位于乳晕部或其边缘，红肿热痛表现较乳房结核明显，常有先天性乳头凹陷，乳头内有粉刺样带臭味之分泌物泌出，溃后疮口与乳头孔相通形成瘘管。

### 8.5.4 辨证论治

（1）初期（气滞痰凝证）

症状　肿块不红、不热、不痛，伴心情不畅，胸闷胁胀，苔薄腻，脉弦滑。

内治法　疏肝解郁，化痰散结。

方药　开郁散合消瘰丸加减。

外治法　阳和解凝膏掺桂麝散或黑退消敷贴；或用回阳玉龙膏外敷。

（2）中后期（阳虚痰热证）

症状　色暗红，肿块变软，溃后脓出稀薄，有败絮状物，伴潮热盗汗，神疲乏力，颧红，形瘦，食欲减退，舌红，苔黄，脉细数。

内治法　养阴清热化痰。

方药　六味地黄丸合清骨散加减。

外治法　中期波动明显者，宜切开排脓。切开排脓后或溃后疮口有腐肉者，用红油膏掺五五丹或七三丹盖贴；腐脱新生，用生肌散、红油膏纱布盖贴。已形成瘘管者，用白降丹或红升丹药捻插入，脓尽后改用生肌散。

### 8.5.5 预防护理

1）积极治疗原发结核病灶。
2）患者必须坚持用药，不能擅自停药，要按医嘱完成疗程。

复习思考题

1. 乳痨初期的症状特点是什么?
2. 乳痨初期的治法方药是什么?

# 8.6 乳 核

**目的要求**

1. 熟悉乳核、乳岩、乳腺增生病的鉴别。
2. 熟悉乳核的诊断和辨证论治。

乳核是指乳腺小叶内纤维组织和腺上皮的良性肿瘤。相当于西医的乳腺纤维腺瘤。其特点是乳中肿块，形如丸卵，边界清楚，表面光滑，推之活动，多无疼痛。本病多发于 20~25 岁的青年妇女，50 岁以后很少见。一般认为其恶变率相当低，约为 0.2%。

### 8.6.1 病因病机

本病多因情志内伤，肝气郁结，或忧思伤脾，运化失司，痰浊内生，痰瘀互结乳房所致；或冲任失调，气滞痰凝而成。

### 8.6.2 临床表现

本病多发生在女性，男性少见。其高发年龄是 20~25 岁，其次为 15~20 岁和 25~30 岁。乳房肿块常单个发生，或多个在单侧或双侧乳房内出现。乳房各个象限均可发生，但以外上象限较多见。乳房肿块呈圆形、椭圆形或结节状，质地坚实，表面光滑，活动度好，边界清楚，肿块与皮肤无粘连，肿块大小不等，小如黄豆，大如鸡卵。肿块一般无疼痛感觉，可有轻微胀痛，但与月经无关。肿块一般生长缓慢，不会溃破。若在妊娠期迅速增大者，应排除恶变可能。

### 8.6.3 诊断与鉴别诊断

#### 8.6.3.1 诊断要点

1）依据临床表现和肿物特点诊断不难。

2）钼靶乳房 X 线摄片可见边缘整齐的圆形或椭圆形致密肿块阴影，边缘清楚，四周可见透亮带，偶见规整粗大的钙化点。

#### 8.6.3.2 鉴别诊断

（1）乳岩

本病大多见于 40~60 岁的妇女，肿块质地坚硬如石，表面不光滑，边缘不整齐，常与皮肤粘连，患侧淋巴结可肿大，后期溃破难敛。X 线可见其肿块密度高于周围腺体，边缘不清可有毛刺，有钙化点细小如针尖样。必要时，借助病理学检查以鉴别。

（2）乳癖

本病好发于 30~45 岁妇女，一般多为双侧乳房发生多个大小不等片块状、条索状或颗粒状肿块，边界不清，肿块大多伴胀痛感，且在经期前加重，经后减轻。

### 8.6.4 治疗

#### 8.6.4.1 辨证论治

对于多发性复发性纤维腺瘤或婚前体积较小的纤维腺瘤，可试用中药辨证治疗，对单发的以手术切除为宜。

（1）肝气郁结证

症状 肿块较小，发展缓慢，不红、不热、不痛，推之可移。可有乳房不适，胸闷太息。苔薄白，脉弦。

内治法 疏肝散结。

方药 逍遥散加减。郁久化火者，加夏枯草、山栀子、橘叶等。

（2）血瘀痰凝证

症状 一般肿块较大，坚实木硬，重坠不适，胸胁牵痛，烦闷急躁，或有月经不调，痛经等症，舌暗红，苔薄腻，脉弦细。

治法 疏肝活血，化痰散结。

方药 开郁散加减。月经不调者，加仙茅、淫羊藿等；痛经者，加益母草、泽兰等；肿块较硬者，加莪术、桃仁等；多发肿块者，加生黄芪、党参。

#### 8.6.4.2 手术疗法

服中药 3 个月以上无效者，或较大乳核可考虑手术切除，并做冰冻和石蜡切片检查。由于妊娠易使静止的纤维瘤增大，故宜在妊娠前切除。

### 8.6.5 预防护理

1）注意调摄情志，避免郁怒，保持乐观情绪。本病恶变倾向较小，应解除忧虑。

2）定期自我检查，发现肿块及时诊治。

复习思考题

1. 乳核的特点是什么？
2. 乳核、乳腺增生、乳岩如何鉴别？

# 8.7  乳腺增生病

## 目的要求

1. 熟悉乳腺增生病的病因病机。
2. 掌握乳腺增生病的诊断和辨证论治。

乳腺增生病是西医学的病名，是一种既非炎症也非肿瘤的增生性乳腺疾病，是中青年妇女的常见病、多发病，居全部乳腺疾病的首位。其特点是单侧或双侧乳房疼痛并出现肿块，乳痛和肿块与月经周期及情志变化密切相关。乳房肿块大小不等，形态不一，边界不清，质地不硬，活动度好，伴有疼痛。本病属中医"乳癖"、"乳中结核"的范畴。根据研究资料发现，本病有一定的癌变危险，尤其对伴有乳癌家族史的患者，更应高度重视。

## 8.7.1  病因病机

本病由于情志不遂，忧郁忿怒，肝气郁结，气血运行失常；或肝病犯脾，脾失健运，痰湿内蕴，以致气滞、血瘀、痰凝互结于乳房而成；或因肝肾不足，冲任失调，以致气血瘀滞，或阳虚痰湿内结，经脉阻塞而致。

## 8.7.2  临床表现

（1）疼痛

多数患者有乳房或乳头疼痛，少数患者无明显症状。疼痛性质多为胀痛，也有刺痛、隐痛或钝痛。疼痛程度轻重不一，严重者乳房部不可触碰，行走或活动时亦感疼痛。疼痛部位较弥散，常牵连到腋部和肩背部，甚至影响上肢活动，疼痛常在月经前明显，经后减轻，也有疼痛发生在排卵期前后，或持续疼痛没有周期性改变。部分患者的乳房疼痛与情绪、劳累等有关。

（2）肿块

双侧乳房多见，也可发生在单侧乳房，肿块分布范围较广，尤以外上象限为多。肿块常见多枚，少数患者只有一二枚。肿块与周围组织分界不清，不与皮肤粘连，推之活动，质地多软、韧或中等硬度。肿块大小不一，有直径小于 1cm 的，也有大于 3cm 的。形状也多样，常可分为四型：①片块型：肿块呈厚薄不等的片块状，呈圆形、长圆形或不规则形，立体感差，边界不清或部分清楚，表面光滑或呈颗粒状。②结节型：肿块呈结节状，形状不规则，立体感较强，边界清楚或比较清楚，常较片块小。③混合型：同一乳房内有片块、结节、条索等两种形态以上的肿块同时存在。④弥漫型：肿块分布的范围超过三个象限以上者。

本病初起阶段，患者可能只表现为乳房或乳头疼痛，不一定有乳房肿块。也有部分患者就诊时乳房肿块明显而且质地中等硬度，但并无乳房疼痛。多数患者的乳房肿块与月经有关，可在月经前增大变硬，月经后缩小变软，伴压痛。

（3）溢液

少部分患者乳头有溢液，呈浆液性或白或黄，常为多孔或双侧性溢液。

（4）其他

部分患者伴有月经不规则，月经提前或延期，经量偏少，或淋漓不尽，经色淡或紫褐，或伴痛经。

## 8.7.3 诊断与鉴别诊断

### 8.7.3.1 诊断要点

1）育龄期妇女发病，尤多见于 30~45 岁。

2）依据临床表现不难诊断。

3）乳腺 X 线钼靶摄片常表现为多发的、不规则的、均匀的密度增高区，腺体边缘有时呈牛角样。硬化性腺病可表现为散在的、不规则的、边缘清楚的结节状密度增高影。B 超、红外线检查、病理检查等有助诊断。

### 8.7.3.2 鉴别诊断

（1）乳腺纤维腺瘤

本病好发于 20~25 岁的青年女性，多见单个肿块，一般无乳房疼痛。肿块呈圆形或椭圆形或分叶状，边界清楚，表面光滑，质地硬而不坚，按之有滑脱感。X 线和 B 超等辅助检查有助鉴别诊断。

（2）乳腺癌

患者无意中发现或体检发现乳房肿块，多无疼痛，肿块亦无周期性变化。肿块单个，质地常偏硬或坚硬如岩石，表面高低不平，活动度差，或与皮肤或深部组织有粘连；或有乳头抬高或内陷等；或同侧腋窝淋巴结肿大。X线和B超检查有助诊断。必要时可做病理检查以资鉴别。

## 8.7.4　治疗

### 8.7.4.1　辨证论治

（1）肝郁痰凝证

**症状**　多见于青壮年妇女。乳房胀痛和肿块随喜怒消长，伴有胸闷胁胀，善郁易怒，失眠多梦，心烦口苦，舌质淡红，苔薄白或薄黄，脉弦滑。

**内治法**　疏肝解郁，化痰散结。

**方药**　逍遥蒌贝散加减。乳房胀痛较甚，加八月札、郁金、制香附。

**外治法**　阳和解凝膏掺黑退消或桂麝散外敷，7天换1次。

（2）冲任失调证

**症状**　多见于中年妇女。乳房疼痛和肿块在月经前加重，经后缓减，伴有腰酸乏力，神疲倦怠，耳鸣目糊，月经失调，量少色淡，或闭经，舌质淡胖，苔白，脉弦细或沉细。

**内治法**　调摄冲任，疏肝活血。

**方药**　二仙汤合四物汤加鹿角霜、制香附、八月札。肿块坚实，加桃仁、莪术、石见穿。

**外治法**　同上。

### 8.7.4.2　针灸治疗

体针选取乳根、膻中、屋翳、肩井、天宗、期门、肝俞等穴，耳针选取乳腺、内分泌、神门、卵巢等穴，虚补实泻，或单独使用，或体针与耳针配合使用。

### 8.7.4.3　其他疗法

（1）成药验方

**成药**　小金丹，每次0.6g，每日2次。

**验方**　鲜商陆制成片剂，每片相当于生药0.5g，每次6片，每日3次。

（2）手术疗法

经药物治疗后肿块未能缩小或继续增大或变硬者，或伴有乳腺癌家族史辅助检查又有可疑者，或疑为恶变者，可根据患者病情、年龄等因素，考虑做单个肿块切除或乳房单纯切除术，并送病理检查。

## 8.7.5　预防护理

1）保持心情舒畅，生活起居有规律，注意劳逸结合。

2）多食新鲜水果和蔬菜，控制高脂肪食物摄入。

3）积极治疗妇科及其他内分泌疾病。

4）患病后要正确认识疾病，医护人员应对患者进行解释，以免过分紧张、担忧。

5）有乳腺癌家族史等乳腺癌危险因素的妇女，更应重视自我检查和定期体检。

## 8.7.6 其他

### 8.7.6.1 病案举例

黄某某，女，32岁，农民。1978年4月12日初诊。

现病史：1977年4月份发现右乳内生一肿块，劳累后增大，不久左侧乳房内亦起一肿块，有随月经而增长的现象，经期头晕、恶心，乳房胀痛。肿块1年来逐渐增大。经某县医院及我院门诊诊断为乳腺增生病，建议手术治疗。因患者需回家准备，要求先服中药治疗。

查体：形体消瘦，左侧乳房外上象限有4cm×5cm大小不规则可活动的肿块，质韧，隐痛，苔薄白，脉弦细，此乃肝郁痰凝之证。治宜疏肝理气，化痰散结。方用逍遥蒌贝散加减。处方：当归10g，白芍药15g，柴胡10g，郁金10g，白术10g，香附10g，瓜蒌15g，贝母15g，生牡蛎15g，鳖甲12g，赤芍药10g，红花6g，陈皮10g。水煎服。

服上药5剂后，左侧肿块基本消失，只剩枣核大小，右侧乳房肿块缩小为2cm×3cm，质软，时有微痛，胸背部时而不舒。上方继服20剂，患者诸症消失而痊愈。

1980年4月随访，未再复发。

按：本例患者，形体消瘦，脉弦细，有阴液不足的体质，故于逍遥蒌贝散原方中加入鳖甲、赤芍药、红花，加强了养阴、活血、散结的作用，故收效迅捷。

（节选自《中医外科心得集》）

### 8.7.6.2 现代研究

（1）发病学研究

一般认为，乳腺增生病的发生，与卵巢功能失调有关，孕激素分泌减少，雌激素就相对增多。至20世纪80年代前后，国内外研究发现本病患者存在着垂体激素LH、FSH分泌异常，而且催乳素在本病发病中的作用日显重要。陆德铭等采用放免法测定患者在同一月经周期的3个不同时相（即卵泡期、排卵前期、黄体期）血中多种激素水平，结果发现本病患者不但存在着卵巢激素异常，而且垂体激素和雄激素也有异常；不仅是激素分泌量的改变，而且可能存在着激素分泌节律的障碍。主要表现为卵泡期 $E_2$ 值过高，排卵前期 $E_2$、LH、FSH值显著低下，以及三期PRL值均异常增高。还有研究从激素受体着手，发现本病患者乳腺组织中ER增高，PGR降低。

（2）治法研究

自古以来，治疗本病多从肝论治。顾伯华在 20 世纪 50 年代首次明确提出调和冲任法治疗乳腺增生病，开辟了本病治疗上的新途径，经临床上不断验证，也得到了中医界的认可。目前治疗本病的治法主要有调和冲任、疏肝解郁、理气活血、化痰软坚等，应用调和冲任法治疗本病的报道也日见增多。陆德铭等用调摄冲任、疏肝活血法治疗本病，不仅取得良好的临床疗效，而且还发现该法具有纠正多种激素失调的作用。

### 8.7.6.3　名论名言摘录

《疡科心得集·卷中》：（乳癖）良由肝气不舒，郁结而成……治法不必治胃，治肝而肿自消矣。逍遥散去姜薄加瓜蒌、半夏、陈皮、人参主之。方中瓜蒌、半夏专治胸中积痰，肿尤易消也。

复习思考题

1. 乳腺增生病的诊断要点是什么？
2. 乳腺增生病如何辨证施治？

# 8.8　乳　疬

## 目的要求

熟悉乳疬的好发年龄及辨证论治。

乳疬又称"妳疬"，是发生于男女儿童或中老年男性的乳房异常发育性疾病。相当于西医的乳房异常发育症。其特点是单侧或双侧乳晕中央有扁圆形肿块，质地中等，有轻度压痛。分男性乳房异常发育症和儿童乳房异常发育症两类，前者见于中老年男性，后者见于 10 岁左右的男女儿童。

## 8.8.1　病因病机

本病主要由肝郁肾亏、痰瘀凝结而成。男子由于肾气不充，肝失所养，女子因冲任失调。

## 8.8.2　临床表现

一侧或两侧乳晕部发生一个扁圆形结块，形如棋子，质地中等或韧硬，边界清楚，推之可动，有轻触痛。有些男子乳房变大增厚，状如妇乳，或伴有乳头溢液，多为乳汁样。

若有先天性睾丸发育不全，则患者具有女性化征象，如声音变尖、面部无须、臀部宽阔等；有时伴有生殖器畸形。性早熟性女性可伴有第二性征提早出现、月经来潮等表现；中老年男性患者往往有睾丸疾病、肝脏疾病史。或长期使用激素等药物史。根据不同的病因，临床表现也不同，需做相应的检查。

## 8.8.3 诊断与鉴别诊断

### 8.8.3.1 诊断要点

1）结合临床表现可初步诊断。
2）仔细检查以排除其他可以引起乳房发育的疾病。

### 8.8.3.2 鉴别诊断

（1）女性正常乳房发育
在排除了引起乳房发育的其他病理性疾病的基础上，对于8岁以上的女孩出现乳房发育，要注意观察、随访。因为随着青少年性发育年龄的逐渐提前，在月经初潮前2~3年出现乳房发育是正常现象，这一点要引起临床医生的注意。
（2）假性男性乳房发育症
因肥胖致乳房部脂肪堆积而导致乳房部外形增大。用手指压按乳头可有一种捺入孔中的空虚感，局部无结块肿痛，常伴髋部脂肪沉积。X线摄片阴影无明确边界，亦无导管增生影。
（3）男性乳腺癌
乳晕下结块质硬不痛，并迅速增大，或结块与皮肤或深部组织粘连；或乳头溢液呈血性；或伴腋下淋巴结肿大，均应考虑乳腺癌的可能。X线钼靶摄片、肿块针吸细胞学检查等有助于诊断。

## 8.8.4 辨证论治

冲任失调，痰凝气滞证
症状 初起在乳晕中央生一肿块，如杏核大小，呈扁圆形，质地微硬，疼痛轻微，摩擦触碰则痛，皮色如常，稍可活动。多数为两侧均生，但亦有单发于一乳者。青少年发病经过数月可以自行消退，一般均不成脓溃破。男性患者可有发音较高，缺少胡须等特征。肝脏损害严重的病人，易生本病。
内治法 调理冲任，理气化痰，和营散结。
方药 逍遥散合二仙汤加减。无热象者，去知母、黄柏、薄荷，加鹿角霜；肿块质硬者，加炮甲珠。
宜针对病因进行治疗。中医中药辨证论治对单纯性乳房发育、体质性性早熟性乳房发育、原发性青春期男性乳房发育及由内分泌激素紊乱或由肝脏功能减退等引起的乳房异常发育疗效较好。对于肿瘤等疾病引起者宜积极手术治疗。

复习思考题

*乳痈如何辨证论治？*

# 8.9　乳　漏

## 目 的 要 求

了解不同性质乳漏在症状和治疗上的区别。

发生于乳房部的漏，称为乳漏，是一种乳房部化脓性疾患后遗症。其特点是：疮口脓水淋漓，久不收口而成管道。一般多发生于乳晕部和乳房部，因此可分为两类。乳晕部乳漏常见于未婚妇女，病程较长；乳房部乳漏多见，预后较好。

## 8.9.1　病因病机

乳房部漏管，多因产后体虚，乳痈、乳发等失治，脓毒旁窜，伤及乳络；或切开不当，损伤乳络，脓液、乳汁从疮口溢出而成；或因乳痨溃后，身体虚弱，日久不愈所致。乳晕部乳漏多因先天性乳头凹陷畸形复染毒邪，形成粉刺性乳痈溃后久不愈合而成。乳晕为乳络聚会之所，此处生痈，最易伤及乳络而成漏。

## 8.9.2　临床表现

**乳房部漏**　多因乳痈、乳发病史，疮口经久不愈，常流乳汁或脓水，周围皮肤潮湿浸淫。若因乳痨溃破成漏，疮口多为凹陷，周围皮肤紫暗，脓水清稀或夹有败絮物质，伴有潮热、盗汗、舌质红、脉细数等症。

**乳晕部漏**　多发于非哺乳期的 20~40 岁妇女，亦可偶见于男子，往往有乳头内缩，并在乳晕部有黄豆大小结块，质软不坚，不痛不痒，患者也不易发现。发作时结块增大，肿痛交作，皮色微红，7~10 天成脓，溃流臭脓，兼有灰白色脂状物质，往往久不收口。亦有敛后在乳窍中仍有粉质外溢，如不施行手术摘除，容易复发。若用球头银丝从疮孔中检查，银丝球头可从乳窍中穿出。亦有愈合后在乳窍中仍有粉质外溢，带有臭气；或愈后疮口又红肿疼痛而破溃，反复发作，难以痊愈。

### 8.9.3 诊断要点

1）常继发于乳痈、乳发、乳痨、粉刺性乳痈后。
2）疮口流脓或溢乳，日久不敛，形成漏管。
3）常用球头银丝探查。必要时做漏管造影或病理学检查。

### 8.9.4 治疗

治疗乳漏补养气血固然重要，但根治的关键在于外治。特别是深层乳漏外用药治疗困难者，需行切开疗法或挂线疗法。

（1）乳房部漏

1）气血两虚证

症状　发病前有乳痈、乳疽、乳发、乳痨破溃或切开的病史，疮口经久不敛，常流出乳汁或脓血，创面肉芽不鲜，周围皮肤多有浸淫潮湿。一般还伴有纳食不佳，体乏少力，精神疲惫，苔薄白，脉沉细。此乃长期流脓溢乳、耗伤气血，乳络受损之故。

内治法　补益气血，生肌敛口。

方药　托里消毒散加减。如毒邪未尽者，可佐以清热解毒，合用五味消毒饮；硬结不消者，加玄参、夏枯草、连翘。如果条件许可者先断乳，再治漏效果更好。断乳可用生麦芽30g、焦山楂30g，水煎服。

外治法　提脓祛腐法，如八二丹或七三丹药捻，外敷红油膏；脓尽后改用生肌散，用厚棉垫加压，无效时需做扩创。

2）阴虚火旺，余毒不尽证

症状　若因乳痨破溃成漏，疮口多凹陷，周围皮色紫暗、脓水清稀或夹有豆腐渣样物质，伴有潮热、颧红、盗汗、乏力、舌质红、脉细数等症。

内治法　养阴清热。

方药　六味地黄汤合青蒿鳖甲汤加减。

外治法　用五五丹药捻提脓去腐，外敷红油膏，脓尽后改用生肌散。

（2）乳晕部漏

症状　局部症状如上所述，此证一般无全身症状，可不用内服药。

外治法　浅层皮下漏，用手术疗法。先用球头银丝探针弄成弯形，自乳晕部外口探入，由乳头口穿出，然后沿探针将瘘管（包括乳头）全部切开，修剪切口两侧创缘，使其略成蝶形，并检查漏管有无分支，如有须一并切开，术后用八二丹棉条填塞伤口，外敷红油膏。若手术时外口已成假性愈合，可在该处做一小切口，再以探针从切口探入，从乳头穿出；挤压乳晕部可挤出灰白色脂状物，自乳孔排出，再以探针从该孔深入，从乳晕部假性愈合处穿出，然后按前述方法切开漏管，敷药包扎。

深层乳晕漏，可用切开疗法（其法同浅层皮下漏）或用挂线疗法（具体操作参照总论外治法"挂线法"。但乳晕部漏管，其管道必通向乳窍，须将球头银丝弄成弯形，方能自溃疡口探入，由乳窍穿出）。

（3）变证处理

乳漏若排脓不畅时，可反复出现局部不同程度的红肿热痛，治疗当清热解毒与补托并拖；药用赤芍药、当归、蒲公英、连翘、瓜蒌、生黄芪、甘草等。

### 8.9.5 预防护理

节劳烦，慎起居，忌辛辣发物。

复习思考题

1. 乳漏分哪几种？主要症状有什么不同？
2. 乳房部漏的内治法是什么？

# 8.10 乳腺导管内乳头状瘤

## 目的要求

熟悉乳腺导管内乳头状瘤的诊断和辨证论治。

乳腺导管内乳头状瘤为西医学病名，是发生于乳腺导管上皮的良性肿瘤。根据其组织发生、临床表现和生物学特性不同，可分为大导管内乳头状瘤和多发性导管内乳头状瘤两种。前者发生于输乳管的壶腹部内，后者发生在乳腺的中、小导管内，其手术治疗原则及预后均不同。本病可发生于任何年龄女性，以40~50岁为多见，偶见于男性。多见于单侧乳房发病，双侧发病者较少。临床主要表现单个或多个乳孔溢出血性或其他性状的液体，部分病例可触及肿块。本病属中医"乳衄"范畴。

### 8.10.1 病因病机

本病总因肝郁脾虚、血失统藏而成。多由忧思郁怒，肝气不舒，郁久化火，迫血妄行，导致乳窍流血。或因思虑伤脾，或肝木犯脾，脾气不足以摄血而溢于乳窍。肝火亢盛，炼液成痰，或离经之血结于乳络，痰瘀交并，络脉痹阻，则成结块。

## 8.10.2 临床表现

乳头溢出血性液是本病最常见的表现，约占80%。溢液是自发性的，持续性或间歇性存在。溢液性状常为血性，也有浆液血性、浆液性的。临床上常用手指在乳晕区按顺序进行轻压，见到溢液的位置即病变导管所在之处，这对手术时选择切口和寻找肿瘤部位都有重要的指导意义。约有1/3~1/2左右的病例，经仔细检查可以发现乳内肿块，有少数病例因肿瘤很小而很难扪及肿块。大导管内乳头状瘤的肿块一般约0.3~1.0cm大小，常位于乳晕区，呈结节状或条索状，质地较软。按压肿块常见少量暗红色液体从相应的导管口溢出，有时排出分泌物较多后肿块会缩小或消失。多发性乳腺导管内乳头状瘤的肿块常位于乳腺的周围区域，边界不清，有实质不均质感。

**影像学检查** 选择性乳腺导管X线造影有较高的诊断及定位价值，尤其对摸不到肿块的病例。单发性乳头状瘤都位于一级乳腺导管内，在距乳头导管开口1.7~3.5cm处可见圆形、类圆形或半月形的边缘光整的充盈缺损区；多发性乳头状瘤常位于中小乳腺导管中，在导管近端常见程度不等的扩张，但无梗阻，管壁和管网结构完整。另外，用手电筒或冷光源从乳房正下方向乳腺投照，可见积血导管为暗区，而其他区域呈橘红色。如导管内无积血或量甚少，则透照常为阴性。

**细胞病理学检查** 乳头溢液涂片可见散在的、成乳头状排列的或成堆的导管上皮细胞，大小稍有差异，染色质均匀。

## 8.10.3 诊断与鉴别诊断

### 8.10.3.1 诊断要点

1）依据临床表现可初步诊断。
2）乳腺导管X线造影和溢液涂片细胞学检查有助于诊断。

### 8.10.3.2 鉴别诊断

（1）乳腺癌
乳腺癌伴有乳头溢液者发病年龄相对较高，常伴有明显肿块，多位于乳晕区以外，而且直径多大于2cm，X线检查及溢液涂片等有助于鉴别。
（2）乳腺增生病
乳腺增生病伴有乳头溢液多为双侧乳房多孔溢液，性状以乳汁样或浆液性为多见，并伴有周期性乳房疼痛等症状。多发性导管内乳头状瘤的肿块与乳腺增生病不易鉴别，必要时可做病理活检。
（3）导管扩张综合征
溢液期常无其他症状，多为双侧、多孔溢液，并伴有乳头凹陷。肿块期的肿块虽大多位于乳晕区，但一般较大导管内乳头状瘤的肿块大，且常发生红肿疼痛或溃破流脓。乳头溢液涂片及 X 线导管造影可以帮助鉴别。

## 8.10.4 治疗

### 8.10.4.1 辨证论治

（1）气郁化火证

症状　乳窍流血色鲜红或暗红，乳晕部或可扪及肿块，压痛明显，伴性情急躁，乳房及两胁胀痛，胸闷嗳气，口中干苦，失眠多梦，舌质红，苔薄黄，脉弦。

治法　疏肝理气，清泄肝火。

方药　丹栀逍遥散加茜草、夏枯草、侧柏炭。

（2）脾不统血证

症状　乳窍溢液色淡红或淡黄，乳晕部或可扪及肿块，压痛不甚，伴多思善虑，面色少华，神疲倦怠，心悸少寐，纳少，舌质淡，苔薄白，脉细。

治法　益气健脾，养血摄血。

方药　归脾汤加紫珠、仙鹤草。溢血鲜红者，加生地黄、小蓟；乳房胀痛者，加橘叶、川楝子、香附；肿块不消者，加山慈菇、土贝母、牡蛎；心烦不寐者，加柏子仁、酸枣仁；食欲不振者，加太子参、砂仁、橘皮。

### 8.10.4.2 手术疗法

本病原则上均应手术治疗，药物治疗一般只能改善症状。

单发性导管内乳头状瘤　一般切除整个病变导管即可，但必须做石蜡切片检查，因为冰冻切片检查有时不易区别乳头状瘤和乳头状癌。若患者为 50 岁以上绝经妇女，或病理检查发现导管上皮增生活跃或有间变者，可考虑做单纯乳房切除。

多发性导管内乳头状瘤　年轻者至少应做乳腺区段切除，手术范围应包括乳腺的边缘区域。年龄较大者应考虑做单纯乳房切除，以免复发，甚至癌变。

## 8.10.5 预防护理

1）注意精神调摄，性情开朗乐观。生活起居有规律，并劳逸结合。

2）宜穿戴棉质白色内衣，换洗时注意观察有无污迹。如发现乳头有溢液或乳内有肿块，应及时就医，积极治疗。

复习思考题

乳衄的治疗原则是什么？

（薛晓红）

# 9

# 瘿

## 9.1 概 论

**目的要求**

1. 掌握瘿的概念，检查方法。
2. 熟悉瘿的病因病机和治疗方法。


中医对瘿的命名有广义、狭义及现代涵义之分。广义者，泛指颈肩部的肿块；狭义者指颈部肿块；现代涵义则专指甲状腺肿大或肿块类疾病，属西医的甲状腺疾病范畴。早在汉代《说文解字》解释说："瘿，颈瘤也。"瘿字的意义为颈部肿大如缨络之状。缨络是古人将贝壳编成圈状佩于颈部的装饰品。本病的特征为：颈前结喉两侧漫肿或结块，皮色不变，逐渐增大，病程缠绵，但不溃破，能随吞咽动作而上下移动，亦可出现烦热，心悸，震颤等症；女性可有月经量少，甚至闭经等症状。

我国春秋战国时期就有关于瘿的记载。《山海经》中有"数斯"，"无条"等食之可以已瘿。《庄子》中也有"甕盎大瘿"的记载。汉代张华《博物志》（公元232~300年）将瘿描写为一种地方性疾病，在湖北和长江南部山区一带发生。古代对瘿病的治疗也有卓越的贡献，早在晋唐时期，祖国医学文献中就提出用含碘药物和动物甲状腺口服治疗本病，如《肘后备急方》载有海藻酒；《备急千金要方》记述了鹿靥和羊靥内服治疗瘿的经验。《本草纲目》引王玺说猪靥是"是猪喉系下肉团1枚，大如枣，微扁色红"，就可以证明猪靥是猪的甲状腺组织，推而知之，鹿靥是鹿的甲状腺组织。而用甲状腺组织治疗气瘿、肉瘿等疗效确实，这应该说是中医学史上的一项发明。

古代文献对瘿进行了多次分类。宋《三因极一病证方论》从形态特点将瘿分为五类：石瘿、肉瘿、筋瘿、血瘿、气瘿，为后世医家所宗。《外科正宗》引薛立斋云："筋骨呈露曰筋瘿，赤脉交结曰血瘿，皮色不变曰肉瘿，随忧喜消长曰气瘿，坚硬不可移曰石瘿，此瘿之五名也。"这样的命名和分类，主要依据瘿的临床表现以及配合五脏所属。目前常把瘿病分为气瘿、肉瘿、石瘿、瘿痈四种。历代文献中的筋瘿、血瘿多属血管瘤以及气瘿与石瘿的合并症。至于甲状腺炎，文献无确切病名，依据其局部肿胀木硬，潮红灼热，疼痛的特点，定名为瘿痈。

瘿的病位，在颈前喉结两侧。颈前属任脉所主，也属督脉，任督两脉皆系于肝肾，且肝肾之经脉，皆循喉咙。所以颈前部位，与任、督、肝、肾经络有一定的联系。

## 9.1.1 病因病机

各种瘿病原因各异，总的来说是由于正气不足，以致外邪乘虚侵入，结聚于经络、脏腑，导致气滞、血瘀、痰凝等病理变化，而逐渐形成瘿病。

水土不佳，缺少盐卤 《博物志》云："由残土之无卤，久居令人瘿。"对于瘿病的病因古人认为有一定地区性，水质不佳，缺乏盐卤。

气滞 忧思郁闷，气机不利，或与外邪结于少阳之络而成瘿痈；或强烈的精神刺激损伤心神而出现悸动不安，失眠多梦；或忧思过度肝脾两伤，痰瘀互结，凝滞于颈前而生石瘿。据河南省临床调查资料表明气瘿患者，常生气者较不常生气的发病率高一倍左右。

风温、风热外袭 风温、风热之邪，壅结少阳、阳明经络，聚于颈前致成瘿痈。湿热之邪郁于颈部，与痰浊凝聚，则成瘿痈缠绵，反复发作。

痰浊凝结 痰浊由津液所化，痰浊形成，阻滞气机，结于颈前，则为瘿肿。古人有"有块多是痰"的经验总结。痰浊上逆于双目则可出现突眼症。

瘀血 或因气滞，或因痰阻都能使血脉运行不利，甚而形成瘀血，瘀血与痰气凝聚，结于颈前，可使瘿肿增大，日趋坚硬而成石瘿。

## 9.1.2 检查

瘿病检查时，让病人端坐，双手放于两膝显露颈部。

望诊 检查者坐于病人对面，观察颈部轮廓，两侧是否对称，有无肿块隆起，并注意其位置、大小、形态，邻近血管有否充盈，如有肿块，让病人做吞咽动作，看是否能随吞咽动作而上下移动。

扣诊 检查者坐于病人对面，也可站立在病人后面，用双手进行检查。一般先检查健康部位，后查肿块部位，然后做肿块的重点检查。要注意其位置、数目、硬度（柔软如棉，坚实如木，坚硬如石）、光滑度（光滑，高低不平）、活动度（活动，推之能动，固定）、有无压痛、边缘界限是否清楚等。此外还要注意有无震颤，气管有无移位，颈部淋巴结有无肿大。

另一方法：检查者面对病人，让病人头部略为俯下，使颈部肌肉和筋膜松弛，检查者用一手的拇指，将病人的甲状软骨推向检查之侧，使检查的甲状腺突出，另一手的手指按放在检查侧的胸锁乳突肌前后，这样整个甲状腺的侧叶就能掌握在检查者的手中，对甲状腺的大小、形状、质地等能够做出更为精确的判断。

## 9.1.3 治疗

治疗瘿病的方法很多，一般以内治为主。现结合瘿病的发病因素将瘿病的辨证治疗要点分述如下：

**理气散瘿法** 是用理气药物配合软坚化瘿药物使瘿肿消散的方法。适用于发病与精神因素有关者；病变在肝经部位，局部憋胀发紧，呼吸促迫，性急躁，善太息之气瘿，部分肉瘿等。常用方剂如逍遥散等，常用药物有青皮、陈皮、桔梗、柴胡、香附、枳壳、海藻、昆布、海蛤壳等。

**化瘀散瘿法** 是用活血化瘀药物配合软坚化瘿药物促使瘿肿消散的方法。适用于瘿肿赤脉交结，或头面部青紫，舌质紫黯，瘀点瘀斑；或瘿肿突然增大，坚硬如石，高低不平等。如血瘿、部分肉瘿、石瘿等病。常用方剂如桃红四物汤，常用药物有桃仁、红花、川芎、当归、赤芍药、丹参、三棱、莪术、泽兰、乳香、没药、土鳖虫、血竭、穿山甲、海浮石、海藻等。

**化痰软坚法** 是用各类化痰药物配合软坚化瘿药物促使瘿肿消散的方法。适用于瘿肿不红不热，按之坚实，或有囊性感，苔腻等。如气瘿、肉瘿等。常用方剂如海藻玉壶汤等，常用药物有海藻、昆布、海带、夏枯草、海蛤壳、海浮石、生牡蛎、半夏、贝母、黄药子、山慈姑、白芥子、瓜蒌等。

**解毒散结法** 是用清热解毒药物，配合软坚散结的药物，促使瘿肿消散的方法。适用于瘿肿局部灼热疼痛、发热、口渴、便秘、溲赤、舌红、脉数等。如瘿痈、石瘿等。常用药物有银花，连翘、板蓝根、夏枯草、白花蛇舌草、蒲公英、半枝莲、黄芩、黄药子等。

**调摄冲任法** 是用补益药物培本固元，促使久病患者正气回复的方法。适用于气瘿漫肿，面色白无华，肢冷腰酸，舌淡，苔白，脉沉细，冲任不调，肾阳虚等。常用方剂如右归饮，常用药物有熟地黄、仙茅、淫羊藿、杜仲、枸杞子、菟丝子、肉桂、附子等。

**以脏治瘿法** 是用动物的甲状腺组织的制剂治疗瘿病的方法。适用于气瘿、肉瘿等。常用方剂如五瘿丸，常用药物有羊靥、猪靥，古人多用鹿靥等。

此外，尚有疏风散结，利湿攻毒等法，在临床应用时，需结合实际病情，加以选择应用。

肉瘿、石瘿或气瘿中药治疗无效者，宜手术治疗。

# 9.2 气 瘿

**目的要求**

1. 熟悉气瘿的病因病机及辨证论治。
2. 掌握气瘿的预防。

气瘿是瘿病的一种，因其患部肿块柔软并可随喜怒而消长，故称为气瘿。该病名首见于《诸病源候论》，其特点是颈部瘿肿，往往遇喜则消，逢怒则长。常见于离海较远的高原山区。我国云贵高原和陕西、山西、宁夏等地区的居民最为多见。女性发病率高于男性。气瘿相当于西医的单纯性甲状腺肿及部分地方性甲状腺肿。

## 9.2.1 病因病机

本病发病原因一为忧患，二为水土。平素食物中摄入的碘量不足是外因；内因则是情志抑郁、忧怒无节，使气化失调，升降障碍，痰浊壅聚而成本病。此外，产后肾气亏虚，外邪乘虚侵入亦能引起本病。

## 9.2.2 临床表现

本病好发于 20~30 岁的青年人，女多于男，尤以怀孕期及哺乳期妇女更为多见。在流行地区常出现于学龄儿童。一般全身症状不显著。初起时，患者可无任何不适，惟一症状是颈前甲状腺逐渐肿大，弥漫性肿大者仍显示正常甲状腺形状，两侧对称，皮色如常，表面平坦，质软不痛，吞咽时肿块随之上下移动，部分肿胀过大呈下垂状，自觉局部有沉重感，随喜怒而消长，但不破溃。

## 9.2.3 诊断与鉴别诊断

### 9.2.3.1 诊断

在临床常见结节性肿大者颈部肿块一侧较显著；囊肿样变结节如并发囊内出血，结节可在短期内迅速增大。若气瘿进一步发展，颈部肿块压迫气管、食管、血管、神经，可产生一些相应的症状：有因压迫气管而使呼吸困难者，有压迫声带而声音嘶哑者，有压迫食管引起吞咽不适者，但不会引起食道梗阻的症状。如压迫颈深部大静脉，可引起头颈部的血液回流受阻，面部呈青紫色浮肿，同时出现颈部和胸前浅表静脉的曲张，即为血瘿。

#### 9.2.3.2　鉴别诊断

（1）肉瘿

甲状腺肿块呈球状，边界清楚，质地柔韧。

（2）瘿痈

有急性发病史，甲状腺不仅增大，而且变硬，有压痛，常伴发热，吞咽疼痛等全身症状。

### 9.2.4　治疗

#### 9.2.4.1　辨证论治

（1）肝郁脾虚证

症状　颈部弥漫性肿大，伴四肢困乏，善太息，气短，纳呆体瘦，面色白，苔薄，脉弱无力。

内治法　疏肝解郁，健脾益气。

方药　四海舒郁丸加减。若胸胁憋胀者，加瓜蒌、桔梗、枳壳；声音嘶哑者，加射干、藏青果、木蝴蝶；怀孕期或哺乳期加菟丝子、补骨脂等。

（2）肝郁肾虚证

症状　颈部肿块皮宽质软，伴有神情呆滞，倦怠畏寒，行动迟缓，肢冷，性欲下降，舌淡，脉沉细。

内治法　疏肝补肾，调摄冲任。

方药　四海舒郁丸合右归饮加减。

#### 9.2.4.2　其他疗法

内治不效，瘿块大，且有压迫气管，呼吸困难，或头颈部血液回流受阻等症状者，可考虑手术治疗，但发于青春期者不宜手术。

### 9.2.5　预防护理

在流行地区内，除改善饮水来源外，都应以碘化食盐烹煮食物作为集体性预防，可服用至青春发育期以后。

经常用海带或其他海产生物佐餐，尤其在青春发育期、妊娠期和哺乳期。

平时保持心情舒畅，勿郁怒动气。

复习思考题

1. 甲状腺肿物的检查方法如何？

2. 气瘿的预防方法有哪些？

# 9.3 肉 瘿

**目的要求**

1. 熟悉肉瘿的临床特点。
2. 熟悉肉瘿的辨证论治。

瘿病皮色不变，肿块局限而柔韧者，称为肉瘿，首见于《三因极一病证方论》。其特点是颈前喉结一侧或两侧结块柔韧而圆，如肉之团，能随吞咽动作而上下移动，发展缓慢，好发于女性青年及中年人。相当于西医的甲状腺腺瘤（囊肿）。

## 9.3.1 病因病机

本病多因情志内伤，肝郁脾虚，痰湿结聚，气血为之壅滞，聚而成形，乃成肉瘿。

## 9.3.2 临床表现

本病主要症状是颈部喉结正中一侧或双侧有单个肿块，呈半圆形，表面光滑，可随吞咽动作而上下移动，按之不痛，生长缓慢，一般并无明显全身症状。

## 9.3.3 诊断与鉴别诊断

### 9.3.3.1 诊断

患者年龄常在 40 岁以下，以女性为多。通过触诊检查若在颈前部有肿物能随吞咽而上下移动，肿物中等硬度，质地柔韧便能初步诊为本病。

辅助检查：放射性核素[131]碘扫描多显示温结节，囊肿多为凉结节，伴甲亢者多为热结节。B 型超声波提示有液性暗区，或实质性肿块。

### 9.3.3.2 鉴别诊断

（1）甲状腺舌骨囊肿

该囊肿位于颈部正中，位置较低，常在胸锁关节上方，一般不随吞咽活动而上下移动，但随伸舌动作上下移动。

（2）颈痈

颈痈位于颈部外侧，且多靠近颈部，局部红热疼痛，随时间的推移，肿块红色加深，疼痛加重，肿块变软，有应指感。伴有恶寒，发热，头痛，全身不适等症状。

（3）瘿痈

急性发病，颈部弥漫肿大，微热，自觉疼痛，肿块边界不清，触痛，发病前多有上呼吸道感染病史。颈部肿块出现或增大时常有寒热。

## 9.3.4　治疗

### 9.3.4.1　辨证论治

（1）肝郁痰凝证

症状　颈部两侧肿块不红、不热、不痛，半圆形或卵圆形，表面光滑，随吞咽动作上下移动，可有呼吸不畅或吞咽不利，生长缓慢，一般无全身症状，苔薄腻，脉弦滑。

内治法　理气化痰，软坚散结。

方药　海藻玉壶汤加夏枯草、黄药子、郁金，局部质硬者加玄参、生牡蛎、丹参、炮甲珠，胸闷憋胀者加桔梗、川贝母。

（2）气阴两虚证

症状　颈部肿块柔韧，常伴头晕目眩，情绪激动，易怒，怕热，易汗，口苦，心悸，失眠，多梦，手颤，善食，消瘦，乏力，舌质红，苔少，脉细数。

内治法　益气养阴，软坚散结。

方药　生脉散合海藻玉壶汤加减，可随证加用生黄芪、龟板、鳖甲等。肝阳上亢急躁易怒，手指震颤者，加珍珠母、钩藤。热退汗止，仅余瘿肿不消者，加炮甲珠、海螵蛸。夜寐不安，乱梦纷纭者，加炒酸枣仁、柏子仁。心悸怔忡明显者，加朱砂、菖蒲。多食善饥者，加石膏、知母。

### 9.3.4.2　外治法

单个结节或变化不大的肉瘿，用阳和解凝膏掺黑退消或桂麝散外敷。

### 9.3.4.3　其他疗法

对有恶性变倾向者，应及时考虑手术治疗。

复习思考题

1. 什么叫气瘿？
2. 气瘿治疗的常用方法是什么？

# 9.4 瘿 痈

**目的要求**

1. 了解瘿痈的病因病机。
2. 熟悉瘿痈的辨证论治要点。

瘿痈是颈靥部炎性肿块性疾患，是瘿病的一种。其特点是喉结两侧结块肿胀，灼热，疼痛牵引至耳后枕部，常伴发热，头痛等症状。相当于西医的急性或亚急性甲状腺炎。

## 9.4.1 病因病机

肝郁胃热，风温客于肺胃，挟痰蕴结，蕴聚化毒为患。偶因热毒炽盛，则肉腐成脓。或痰浊交结，气血凝滞，伤阴耗气，瘿肿结聚如石。

## 9.4.2 临床表现

发热，甲状腺肿大，疼痛，局部肤色不变，灼热，压痛明显，吞咽时疼痛加剧。严重时声音嘶哑，气促，吞咽困难，口渴、咽干，脉浮数或滑数，苔黄等。

## 9.4.3 诊断

本病诊断要点有二：一是扪及颈前肿块疼痛能随吞咽动作上下移动，便能定为瘿病；二是瘿肿灼热，有化脓趋势，伴有全身寒热等症状，便可知为化脓性痈证。

血常规检查示血白细胞及中性粒细胞增高。

## 9.4.4 治疗

### 9.4.4.1 辨证论治

**症状** 发病前多有感冒，咽痛等病史，或突然发病，恶寒发热，颈前两侧结块如鸡卵，表面光滑，无结节，压痛，色白，灼热。疼痛往往波及耳后，枕部，苔薄腻，脉滑数，证属风湿上受，痰热蕴结于肝胃二经。

**内治法** 散风清热，化痰消肿。

**方药** 牛蒡解肌汤加减。若气促声嘶，吞咽疼痛者，加桔梗、射干。

#### 9.4.4.2 外治法

初期宜箍围消散法，金黄膏、玉露膏外敷，或太乙膏掺红灵丹外贴。有化脓者，切开排脓，后期如一般痈证处治。

复习思考题

1. 瘿痈的病因病机是什么？
2. 瘿痈的常见证候、治法方药各是什么？

# 9.5 石 瘿

### 目的要求

1. 掌握石瘿的特点。
2. 了解石瘿的辨证论治。

石瘿是指甲状腺部结块坚硬如石，不可移动的恶性肿瘤。其特点是甲状腺部单侧或双侧肿块坚硬如石，高低不平，不能随吞咽动作而上下移动。相当于西医的甲状腺癌。

## 9.5.1 病因病机

本病多因情志不遂，肝气郁滞，脾失健运，痰湿内生，气滞血瘀痰凝所致；亦由肉瘿日久，耗精伤血，痰浊久瘀而成。

## 9.5.2 临床表现

甲状腺肿物突然迅速生长，或正常的甲状腺突然迅速生出肿块者。触诊时可扪及肿块，质硬，表面高低不平，与周围组织粘连而固定，附近臀核增大等。

## 9.5.3 诊断与鉴别诊断

#### 9.5.3.1 诊断

1）本病多见于 40 岁以上患者，女多于男，或既往有肉瘿病史。
2）结合临床表现可以初步诊断。
3）辅助检查：放射性核素$^{131}$碘扫描为"凉结节"或"冷结节"。B 型超声波检查：实质性肿块，光点不匀质或有钙化点。X 线检查：颈部正侧位平片：观察气管有无移位和受压，若有细小砂粒状钙化影，提示为癌。胸部 X 片观察有无肺部转移。

### 9.5.3.2 鉴别诊断

（1）瘿痈

急性发病，病史中多有上呼吸道感染。甲状腺肿大为弥漫性，边界不清，木硬，张力较大，有触痛，预后良好。

（2）肉瘿

甲状腺肿物光滑活动，边界清楚，能随吞咽动作而上下，预后良好。

## 9.5.4 治疗

### 9.5.4.1 辨证论治

（1）痰瘀内结证

症状 颈块短期内增大较快，坚硬如石，高低不平，活动性差，但全身症状尚不明显，舌黯红，苔薄黄，脉弦。

内治法 解郁化痰，活血软坚。

方药 海藻玉壶汤加三棱、莪术、白花蛇舌草、山慈姑、蛇六谷等。

（2）瘀热伤阴证

症状 晚期石瘿或溃破流水，或颈部它处发现转移性结块，形倦体瘦，或声音嘶哑，舌紫，或见瘀斑，脉沉或涩。

内治法 和营养阴。

方药 通窍活血汤合养阴清肺汤加减。

### 9.5.4.2 外治法

（1）可用阳和解凝膏掺阿魏粉敷贴。

（2）肿块处疼痛灼热者，用商陆根捣烂外敷。

### 9.5.4.3 其他疗法

石瘿一旦确诊后，宜早期手术切除，以求根治，但未分化癌不宜手术切除，否则会促使病变扩散，以镭或 X 线放射治疗为主。

复习思考题

1. 石瘿的辨证论治的要点是什么？
2. 石瘿如何与肉瘿、气瘿、瘿痈相鉴别？

（闫殷虎）

# 10

# 瘤

## 10.1 概　论

### 目的要求

1. 了解瘤的定义、特点及其分类。
2. 熟悉瘤的常用治法。

瘤大都是生于体表的赘生物，随处可生，界限分明，发展缓慢，一般没有自觉症状，是长期不易消散的一种局限性肿块。多属良性肿物。

瘤，有留滞不去的意思。凡瘀血、痰滞、浊气停留于人体组织之中所形成的赘生物称为瘤。

"瘤"最早见于《灵枢》。《诸病源候论》说："瘤者，皮肉中或肿起，初梅李大，渐长大，不痛不痒，又不结强，言留结不散，谓之为瘤。不治乃至坯大，不复消，不能杀人。"这把瘤的特征和性质基本上描述清楚了。后世记载很多。宋《三因方》将瘤分为骨瘤、脂瘤、气瘤、肉瘤、脓瘤、血瘤六种。明清以来如《外科枢要》、《外科正宗》、《洞天奥旨》等书，按瘤所在组织，配合五脏，分为气瘤、血瘤、肉瘤、筋瘤、骨瘤和不配脏腑的脂瘤六种，一般称为六瘤。还有一些红丝瘤、股瘤、发瘤等临床较少见。一般发于内脏的肿瘤，后世文献多归属于癥瘕范畴，本章不再论述。

瘤的性质，根据上述特点来看，一般没有严重后果。在外科文献中，瘤与岩是分别论述的，结合《疡科心得集》所说的四大绝症（失荣、舌菌、乳岩、肾岩翻花）来分析，瘤多数是良性，而岩是恶性的。

## 10.1.1 病因病机

瘤是内脏机能失调而引起的一种疾病。一般说：气瘤是肺的功能异常，气机郁结；血瘤是心的功能异常，血络纵横丛集；肉瘤是脾的功能异常，痰聚肉中；筋瘤是肝的功能异常，筋脉曲张；骨瘤是肾的功能异常，气血瘀阻于骨骼。总之本病是由脏器功能失调，瘀血、浊气、痰湿互相凝滞而成。

## 10.1.2 临床辨证

对瘤的辨证，首先要了解皮、肉、脉、筋、骨等组织定义。皮肤、血脉、骨骼比较明确。"肉"则包括现代解剖的肌肉和皮下脂肪。"筋"这里主要指浅表静脉。其次要了解各种瘤的主要特征。

筋瘤　初起细小，筋蓄而屈，屈久成瘤，青筋盘曲如蚯蚓。

血瘤　微紫微红，软而不痛，皮肤隐隐如缠红丝，擦破血流不止。

肉瘤　软若棉，硬若馒，皮色不变，不紧不宽。多自肌肉肿起，按之宣散，其根阔大，不痛不溃，无所痛苦。

气瘤　自皮肤肿起，时软时硬，不红不痛，随喜怒消长，无寒无热。

骨瘤　色黑皮紧，高起如石，推之不移，深贴于骨。

粉瘤　粉瘤又称脂瘤，大而柔软，久则增大，切开以后，内有包囊，储有异物，古称有脂粉、黑沙、发、虱等物。

瘤的诊断是以局部表现为主要依据，往往可见异病同证，一种瘤可以包括多种疾病。如肉瘤就可能包括脂肪和肌肉等多种肿瘤，骨瘤也可以包括多种骨组织肿瘤。

## 10.1.3 治疗方法

瘤的治疗，传统的方法是以内消为主。临床常用的方法有行气散结、破瘀消肿、化痰软坚三大法。长期攻消不愈，后期以补益扶正为主，包括养气血、健脾胃、补肾气等。

行气散结法　气聚可以为肿，气病可以引起血瘀，也可使津液凝结为痰。气聚、气滞所引起的气瘤、血瘤、筋瘤可运用行气散结法。常用药物如青皮、陈皮、木香、香附、沉香、乌药、乳香等。

散瘀消肿法　适用于肿块坚硬，难以消散者，或肿块表面青筋盘曲或网布红丝，舌质紫暗或有瘀斑、瘀点。如血瘤、筋瘤、骨瘤等。常用药物如丹参、莪术、紫草、三棱、炮甲珠、地鳖虫、没药等。

化痰散结法　适用于肿块位于皮里膜外，按之坚实或有囊性感，如肉瘤等。常用药有天南星、半夏、山慈姑、白芥子、海藻、瓜蒌、贝母等。

内服药对某些肿瘤在改善症状方面确有一定的作用。也屡有使肿瘤消散的报道。瘤的外治方法较多，一般以手术摘除为主，体表良性肿瘤的治疗首选此法，需掌握其适应证与禁忌证。此外，还有药物敷贴法、缩瘤法、腐蚀法、枯瘤法、结扎法等，可斟酌选用。

复习思考题

 1. 瘤的定义和特点是什么？
 2. 瘤分哪几类？其名称各是什么？

# 10.2 气 瘤

## 目的要求

1. 了解气瘤的特点及内消方法。
2. 了解气瘤的外治法。

本病是发于皮肤间的多发性肿瘤。其特点是肿块浮浅，位于皮下，柔软，活动，按之凹陷，放手即能弹起，宛如气在瘤中，故名气瘤。相当于西医的多发性神经纤维瘤和神经纤维瘤病的神经纤维瘤结节。

## 10.2.1 病因病机

肺气失宣：肺主气，合皮毛。由于肺气失于宣和，以致气滞痰凝，营卫不和，痰气凝聚于肌表，发为气瘤。也因脾虚痰凝：忧思伤脾，脾土受损，母累及子致肺气郁滞，卫气不行，气结于腠理之间形成气瘤。

## 10.2.2 临床表现

瘤自皮肤肿起，生长缓慢，好发于躯干，也常见于面部及四肢。瘤的大小不一，小如豆，大如拳。瘤的数目不一，少者只有几个，多的可成十上百，遍布于体表，并呈念珠状的排列。其质地柔软，用手指压扁，放手即复。瘤的皮色不变或色素沉着，表面光滑，没有痛感。

## 10.2.3 诊断与鉴别诊断

### 10.2.3.1 诊断

气瘤是一种具有家族倾向的先天性疾病。多在小儿时即有皮下多发肿块出现，青春期加重。亦常伴有某种发育上的缺陷。

在诊断时，触诊是关键。肿块位于皮下，活动，既不与皮肤粘连，又不与基底组织粘连。结合其临床表现可以诊断。

### 10.2.3.2 鉴别诊断

（1）肉瘤

不少也生于皮下，质软，类似气瘤，但多数呈分叶状，不但无压缩性，而且不能将其挤压入皮下。

（2）血瘤

肿物柔软，境界不清，触之如海绵状，或肿物表面色泽鲜红或紫暗，加压时不完全退色。

（3）疣

病变部位为皮肤表层，其特点为多发性，在皮肤表面形成乳头状的突起，有一定的传染性，可接触传染。

## 10.2.4 治疗

### 10.2.4.1 辨证论治

（1）肺气失宣证

症状　气瘤多发于浅表，根浮，色白。多见面色 白，乏力倦怠，动则气短，自汗畏寒，痰多清稀等，舌淡、苔薄白，脉虚弱。

内治法　宣调肺气，益气固表。

方药　通气散坚丸合玉屏风散加减。若见倦怠、神疲乏力者，可兼服补中益气丸，每次1丸（9g），每日2次。

（2）脾虚痰凝证

症状　气瘤多个而且根稍深，质地软，无触痛，或得温稍舒。多见头身困重，口淡不渴，口黏无味，腹胀便溏等。

内治法　健脾解郁、化痰散结。

方药　十全流气饮加减。

### 10.2.4.2 外治法

一般不需外治。若气瘤顶大蒂小者，可用丝线从根部结扎，使瘤体逐渐因缺血而坏死脱落。

复习思考题

1. 气瘤的定义及特点是什么？
2. 气瘤的治法是什么？常用方是什么？

# 10.3 血 瘤

## 目 的 要 求

1. 了解血瘤的特点。
2. 掌握血瘤的治疗方法。

血瘤是因体表血络扩张，纵横丛集而形成的一种体表肿瘤。其特点是病变局部色泽鲜红暗紫，或局限性柔软肿块，边界不清，触之如海绵状。相当于西医的皮肤血管瘤，可分为毛细血管瘤和海绵状血管瘤。

## 10.3.1 病因病机

心主血脉，心火妄动，逼血入络，血热妄行，脉络扩张，纵横丛集成瘤；胎火妄动，肾中伏火，火热逼络，溢肤成瘤；郁怒伤肝，肝气郁结，气郁化火，火逼肝血，血热妄行，离络溢肤而成血瘤。

## 10.3.2 临床表现

本病发于身体任何部位，但以四肢、面颈部为多见。出生后满月前后发病，随年龄增长而增大，到一定程度可停止进展，瘤体为大小不等半球形或扁平隆起，质软如海绵，色鲜红或紫红有压缩性，但无搏动。若擦破后，可引起出血。若染毒可形成溃疡，溃疡愈合后瘢痕形成，可使肿块部分消失。

## 10.3.3 诊断

依据临床表现一般可确诊本病。

## 10.3.4　治疗

### 10.3.4.1　辨证论治

（1）心火妄动证

*症状*　瘤体色泽鲜红，按之柔软，有压缩性，伴烦躁不安，易口舌生疮，面赤口渴，小便短赤，大便秘结，舌红，苔薄黄，脉数有力。

*内治法*　清心泻火，凉血散瘀。

*方药*　芩连二母丸合泻心汤加减。

（2）肾伏郁火证

*症状*　血瘤生来具有，多见于颜面、颈部，瘤体表面色红，大小不一。五心烦热，潮热盗汗，发育迟缓，尿黄便干，舌红，苔少，脉细数。

*内治法*　滋阴降火，凉血化瘀。

*方药*　凉血地黄汤合六味地黄丸加减。

（3）肝经火旺证

*症状*　血瘤呈痣状，或由于扩张、迂回、曲折的血管构成瘤体，挤压后膨胀性较好。瘤体常因情志不遂或恼怒而发生胀痛，胸胁不适，咽干，小便短赤，大便秘结，舌红，苔黄且干，脉弦数或弦细数。

*内治法*　清肝凉血祛瘀。

*方药*　凉血地黄汤合丹栀逍遥散加减。

### 10.3.4.2　外治法

浅表小面积非头面部和关节的毛细血管瘤，可应用五妙水仙膏局部外敷，进行腐蚀疗法。

### 10.3.4.3　其他疗法

（1）注射疗法

消痔灵注射液加 1% 普鲁卡因按 1∶1 混合缓慢注入瘤体，以注至整个瘤体高起为止。每次用药 3~6ml。隔一周可反复注射。若瘤体尚未发硬萎缩，可用消痔灵 2 份，普鲁卡因 1 份，如上法进行注射。

（2）手术

瘤体较大而局限者，经充分准备，可行手术切除。

复习思考题

1. 血瘤的定义和特点是什么？

2. 血瘤的治疗方法如何？

# 10.4  肉　瘤

**目的要求**

1. 了解肉瘤的定义、特点。
2. 了解肉瘤的诊断及内消方法。

肉瘤是由皮下脂肪组织增生而形成的肿瘤。其特点是肿块软如绵，肿如馒，皮色不变，如肉之隆起，故名肉瘤。相当于西医的脂肪瘤。为最常见的良性肿瘤。

## 10.4.1　病因病机

由于思虑过度或饮食劳倦，郁结伤脾，脾失健运，痰湿内生，以致气血凝滞，积久成形，发为肉瘤。有的多发性肉瘤与遗传有关。

## 10.4.2　临床表现

肉瘤大多发生于成年人，好发于颈、肩、背、大腿及臀部，大小不一，呈扁平团块状，或分叶状。生长缓慢，多无自觉症状。触之柔软如绵，外观肿形似馒，用力可以压扁，与表面皮肤无粘连，推之可以移动，但基底部较广泛。瘤体表面皮肤颜色多无明显改变。部分患者瘤体长大到一定程度后可自行停止生长扩大。另有一种多发性肉瘤，常发生于四肢、胸或腹部皮下，呈多个较小的圆形或卵圆形结节，质地较一般肉瘤略硬，压之有轻度疼痛。

## 10.4.3　诊断与鉴别诊断

### 10.4.3.1　诊断

肿物位于皮下，可活动，质柔软，触之不痛，呈分叶状，多为单发。结合临床表现可确诊本病。

### 10.4.3.2　鉴别诊断

（1）血瘤

肉瘤与血瘤都为质地柔软的肿块，但血瘤皮色鲜红或暗红，皮温较高，有明显的压缩性和膨胀感。而肉瘤的皮色、皮温无明显变化，膨胀感不明显。

（2）气瘤

肢体多发性肉瘤，形态与气瘤近似，但气瘤的瘤体当受到压力后，可被挤压入皮下，而肉瘤的基底与皮下部大小基本相仿。

## 10.4.4 治疗

### 10.4.4.1 辨证论治

（1）脾虚痰湿证

**症状** 瘤体较大，软如绵，基底宽大，无触痛，甚至喜温喜按。常伴面色萎黄，精神疲倦，气短懒言，舌淡、苔薄白，脉缓弱。

**内治法** 健脾宽中，燥湿化痰。

**方药** 归脾丸合二陈汤加减。

（2）肝郁痰凝证

**症状** 瘤体小，常为多发性，质地稍硬，轻度触痛。常伴精神抑郁，心烦易怒，胸闷，善太息，舌红、苔薄黄，脉弦。

**内治法** 疏肝行气解郁。

**方药** 十全流气饮加减。

### 10.4.4.2 外治

用阳和解凝膏掺黑退消外敷；或外敷消瘤二反膏。

### 10.4.4.3 其他疗法

瘤体较大者，宜手术切除。

复习思考题

1. 肉瘤的定义和特点是什么？
2. 多发性肉瘤的内治法是什么？

# 10.5 筋 瘤

## 目的要求

1. 了解筋瘤的定义和特点。
2. 了解筋瘤的预防。

筋瘤是体表静脉曲张交错而形成团块状的一种病变。其特点是肿而色紫，垒垒青筋，甚至状若蚯蚓盘曲。主要见于下肢。相当于西医的静脉曲张。

## 10.5.1　病因病机

由于筋脉薄弱，加之长期站立工作或担负重物或妊娠等，致使血脉失畅，血壅于下，瘀阻络道。筋脉扩张充盈，交错盘曲而成。或因血脉充盈，涉水淋雨，寒湿侵袭，筋挛血瘀所致。

## 10.5.2　临床表现

好发于经久站立工作或担负重物的劳动者，或妊娠的妇女。在下肢的内侧或小腿的后侧筋脉扩张隆起，色青紫，质地柔软。站立时症状重，卧床后症状减轻，自觉下肢沉重肿胀，下午加重，劳累后加重。瘤体容易碰破，流出大量瘀血，经压迫或结扎后才能止血。病程长久者，皮肤萎缩，颜色褐黑，轻微外伤便易引发臁疮，或者常易伴发湿疹。有的可合并静脉炎，患处发生红肿热痛，并可触及条索状的肿物，伴有全身发热等症状。

## 10.5.3　诊断与鉴别诊断

### 10.5.3.1　诊断

根据临床表现一般容易确诊。

### 10.5.3.2　鉴别诊断

血瘤　筋瘤与血瘤都为血管病变而形成，穿刺瘤体均可抽到血液。但形成血瘤的血管一般为丝状的毛细血管，形成的肿块较局限。而筋瘤则由管径较粗的静脉曲张而形成，肿块沿主干静脉走向而迂曲，盘结分布，有条状形态。

## 10.5.4　治疗

### 10.5.4.1　辨证论治

（1）劳倦伤气证

症状　久站久行或劳累时瘤体增大，下坠不适感加重。瘤体皮色淡暗或变化不大，皮温无明显升高，常伴气短乏力，脘腹坠胀，腰酸，舌体胖，舌淡、苔薄白，脉细缓无力。

内治法　补中益气，活血舒筋。

方药　补中益气汤合四物汤加减。

（2）寒湿凝筋证

症状　瘤色紫暗，喜暖，下肢轻度肿胀。常伴形寒肢冷，口淡不渴，小便清长，舌淡暗、苔白腻，脉弦细。

内治法　暖肝散寒，活血通络。

方药　暖肝煎合当归四逆汤加减。

### 10.5.4.2　外治法

弹性绷带绑扎患肢，有改善症状、延缓病变的作用。长期使用有时能使瘤体缩小或停止发展，还可减少出血和并发臁疮。

合并出血，可用桃花散外敷，并加压包扎；如出血不止，可用结扎法止血。

### 10.5.4.3　其他疗法

严重的筋瘤，无手术禁忌者，可行大隐静脉高位结扎和曲张静脉剥离术。

## 10.5.5　预防护理

长期站立工作或分娩后，要适当加强下肢锻炼、按摩和热水浸浴促进气血流通。

患下肢筋瘤要注意保护，防止外伤，并发湿疹者，要积极治疗，避免搔抓感染。

复习思考题

1. 筋瘤的定义和特点是什么？
2. 筋瘤的预防办法是什么？

# 10.6　骨　瘤

### 目的要求

1. 了解骨瘤的定义及特点。
2. 了解骨瘤与恶性骨瘤的鉴别方法。

本病是骨组织局限性肿大，形成质地坚硬的肿块，是一种骨肿瘤。其特点是骨组织肿块疙瘩垒起，坚硬如石，紧贴于骨，推之不移。相当于西医的骨良性肿瘤。

## 10.6.1　病因病机

肾主骨，由于先天不足或肾气亏损，骨失荣养，易为外邪侵袭，痰浊壅阻骨骼，积聚日久，以致瘀血毒邪凝滞，聚而成形，发为骨瘤。

## 10.6.2 临床表现

本病多发生于少年和青年，颅骨和上下颌骨是好发部位，其肿块由患骨表面向外突出，紧贴于骨，坚硬或韧硬，境界清楚，基底部与骨粘连而推之不移。

良性肿瘤一般无自觉症状，发展缓慢，到一定年龄多能停止发展。如肿块巨大，则出现畸形，或压迫邻近组织器官，产生相应的症状，但不发生远处转移。

## 10.6.3 诊断与鉴别诊断

### 10.6.3.1 诊断

1) 依据临床表现可做出初步诊断。
2) 结合辅助检查：X线摄片，良性肿瘤见肿瘤界限清楚，与正常骨组织间有明显的分界线，一般无骨膜反应，可以确诊。

### 10.6.3.2 鉴别诊断

恶性骨瘤 瘤体增大迅速，甚至形成巨大肿块，坚硬高突，使局部皮肤青筋显露，除局部畸形、剧痛、功能障碍外，并有逐渐加重的全身症状，发生脏器或它处转移。

## 10.6.4 治疗

### 10.6.4.1 辨证论治

症状 见"临床表现"。
内治法 滋补肾气为本，破瘀消肿为标。
方药 调元肾气丸、六军丸、琥珀黑龙丹等加减。

### 10.6.4.2 外治法

局部用黑退消掺于阳和解凝膏上贴之。

### 10.6.4.3 其他疗法

良性骨瘤逐渐增大，影响功能，或有恶变倾向时应手术治疗。

# 10.7 脂 瘤

**目的要求**

1. 了解脂瘤的定义。
2. 掌握脂瘤的诊断和治法。

脂瘤又称粉瘤，是皮脂腺中皮脂淤积扩张而形成的圆形肿块，因其溃破后，有粉渣样物质溢出，故名脂瘤。俗称豆腐渣瘤。如因感染而化脓，古代文献又称脓瘤。其特点是肿物为球状囊肿与表皮粘连，瘤中心有毛囊小孔，能挤出有臭味的脂浆。多见于青壮年，好发于皮脂腺、汗腺丰富的部位。

## 10.7.1 病因病机

由于湿痰凝聚于皮肤之间，郁结不散，日久聚而成瘤。若抓破染毒，痰湿化热，则脂瘤红、肿、热、痛，甚或酿脓，形成溃疡。

## 10.7.2 临床表现

脂瘤常发在头面、项背、臀部等处，位于皮肤浅层。肿物呈半球状隆起，小者如豆粒，大者如鸡卵，界限明显，形圆质软。肿物与表皮粘连，肿物的皮肤变薄发亮，但与深部组织不粘连，故推之可移。肿物生长缓慢，可终年存在，一般无自觉症状。但局部不洁或外伤染毒，则局部出现红、肿、热、痛，并可化脓，甚至出现发热、恶寒、头痛等全身症状。

## 10.7.3 诊断与鉴别诊断

### 10.7.3.1 诊断

根据临床表现可做出诊断。

### 10.7.3.2 鉴别诊断

肉瘤 四肢表浅的肉瘤肿块与脂瘤相似。但肉瘤与皮肤无粘连，瘤体与皮肤间可推移，表面无黑色小孔，且肉瘤质地、张力均较脂瘤小。

## 10.7.4 治疗

### 10.7.4.1 辨证论治

（1）痰气凝结证

症状 脂瘤表皮中央有黑点。常伴咽喉如有梅核堵塞，胸膈痞闷，情志抑郁，急躁易怒，舌淡、苔腻，脉滑。

内治法 理气化痰散结。

方药 二陈汤合四七汤加减。

（2）痰湿化热证

症状 瘤体红肿、灼热、疼痛，甚至作脓跳痛。伴发热，恶寒，头痛，尿黄，舌红、苔薄黄，脉数。

内治法 清热利湿，活血行瘀。

方药 龙胆泻肝汤合仙方活命饮加减。

### 10.7.4.2 外治

1）未染毒的脂瘤，应首选手术切除。对已染毒但未酿脓的脂瘤，可用金黄膏或玉露散外敷。

2）已成脓的脂瘤，应做十字切开引流，清除皮脂和脓液，再用棉球蘸适量升丹粉或七三丹，或用稀释后的白降丹塞入腔内，化去脂瘤包囊，待囊壁被完全腐蚀，并清除坏死组织后再用生肌药收口。

### 10.7.4.3 其他疗法

手术将脂瘤完全切除，是最有效的治疗方法。

## 10.7.5 预防护理

忌食辛辣刺激性食物，少食油腻。

勤洗澡，避免碰撞挤压肿块，以免感染。

复习思考题

1. 什么是脂瘤？其特点如何？
2. 脂瘤的治疗方法是什么？

（闫殿虎）

# 11

岩

## 11.1 概 论

### 目的要求

1. 掌握岩的定义及分类。
2. 熟悉岩的病因病机。

岩是发生于体表的恶性肿物的统称，是严重危害人类健康的常见病。中医文献或称嵒嵒、嵓、岩，均与癌同义，因其质地坚硬，表面凹凸不平，形如岩石而命名之。

本类疾病包括舌菌、茧唇、失荣、乳岩、肾岩等。其共同特点为局部肿块坚硬，高低不平，皮色不变，推之不移，溃烂后如翻花石榴子，色紫恶臭，疼痛剧烈，难于治愈，预后不良，故有绝症之称。属西医恶性肿瘤范畴。

本章所讨论的是属于外科范围的岩病。有关岩的描述，早在隋唐时期的《诸病源候论》、《千金要方》等文献中已有记载，不过当时把这一类疾病称为"石痈"。《千金要方》："疗石痈，坚如石，不作脓。"指出了肿块的特点。宋朝《仁斋直指附遗方论》说："癌或上高下深，岩穴之状，颗颗累赘，……毒根深藏，穿孔透里，男则多发于腹，女则多发于乳或项或肩或臂，外症令人昏迷。"这是对癌症临床特点的最早论述。宋《妇人大全良方》对乳痈与乳岩做了区别。《疮疡经验全书》对乳岩提出"早治得生"的论断。《外科正宗》对乳岩的症状进行了详细而形象的描述。《疡科心得集》对外科四大绝症——乳岩、失荣、舌菌、肾岩的证治都做了比较系统的论述。

## 11.1.1 病因病机

本类疾病虽为局部的病变，但却是全身性疾病。岩证的病因多由情志郁结，脏腑失调，饮食不节，六淫邪毒，导致经络滞塞，热毒内结而成。其常见病因病机详述如下：

情志郁结 忧怒无度，情志抑郁，则使气机运行失常，气滞日久，血行不畅，则气血瘀滞，久久便形成肿块。

脏腑失调 外因致癌因素很多，在同一生活环境，外因刺激无显著差异，但发生岩肿者为少数人。因此，内因的个体差异对岩肿的形成有着至关重要的作用。脏腑功能失调，正气虚弱，外界致岩因素则乘虚而入，又可以通过脏腑间相互关联的关系，转移到其他脏腑。

饮食不节 恣食辛辣厚味，脾胃运化失常，痰浊内生，往往结聚成核，发为岩证。不良饮食习惯，造成消化道局部的刺激损伤，久之也可致岩。

六淫之邪 风、寒、暑、湿、燥、火之邪乘虚内侵，造成气血凝结，阻滞经络，影响脏腑的正常功能，邪浊与郁气、积血相合为病，久之结为岩肿。

总之，中医对岩证发病的基本观点是：在各种因素作用下，使脏腑经络的功能受到影响，使正气先衰而后由于热毒、瘀血、痰湿凝聚于经络而成。

## 11.1.2 辨证论治

岩的辨证论治要求辨证必须与辨病相结合。辨病要求结合病理、生理知识，尽可能地运用现代科学的检查方法，力求对恶性肿瘤做到早发现、早诊断、早治疗。"三早"是提高癌肿疗效的关键。在辨病的基础上，综合运用四诊八纲、病因病机、脏腑经络等中医基本理论进行辨证分型论治。在临床上，一般应掌握好以下三个原则。

局部与整体 二者是对立统一的关系。局部病变的发展，可影响全身各系统的病理变化；全身体质虚弱，也能影响局部的治疗效果。所以在辨证治疗时要注意，当整体情况较好时，治疗可侧重于肿物的攻伐，使之消散或控制其发展；当体质虚弱，气血不足时，则必须侧重于整体的调理，增强体质，提高抗病能力，减轻疼痛，延长寿命。

扶正与祛邪 二者是两个不同的治疗原则。扶正，即扶正固本，是应用补益药物，以扶助正气，提高机体抗病力，以利于祛邪而消岩肿。同时，扶正还有调理脏腑、气血、阴阳等作用。祛邪，主要是用峻猛的攻坚解毒药物，消除癌毒，使局部气血恢复调和。除内服药物外，手术切除、外用药物治疗，也属于祛邪疗法。临床上应根据不同的病情区别对待。早期，以祛邪为主，但不可伤正。中期，癌肿渐大，耗精伤气，正虚邪实，邪正相持，治以攻补兼施，祛邪兼扶正。晚期，正气已衰，不任攻伐，或已有多处转移，不宜攻伐，治以扶正调理为主，或少佐祛邪，以增强抗病能力，控制病情发展。

**标本缓急**　是指疾病的主次和轻重缓急，从而确定先后缓急的治疗步骤。在正常情况下，岩证先治本，即以祛邪的方药以消除岩肿。若并发发热、出血等症时，则先当治其标，待标证缓解后，再治其本。如标本俱急，则标本兼顾。

## 11.1.3　治疗

根据祖国医学对岩证的认识，其治疗方法和常用药物有：

**清热解毒法**　适用于岩证破溃，灼热疼痛，渗液腥臭，伴有发热，心烦口渴，尿赤便秘，舌红，脉数等症。常用药物有：白花蛇舌草、半枝莲、肿节风、山豆根、板蓝根、金银花、紫花地丁等。

**活血化瘀法**　适用于肿块坚硬，痛有定处，舌紫瘀斑，脉弦涩等。常用药物有：三棱、莪术、桃仁、红花、赤芍药、土鳖虫、水蛭、丹参、乳香、没药、紫草等。

**化痰散结法**　适用于肿块不痛不痒，结聚坚硬难移，舌苔白腻，脉滑等。常用药物有：天南星、半夏、海藻、昆布、牡蛎、山慈姑、僵蚕、瓜蒌、白芥子、贝母等。

**疏肝理气法**　适用于肿块位于厥阴经络，伴有胸胁作痛、郁闷不舒，或乳房胀痛，月经不调，舌苔薄白，脉弦等症。常用药物有：橘叶、香附、枳壳、九香虫、佛手、柴胡等。

**扶正培本法**　适用于精气耗伤，体虚神疲，面色苍白，倦怠乏力，或潮热盗汗，手足心热，脉沉细无力等症。常用药物有：人参、党参、黄芪、紫河车、阿胶、何首乌、熟地黄、菟丝子、淫羊藿、黄精、当归、补骨脂等。

正虚的主要表现为阴阳、气血及脏腑功能的虚损和失调。但临床以气虚、血虚、阴虚多见。癌肿的病情变化错综复杂，虚实相兼。在辨证施治时，要权衡扶正与祛邪的缓急，还要分清气血、阴阳之虚实的主要方面，抓住本质，正确处理。遵循扶正不留邪，祛邪不伤正，补而不腻等原则。

复习思考题

1. 岩的定义是什么？
2. 岩的病因病机是什么？
3. 岩的分类如何？

# 11.2　舌　菌

## **目的要求**

1. 了解舌菌的早期特点。

2. 了解舌菌的鉴别诊断。

舌菌是生于舌部的岩证,因其形状似菌,故称舌菌。亦称舌岩、舌疳。其特点是早期舌体肿物形如豆粒而质硬,溃烂后形成坚硬的高低不平的溃疡。恶性度高,晚期常累及颈、颌部,预后不佳。相当于西医的舌癌,是口腔颌面部常见的恶性肿瘤。

## 11.2.1 病因病机

本病主要因心脾郁火、外感热毒或痰火瘀毒结滞所致。舌为心之苗,脾之本也,心脉系舌本,脾脉络舌旁。由于心绪烦扰则生火,火性炎上,循经上行于舌;或思虑伤脾则气郁,郁火化毒循经上升,结于舌体,气血瘀滞而成舌菌;或外感热毒,或嗜烟日久,火毒熏灼,均可导致舌部经络阻塞,气血瘀滞,火毒痰瘀互结为舌菌。

## 11.2.2 临床表现

舌菌常发生于40~60岁之间的人,男性较女性为多。好发部位为舌中外1/3的边缘处,其次是舌根、舌面及舌尖部。其发生与口腔卫生不良及吸烟有一定关系,与舌的黏膜白斑、尖锐突出的齿缘或假牙对舌的损伤关系尤为密切。

舌菌初起在舌部生一硬结,形如豆粒,逐渐形成肿块,继而在其中心区出现边缘隆起的小溃疡。开始硬而不痛,后则长大如菌,头大蒂小、肿块增大、糜烂、色红无皮,可发生疼痛,朝轻暮重,病变逐渐向深部及周围组织扩展,合并感染时产生剧痛,可放射至同侧颜面部和耳部。当癌广泛累及舌肌可使舌肌运动受限。严重者侵犯口底及颌骨,透舌穿腮,妨碍进食,日渐衰弱,生命垂危。

## 11.2.3 诊断与鉴别诊断

### 11.2.3.1 诊断

依据舌菌的临床表现可做出诊断。

### 11.2.3.2 鉴别诊断

(1)血瘤
常自幼即有,生长缓慢,无肿硬、溃疡。
(2)结核性溃疡
病变多在舌背部,一般为表浅溃疡,质软且边缘不整齐,表面粗糙,色灰黄污浊,疼痛显著,触之更甚。
(3)舌部乳头状纤维瘤

本病肿物大小约在 2~4mm，表面光滑，质地柔软，大多生在舌尖部，以女性多见。

（4）舌部白斑

舌部的白色斑片。在癌变初期较难与舌菌鉴别，若白斑增厚，呈疣状或破裂状，应警惕其癌变，必要时做活组织检查。

（5）口疳

发病快，溃疡散在于口舌颊部，周围组织柔软，病程较短，或有反复发作史。

## 11.2.4 治疗

### 11.2.4.1 辨证论治

（1）心脾火郁证

症状 舌菌初起肿如豆粒，按之坚硬，逐渐增大；或如菌状，头大蒂小；或有糜烂，溃疡，腐臭疼痛。伴有烦躁失眠，口渴，尿黄或不利，大便秘结，舌尖红、苔黄，脉弦数。

内治法 清心降火，解毒化郁。

方药 导赤散加减。

（2）脾胃火毒证

症状 舌体胖大，肿物溃腐，渐向深部和周围发展，味臭难闻，伴有发热口渴，便秘尿黄，舌苔黄腻而厚，脉滑数。

内治法 清泄火毒。

方药 黄连解毒汤加山慈姑、山豆根、茵陈、龙葵等。

（3）阴虚火炽证

症状 舌菌肿块溃烂，边缘隆起，易出血，疼痛剧烈，午后潮热，舌红或红绛、少苔或无苔，脉细数。

内治法 滋阴降火，凉血止血。

方药 知柏地黄丸加减。

（4）气血两虚证

症状 舌菌晚期，舌体溃烂，边缘隆起，甚则透舌穿腮，饮食难下，身体瘦弱，面色无华，脉沉细无力。

内治法 调补气血。

方药 归脾汤或人参养荣汤加减。

### 11.2.4.2 外治法

1）初起用玉枢丹外敷。

2）溃腐后搽青吹口散或锡类散。

3）出血不止，可用蒲黄炭、芦荟、马勃等研末外敷。

4）颌下肿核，初起贴红灵丹油膏，或阳和解凝膏加桂麝散。溃后按溃疡处理。

#### 11.2.4.3 其他疗法

本病宜早期诊断，早期手术。

### 11.2.5 预防护理

注意口腔卫生。对白斑、赘瘤、口疮等病变宜及时诊治。除去龋齿，纠正或更换不适用的假牙或牙托。

复习思考题

1. 什么叫舌菌？
2. 舌菌的早期症状特点是什么？如何防治？

# 11.3 茧唇

**目的要求**

1. 了解茧唇的定义。
2. 了解茧唇的早期特点。

发生在口唇部位的恶性肿瘤，因其厚硬，白皮皱裂如蚕茧，故称茧唇。其特点是初起下唇为无痛性局限性硬结，或似乳头、蕈状突出，溃烂后翻花如杨梅。相当于西医的唇癌。

### 11.3.1 病因病机

过食煎炒炙煿，醇酒厚味，或长期吸烟，尤其使用烟嘴及烟斗的人，局部受损，脾胃受伤，生痰生热，蕴结于唇。或心思太过，忧虑伤脾，心火内炽，移热于脾而发。或肾水亏损，相火上炎，火毒蕴蒸于唇而发本病。

### 11.3.2 临床表现

本病多见于50岁以上的男性，好发于下唇的红缘部位。初起时，以唇部出现可排除机械性、物理性、化学性损伤的无痛性肿块或溃疡为特征。局部病变常见以下三种情况：第1种是唇部结块如豆，逐渐增大，肿而坚硬，继而溃破。第2种为唇部圆形肿块，似乳头、蕈状突出，逐渐溃烂，形似翻花，时流血水。第

3种为唇部溃疡,外周呈堤状,底部坚硬,内似菜花。病程进一步发展,可累及颌下,而在颌下继发出现坚硬而固定的肿块。

## 11.3.3 诊断与鉴别诊断

### 11.3.3.1 诊断

根据临床表现,再结合病理检查可对本病做出诊断。

### 11.3.3.2 鉴别诊断

唇疗　唇疗急性发病,唇部红肿,灼热,疼痛。常伴恶寒,高热,头痛,口渴等热毒内盛的全身症状。

## 11.3.4 治疗

### 11.3.4.1 辨证论治

(1) 心脾火炽证

症状　唇肿高突坚硬,或溃烂疼痛,口渴尿黄,舌红、苔黄,脉细数。

内治法　清火解毒,养阴生津。

方药　清凉甘露饮加减。

(2) 脾胃实热证

症状　口唇坚肿或燥裂,灼热疼痛,面赤口渴,便秘尿黄,舌红、苔黄燥,脉滑数有力。

内治法　通腑泄热,化痰解毒。

方药　凉膈散加僵蚕、半枝莲、龙葵等。

(3) 相火上炎证

症状　茧唇晚期,口唇溃烂,痛如火燎,溃疡色紫暗不鲜,时流血水,两颧潮红,五心烦热,舌红无苔,脉细数。

内治法　滋阴降火。

方药　知柏地黄汤加减。

(4) 瘀毒阻络证

症状　唇部局限性溃疡,周围呈堤状,基底坚硬,舌黯红、黄浊苔,脉弦细。

内治法　泻火清心,化瘀解毒。

方药　导赤散加减。

### 11.3.4.2 外治法

1) 初期局部用玉枢丹外敷。

2) 外敷皮癌净或以蟾酥饼贴之。

### 11.3.4.3 其他疗法

早期确定诊断后，即尽早手术治疗。

## 11.3.5 预防护理

1）对唇部白斑宜及时治疗，以防癌变。
2）不吸烟，避免烟火的局部刺激。

复习思考题

1. 茧唇早期的症状特点是什么？
2. 茧唇的外治法有哪些？

# 11.4 失 荣

### 目的要求

1. 了解失荣的定义。
2. 了解失荣的特点。

凡是发于颈部或耳之前后的一类岩证，出现面容憔悴，形体消瘦，状如树木之枝枯皮焦，失去荣华者，称为失荣。其特点是：颈部肿块，坚硬如石，推之不移，身体消瘦。

## 11.4.1 病因病机

本病多因忧思郁怒，情志内伤，肝气郁结，痰瘀凝结少阳、阳明之经所致。溃后破烂流血，外耗于卫，内夺于荣，气血耗损，终成败证。

## 11.4.2 临床表现

失荣属原发性颈部恶性肿瘤者，颈部肿块的特点是生长快，质地坚硬，早期呈圆形或椭圆形，表面不粘连，可活动；后期体积增大，数量增多，汇合成团块或连接成串，呈结节状，表面不平，固定。临床上鼻咽、口腔部癌肿转移至颈部的情况也比较多。由鼻咽癌转移者吞咽困难，疮面臭秽，痛剧。

### 11.4.3 诊断与鉴别诊断

#### 11.4.3.1 诊断

诊断本病应仔细望诊、触诊及问诊。凡颈部肿块，坚硬不移，日渐消瘦者，多应拟诊本病。另外，本病由原发病灶转移而来的情况也较多，临床上应结合全身症状及上述临床表现仔细分析，从多个系统进行检查，有利于做到早期诊断、早期治疗。

#### 11.4.3.2 鉴别诊断

（1）瘰疬

本病虽肿块部位也在颈部及耳后，但起病缓慢，初起结块质地较软，推之活动，溃后有脓及豆渣状物。

（2）肉瘿

本病发病部位在喉结左右或正中，肿物呈半球状，可随吞咽动作而做上下移动，生长缓慢，无溃烂。

### 11.4.4 治疗

#### 11.4.4.1 辨证论治

（1）初期

症状　颈部或耳后耳前肿物如栗，顶突根深，按之石硬，推之不移，皮色不变，体质尚健，舌苔白滑或黄，脉弦数。

内治法　解郁化痰，活血散结。

方药　开郁散加减。

（2）中期

症状　肿块渐大，微微作痛，肤色紫暗，肿物融合如堆栗，逐渐气血衰少，形体消瘦，舌苔白或黄，脉弦数。

内治法　益气养荣，疏肝散结。

方药　和营散坚丸加减。

（3）后期

症状　溃破之后，只流血水，其味臭秽。虽腐溃而坚硬不消，相反愈肿愈坚，疮口渐大，凹凸不平，形如岩石。疼痛彻心，或疮口出血如喷射状，夜不安寐，胸闷烦躁，面色无华，形体消瘦。若由其他岩证转移者，可伴有鼻孔出血、视力模糊、耳窍失聪，或声音嘶哑、吞咽困难、唇舌淡红、脉细无力。

内治法　调补气血。

方药　香贝养荣汤加减。

#### 11.4.4.2 外治法

1）初起　阿魏化痞膏外贴。
2）溃后　生肌玉红膏掺海浮散外敷。

#### 11.4.4.3 其他疗法

本病宜尽早选择放射治疗或手术治疗。

### 11.4.5 预防护理

注意鼻咽癌的早期症状：头痛、耳鸣、鼻血、听力障碍等，可疑时应进行鼻咽部检查，局部病变异常应做活体组织病理切片检查。对颈部肿大淋巴结或颈部肿块，应高度重视，寻找原发病灶或及早确定病变性质。

复习思考题

失荣的定义和临床特点是什么？如何治疗？

# 11.5　乳　岩

## 目的要求

1. 掌握乳岩的临床特点。
2. 掌握乳岩的内治法。

发生在乳房部的肿块，高低不平，坚硬如石，状如山岩，故名"乳岩"。其特点是乳房部出现无痛、无热，皮色不变，而质地坚硬的肿块，或推之不移，或表面不光滑、凹凸不平，或乳头溢血，晚期溃烂，凹似岩穴，凸如泛莲。相当于西医的乳腺癌。是女性最常见的恶性肿瘤之一。无生育史或无哺乳史的妇女；月经过早来潮或绝经期晚的妇女；有乳腺癌家族史的妇女，乳腺癌的发病率相对较高。男性乳腺癌较少发生。

乳岩病名首见于宋《妇人大全良方》。以后的文献如《丹溪心法》、《疮疡经验全书》、《外科理例》中多有记述，其中对本病的症状、预后、辨证论治等记述全面，认识较深刻，尤以《外科正宗》论述更详。《医宗金鉴》提出了乳岩晚期累及腋下与胸壁的症状。

## 11.5.1　病因病机

忧思郁怒，肝脾气逆　由于乳部属肝胃二经，恚怒忧思，肝脾两伤。肝伤气郁则易化火；脾伤健运失职则易生痰；有形之痰浊与无形之气火相互交凝，聚结成核，日积月累，发为本病。

肝肾不足，冲任失调　血海不足，月经不调，则气血虚衰，运行不畅而致气滞血瘀，阻于乳络而生。乳岩多见于绝经期前后者，与冲任失调关系更大。

热毒蕴结　气郁、痰浊、瘀血积久化火成毒，以致毒热蕴结，而成坚核。乳岩发病前乳窍流血，发病后肿块处网布血丝，溃后出血臭秽，这都与热毒有关。待其溃烂，则渗液流津，出血污秽，耗阴伤血，最后导致气血衰败，五脏俱损。古人多认为是"百人百必死"之证。

## 11.5.2　临床表现

硬癌　占乳岩的 60%～70%，恶性程度高，多发于乳房外上象限。初起有大小不等的肿块，质地坚硬，高低不平，不红不热，与周围组织分界不清，推之尚能活动，有的伴有乳窍渗液，以血性为多。常无自觉症状，不易自己发现。中期，常年累月，疼痛不止，肿块逐渐增大，肿如堆栗，或为覆碗，乳房缩小变硬，乳头抬高或内缩，皮肤呈"橘皮样"变。如果肿块表面呈紫色，网布血丝，此时将欲溃烂。后期：溃后疮口边缘不齐，中凹如岩穴，外突如泛莲，时渗紫红血水，臭味难闻。有的腋下和锁骨上下，可触及肿块，患侧臂部肿胀；有的面色苍白，消瘦乏力，纳食不思；有的出血不止，或引起高热不退，终致死亡。

湿疹样癌　临床较少见，其发病率约占女性乳腺癌的 0.7%～3%，病程多在 1～5 年，长者可达十余年。初起：一侧乳晕部或邻近的乳房处发红潮湿，糜烂出水，结黄色痂皮，去除后露出鲜红色颗粒状肉芽，有轻度发痒及烧灼感。中期：数年后病变蔓延至乳晕以外皮肤，色紫而硬，乳头凹陷。后期：乳头溃烂烂去半截，甚至全部蚀落，乳房内出现坚硬如石的肿块。

胶样癌　临床较少见。初起：乳房部肿物生长缓慢，质地较软，不痛不痒。中期：肿块逐渐增大，胀痛不舒，肿块中央按之有弹性，常有乳头溢血。后期：溃后易于出血，疮口凹陷，边缘坚硬。

炎性癌　临床很少见，多发生于年轻妇女，尤其在妊娠和哺乳期。发病急，伴发热，乳房迅速增大。皮肤红色或紫红色，灼热感，但无明显肿硬物，病程短，病变发展迅速，其病在 1 年内即可发生死亡。

## 11.5.3 诊断与鉴别诊断

### 11.5.3.1 诊断

根据其临床表现再结合病理检查、B 超及 X 线摄片可确诊本病。

辅助检查 钼靶 X 线摄片,癌肿可见致密的肿块阴影,大小比实际触诊要小,形态不规则,边缘呈毛刺状或结节状,密度不均匀,可有细小成堆的钙化点,常伴血管影增多增粗,乳头回缩,乳房皮肤增厚及收缩。B 型超声波扫描检查,也可见实质性占位病变。活体组织病理检查,可帮助确诊。

### 11.5.3.2 鉴别诊断

(1) 乳癖

本病多见于 20~25 岁青年妇女,肿块光滑,边界清楚,活动度大,不粘连。

(2) 乳腺增生病

本病大多发生于双侧乳房,条索状、颗粒状肿物,边界不清,质地不硬,有的有囊性感。肿物与皮肤不粘连。起病即有疼痛,经前加重,经后减轻,似有周期性。

(3) 乳核

本病多见于 20~30 岁妇女。肿块多发生于一侧,形似丸卵,表面坚实光滑,边界清楚,活动度好,可推移。病程进展缓慢。

(4) 乳痨

本病好发于 20~40 岁女性,肿块可单个或数个,质坚实,边界不清,和皮肤粘连,肿块成脓时变软,溃破后形成瘘管,经久不愈。

## 11.5.4 治疗

### 11.5.4.1 辨证论治

(1) 情志郁结证

症状 乳房结块,皮色如常,质地坚硬,伴有心情不舒,胸闷不适,舌苔薄白,脉弦缓或弦滑。

内治法 疏肝解郁,化痰散结。

方药 神效瓜蒌散合开郁散加减。

(2) 冲任失调证

症状 乳房结块坚硬,伴有月经不调,婚后未生育或生育过多,舌质淡红苔薄白,脉沉细。

内治法 调理冲任,理气散结。

方药 二仙汤合开郁散加减。

(3) 毒蕴溃烂证

症状 岩肿破溃,血水淋漓,臭秽不堪,色紫剧痛,饮食不佳,身体渐瘦,舌苔薄黄，脉弦数。

内治法　解毒扶正。

方药　化岩汤合白花蛇舌草、半枝莲等。

（4）气血两虚证

症状　乳岩晚期，破溃外翻如菜花，不断渗流血水，疼痛难忍，面色苍白，动则气短，身体瘦弱，饮食不思，舌淡红，脉沉细无力。

内治法　调补气血。

方药　归脾汤加减。

### 11.5.4.2　外治法

1）初起　阿魏化痞膏外贴。

2）溃后　用红油膏、海浮散外敷。

复习思考题

1. 乳岩的特点是什么？

2. 乳岩如何与乳癖、乳腺增生病、乳痨相鉴别？

3. 乳岩如何辨证论治？

# 11.6　肾　岩

### 目的要求

1. 掌握肾岩早期症状的特点。

2. 了解肾岩早期治疗的方法。

本病是生于阴茎部的岩肿，阴茎属肾，故名"肾岩"。又因其溃后如翻花之状，故又名"肾岩翻花"或"翻花下疳"。其特点是阴茎头部表面或包皮内板出现丘疹、结节、疣状坚硬肿物，溃后如翻花，触之易出血。本病是一种较少见的疾病，发病年龄大多在40～60岁之间，好发部位是阴茎马口（冠状沟）附近及尿道边缘。其发病与包皮过长，包茎等因素有密切关系。

## 11.6.1　病因病机

本病多由肝肾阴虚，相火内灼，水不涵木，肝经血燥，络脉空虚；加之忧思郁怒，痰火湿浊乘虚侵袭，湿先下受，随肝肾之经凝聚于宗筋之所，而成此疾。

## 11.6.2 临床表现

本病初期有两种表现：一是乳头状癌肿，多由丘疹或疣状病变开始，表面高低不平，灼热，痒痛，时有溃疡，滋水奇臭。二是溃疡性癌肿，多由湿疹或疣状病变开始，表面呈灰白色结节，或溃疡肿痛，质地较软，体积不大，生长较快。

中期溃疡恶臭，剧痛，苔腻，脉弦数者为实火；无苔，脉细数者为虚火。

后期舌质淡，脉无力者为正虚。

## 11.6.3 诊断与鉴别诊断

### 11.6.3.1 诊断

根据临床表现结合全身症状及病理检查可做出诊断。

### 11.6.3.2 鉴别诊断

（1）性病性肉芽肿、尖锐湿疣、软性下疳

有不洁性生活史，可有阴茎头疱疹、丘疹、疣性肿物，红肿灼热，瘙痒，尿道口脓性分泌物，排尿疼痛等性病表现。中青年高发。不同疾病，可以找到不同的病原体，实验室检查有助于鉴别。

（2）阴茎结核

好发于阴茎头系带及尿道外口，初起是乳白色或红色的脓疱，并溃破形成浅表的溃疡，溃疡界限明显，边缘稍硬而呈潜掘形，基底是肉芽或干酪样坏死组织。溃疡常较敏感，病变单发或多发，也可扩大或彼此融合而侵及阴茎头的全部。晚期因纤维化而使阴茎变形。

## 11.6.4 治疗

### 11.6.4.1 辨证论治

（1）肝郁痰凝证

症状 包皮可以上翻者，在阴茎头、包皮、冠状沟附近见丘疹、结节，或湿疮、红斑、溃疡，或有痒痛和少量的分泌物。包皮不能上翻的患者，可有硬结或肿物，包皮口有脓性分泌物。舌黯红、苔白腻或微黄而腻，脉弦滑或弦数。

内治法 疏肝解郁，化痰散结。

方药 散肿溃坚汤加减。

（2）肝经湿毒证

症状 阴茎部溃烂，如翻花石榴，肿胀疼痛，有血性渗出液，味臭难闻，舌红或红绛，苔黄腻，脉弦滑有力。

内治法 清热利湿，泻火解毒。

方药　龙胆泻肝汤加减。

（3）阴虚火旺证

症状　阴茎部溃烂，但无脓，仅有黑暗血水。

内治法　滋阴降火。

方药　知柏地黄丸加减。

（4）气血两虚证

症状　在肾岩晚期，烂通尿道，甚则阴茎溃烂脱落，腹股沟部臖核增大，可能破溃而引起大出血，体疲纳呆，舌淡、苔少或剥脱苔，脉细无力，或脉微。

内治法　补益气血，和胃健脾。

方药　当归补血汤合香砂六君子汤。

### 11.6.4.2　外治法

初起外敷阿魏化痞膏，溃后用生肌玉红膏掺海浮散外敷。

### 11.6.4.3　其他疗法

确诊后，宜尽早手术。

## 11.6.5　预防护理

培养良好的卫生习惯，经常将包皮上翻洗涤，避免积垢；有包茎者，宜尽早手术行包皮环切术；阴茎发生肿物、结节，应及早诊疗，以防癌变。

复习思考题

1. 什么是肾岩？
2. 肾岩早期的主要症状和内外治法各是什么？

（闫殷虎）

# **12**

# 急腹症

## 12.1 概　论

急腹症是发生于腹部的一部分以疼痛为主的疾病。以腹痛急剧发作，腹胀，呕吐，便秘等为主要症状。常见的有肠痈、胆道感染与胆石症、胆道蛔虫病、急性胰腺炎、肠梗阻等。历代中医文献对这类疾病均有丰富的记载，并积累了宝贵的经验。

这些疾病具有发病急骤，病情复杂，变化多端的特点，所以在诊治时既要认准病，又要辨清证。就是说，既要按照现代医学方法做出疾病的诊断，确定疾病的病理性质、原因、部位及其发病阶段，从而迅速做出手术与非手术疗法的选择，又要按照中医理论准确辨证，以确定非手术治疗的法则。

## 12.2 肠　痈

### **目的要求**

1. 了解肠痈的病因病机。
2. 掌握肠痈的中医辨证论治。

肠痈是指发生于肠道的痈肿，即现代医学的急性阑尾炎，是外科常见的急症，约占住院病人的 10%～15%，多见于青年人及中年人，男性病人约多于女性2 倍。本病最早的记载见于《内经》，而后《金匮要略》叙述颇详："肠痈者，少腹肿痞，按之即痛，如淋，小便自调，时时发热，自汗出，复恶寒。其脉迟紧者，脓未成，可下之，当有血。脉洪数者，脓已成，不可下也。大黄牡丹汤主之。"以后诸家又有因其疼痛部位的不同，而有大肠痈和小肠痈之分，如天枢穴附近作痛的名大肠痈；关元穴附近作痛的名小肠痈。也有因出现症状的不同来区分的，如右腿屈而不伸的名缩脚肠痈；绕脐生疮的名盘肠痈。

## 12.2.1 病因病机

饮食不节 暴饮暴食，嗜食膏粱厚味，或恣食生冷，以致脾胃受损，导致肠道功能失调，传导失司，糟粕积滞，生湿生热，遂致气血不和，留为败瘀，积于肠道而成肠痈。

寒温不适 外邪侵入肠中，经络受阻，邪之化热，郁热成痈。

七情所伤 郁怒忧思，易伤肝脾，而使气机不畅，血行滞涩，肠内痞塞不通，久则化热为患。

暴急奔走或跌仆损伤 以致气滞血瘀，肠道运化失常，浊气壅遏成痈。

## 12.2.2 临床表现

腹痛 是本病最常见最重要的症状，典型的腹痛多开始于上腹部或脐周，为阵发性，逐渐加重，经过数小时至 24 小时，腹痛转移至右下腹。

胃肠道症状 恶心，呕吐也是常见症状，轻者有食欲减退，病的早期排便次数增多，后期腹泻不爽利。

发热 病之早期体温正常，到病之后期当阑尾化脓、坏死、穿孔后即有明显发热、尿黄、舌苔黄腻或黄燥、脉滑数弦大。

## 12.2.3 诊断与鉴别诊断

### 12.2.3.1 诊断

1）大多为突然急性腹痛，起始于上腹，继则脐周，经数小时后，转移至右下腹。可伴有发热，头痛，倦怠无力，恶心呕吐，便秘或腹泻等全身症状。

2）体检可发现右下腹阑尾点有固定压痛，重者可有明显反跳痛，腹肌紧张。

3）血白细胞计数增高至（10.0~20.0）×10⁹/L，中性粒细胞比率多增高。

4）常有饮食不节、寒温不适、七情不和、剧烈运动或跌仆损伤等诱因。

### 12.2.3.2 鉴别诊断

（1）急性胃肠炎

有饮食不洁史，多以吐泻为主，吐泻先于腹痛，或重于腹痛，腹痛不局限于右下腹，排便后腹痛可暂时缓减。

（2）胃、十二指肠溃疡穿孔

多有溃疡病史，发病突然，腹痛为持续性剧痛，伴有轻度休克现象，并有肝浊音界消失和气腹。

（3）急性肠系膜淋巴结炎

腹痛出现前或随后不久即有高热，右下腹有触痛但范围较广，部位较高且近内侧，有时可扪及肿大淋巴结，但腹痛，压痛，腹肌紧张相对较轻。体位不同压痛点可有移动。发病前常有外感病史。

（4）女性病人应常规除外妇科疾病

## 12.2.4 治疗

### 12.2.4.1 辨证论治

（1）初期

症状　腹痛开始于上腹部或脐周，随后移至右下腹天枢穴附近，呈持续性疼痛，可有阵发性加剧或绞痛，有的右下肢伸直时牵引右下腹疼痛。一般苔白厚腻，脉弦滑或弦滑数。此为湿热内蕴，气滞血瘀所致。

治法　行气活血，通腑泄热。

方药　大黄牡丹汤加蒲公英、败酱草等。

（2）酿脓期

症状　腹痛加剧，右下腹明显压痛，反跳痛，有较重的腹皮挛急，右下腹可扪及包块，舌苔厚腻而黄，脉洪数。此为积热不散，热胜肉腐为脓。

治法　通腑泄热，解毒透脓。

方药　大黄牡丹汤合红藤煎加蒲公英。若湿热蕴盛者，加生薏苡仁、藿香、佩兰、黄连；小便黄浊者，加车前子、滑石。

（3）溃脓期

症状　脓成不能局限者，腹痛自右下腹扩展到全腹，腹皮挛急，全腹压痛反跳痛，大便似痢不爽，小便频数似淋，甚至可见腹部膨胀，转侧闻水声，舌质红，苔黄糙，脉细数。此为阳明腑实，热盛伤阴。

治法　通腑排脓，养阴清热。

方药　大黄牡丹汤合增液汤加减。腹胀加厚朴、青皮、大腹皮；腹痛剧加元胡、木香；小便频数加桔梗、茯苓；大便似痢不爽加木香、黄连；若大便秘结不通，加用甘遂通结汤以急治其标。

### 12.2.4.2 外治法

1）大蒜30g，芒硝30g，共捣成糊状，在右下腹最痛处衬一层凡士林油纱布后敷上，2小时后取下，改敷金黄膏或玉露膏，每日1换，适用于各期阑尾炎（注意：大蒜芒硝糊能引起皮肤发红，甚至起水泡）。

2）皮硝60g，外敷肿处，每日1换，适用于阑尾周围脓肿。

### 12.2.4.3 针灸

主穴：阑尾穴（双侧）。配穴：高热痛甚加曲池、内庭，肿块加天枢（双），呕吐加内关、中脘，腹胀加大肠俞、次髎，均取泻法，每次留针 0.5~1 小时，每15 分钟强刺激 1 次，每日 2 次。

#### 12.2.4.4 其他疗法

（1）输液

对高热，禁食，呕吐，有水电解质紊乱者，应及时纠正。

（2）胃肠减压

阑尾穿孔并发弥漫性腹膜炎伴有肠麻痹者，应进行胃肠减压，目的在于抽吸上消化道所分泌的液体，以减轻腹胀。

### 12.2.5 其他

#### 12.2.5.1 名论名言摘录

《金匮要略·疮痈肠痈浸淫病脉证并治第十八》：肠痈之为病，其身甲错，腹皮急，按之濡，如肿状，腹无积聚，身无热，脉数。

#### 12.2.5.2 病案举例

宁某某，女，17 岁，1987 年 8 月 7 日初诊。自诉晨起发现右下腹腹肌紧张，麦氏点压痛，腰大肌试验阳性，血常规示白细胞 $12.1\times10^9$/L，中性 0.81，诊为急性阑尾炎。

患者体温 38.6℃，脉滑数，舌质红，苔黄腻证属湿热蕴结肠腑，治以清热解毒，活血利湿。处方：金银花 30g，连翘 15g，蒲公英 30g，紫花地丁 30g，败酱草 30g，丹皮 9g，大黄 9g，冬瓜仁 30g，赤芍药 9g，丹参 9g，川楝子 12g，广木香 9g，黄芩 9g，生薏苡仁 30g，甘草 6g，水煎服。

1987 年 8 月 8 日二诊，昨晚服上药 1 剂，局部疼痛减轻，体温下降，血常规示白细胞 $6.3\times10^9$/L，中性 0.74。8 月 9 日，腹泻愈，腹痛轻微，麦氏点压痛轻微，无反跳痛，不欲多进食，苔白黄厚腻，脉弦，上方去冬瓜仁加神曲 9g、山楂 9g、藿香 9g、陈皮 9g，3 付后，症状全部消失，于 8 月 13 日痊愈。（节选自《中医外科心得集》）

复习思考题

1. 肠痈的病因病机是什么？
2. 肠痈的辨证、治法、方药各是什么？

# 12.3 胆道系统感染和胆石症

## 目的要求

1. 了解胆道系统感染的病因病机。
2. 了解胆道系统感染的中医辨证论治。

现代医学所称的胆道系统感染和胆石症，为中医常见内痈之一，发病率仅次于肠痈。这类疾病包括急性、慢性胆囊炎，急性、慢性胆管炎，胆道系统结石症等。它们的临床症状相似，又互为因果，故一并叙述。中医学中的部分"胁痛"、"黄疸"、"结胸发黄"等疾病大致相当于本病。

## 12.3.1 病因病机

因情志抑郁、寒温不适、饮食不节使肝胆之气郁结，气郁化火，脾胃运化失司，湿浊内生，湿热熏蒸，胆气不通则痛，胆汁逆溢肌肤则发黄，湿热蕴结日久不散，胆汁久经煎熬则结成砂石。

## 12.3.2 临床表现

腹痛、高热寒战和黄疸是本病的三大主症，其他可见右上腹间歇性绞痛或闷痛，有时可向右肩背部放射，右上腹局限性压痛。

## 12.3.3 诊断与鉴别诊断

### 12.3.3.1 诊断

1）急性胆囊炎的腹痛常发生于饱餐后的晚上或清晨，突然发作中上腹或右上腹的剧烈绞痛，持续性发作，阵发性加剧，疼痛可放射至右肩、左肩及腰背部，如伴有结石，则阵发性绞痛更甚。当胆囊颈部或胆囊管被结石梗阻时，胆囊胀大，右上腹常可触及压痛的肿大胆囊或炎性包块。病变在胆管时，在剑突下有压痛，肝内胆管结石时，肝区常有叩击痛，并可触及有触痛的肿大的肝脏。

2）腹痛后不久可出现胃肠道症状。

3）胆道系统感染时，血白细胞计数及中性粒细胞比率显著增高，急性感染时，部分病人可出现谷丙转氨酶升高。有胆道梗阻时，血清胆红素，黄疸指数升高，胆红素定性试验直接反应阳性，尿胆红质阳性。

4）B型超声波检查可协助诊断。

#### 12.3.3.2　鉴别诊断

（1）胆道蛔虫病

剑突下剧烈钻顶痛而腹部体征轻微，疼痛发作时，病人辗转不安，弯背屈膝，大汗淋漓或四肢厥冷，缓解时如常人，一般无黄疸及发热，患者常有蛔虫病史。

（2）急性胰腺炎

上腹或左上腹持续性剧痛，有时可放射至全腰部，疼痛较重，常伴有不同程度的休克症状，血尿淀粉酶升高。

### 12.3.4　治疗

#### 12.3.4.1　辨证论治

（1）气郁化热证

症状　右上腹有间歇性绞痛或钝痛及胃脘胀痛，并有口苦咽干，不思饮食或有轻度恶心，无黄疸或有轻度目黄，体温不高或有低热，二便尚调，舌边尖微红、苔薄白或微黄，脉弦紧或弦数。

治法　疏肝利胆，行气止痛。

方药　金铃子散合大柴胡汤加减。目黄者，加茵陈、车前子；有结石者，加金钱草、海金砂。

（2）湿热蕴结证

症状　起病急，在上腹部持续性绞痛，阵发性加剧，硬满拒按，或可触及包块，口苦咽干，身目发黄，心烦喜呕，寒战高热，便秘溲黄，舌红，苔黄或厚腻，脉滑数或弦数。

治法　疏肝利胆，清热利湿。

方药　清胆利湿汤加金钱草。热重者，加金银花、黄连；痛甚者，加川楝子、元胡。

（3）脓毒积聚证

症状　持续性右上腹剧痛，痛引肩背，腹皮紧而拒按，可触及包块，伴有高热恶寒，神志淡漠。甚至神昏谵语，精神萎靡，面色晦黄，口苦呕恶，大便燥结，或有柏油样便，小便黄浊量多，舌质暗赤或红绛，无苔或苔如积粉，脉弦细或沉细无力。

治法　清热解毒，凉血通腑。

方药　清胆泻火汤。渴饮，舌绛，脉洪者加生石膏、知母、花粉；神昏谵语，气血两燔者，加犀角地黄汤。

#### 12.3.4.2　针灸

主穴：阳陵泉、胆囊穴、中脘、太冲、胆俞。配穴：疼痛加合谷，高热加曲池，恶心加内关。手法：深刺，强刺激，留针半小时。

### 12.3.4.3 其他疗法

肝胆管结石有严重梗阻感染或并发感染性休克者，胆石症状频发，胆囊积水积脓，或急性坏死性胆囊炎，胆囊穿孔等患者，可根据不同情况选择胆囊切除术，胆总管十二指肠吻合术等一系列手术治疗。

## 12.3.5 其他

病案举例

巴某某，男，49岁，于1987年1月14日因右上腹疼痛6年入院。患者6年前发病以来一直按胃病治疗，效果不佳，1986年8月确诊为慢性胆囊炎，胆石症。现症右胁肋部痛，右上腹阵发性剧痛，拒按，恶心口苦，便秘溲黄，脉弦滑，苔黄白相间，证属肝胆郁火，胃肠实热，治以疏肝理气，清热通里。药用：柴胡、黄芩、郁金、白芍药、枳壳、金钱草、茵陈、半夏、木香、青皮、陈皮、大黄。并根据症状加减，治疗10天后，大便排出绿豆大黄褐色结石10粒，为了促进排石，间断采用了4次遵义医学院的"总攻"疗法，至2月16日，陆续排出结石37粒，结石最大者直径为0.4cm。3月23日患者胆绞痛发作，时间长达3小时，与此因势利导，加服汤药，于24日又排出较大结石1粒，直径约0.4cm。4月29日静脉胆道造影复查，胆囊内未见结石影，排空情况良好。遂于5月5日痊愈出院。（节选自《中医外科心得集》）

复习思考题

试述胆道感染和胆石症的常见证治。

# 12.4 急性胰腺炎

### 目的要求

1. 了解急性胰腺炎的病因病机。
2. 了解急性胰腺炎的中医辨证论治。

急性胰腺炎是常见的急腹症之一。本病具有发病急，痛苦大，复发率高等特点。祖国医学记载的"结胸"、"腹痛"、"脾心痛"及"肝胃不和"等症状颇似急性胰腺炎的症状。

### 12.4.1 病因病机

本病常因情志不畅，饮食不节，或外感风寒湿邪等诱发，常导致肝胆、脾胃功能紊乱，气机升降失调，升清降浊障碍，气滞湿阻，壅塞不通，郁久化热，湿与热搏阻于中焦而成。

### 12.4.2 临床表现

腹痛为突然上腹部或偏左呈持续性剧痛，或阵发性加剧，重者痛如"刀割"，甚可致痛厥。疼痛往往向左肩部或左腰部放射，常伴有发热，恶心，呕吐，便秘等。上腹部压痛明显。

### 12.4.3 诊断和鉴别诊断

#### 12.4.3.1 诊断

1）腹痛突然发生于上腹部，稍偏左侧或右侧，有时可呈束带状横位性腹痛，向两侧腰部背部放射。疼痛有似钝痛、钻痛，或似刀割痛、或绞痛，轻重不一。腹痛不能被一般解痉药缓解。

2）发病后即可出现恶心呕吐，呕吐后腹痛不缓解，呕吐物为胃及十二指肠内容物，严重者可出现频频干呕。

3）血白细胞计数中度增高，约在（10.0~20.0）×$10^9$/L，中性粒细胞在0.80~0.90,血清淀粉酶在发病3~12小时开始升高，24~48小时显著增高，48小时后开始下降。重症患者可有血钙下降，一般在病程4~6天后才出现。

4）辅助检查：血尿淀粉酶增高，血清淀粉酶超过64U，尿淀粉酶达到128U以上则有诊断意义。

#### 12.4.3.2 鉴别诊断

（1）急性胆道感染、肝胆结石病
腹痛部位在剑突下偏右侧，腹痛程度较急性胰腺炎轻，疼痛放射至右肩，若伴结石时，常有寒战、高热、黄疸三联征，血、尿淀粉酶正常或略高。
（2）胆道蛔虫病
剧烈的阵发性绞痛，位于上腹部剑突下偏右侧，并伴有"钻顶感"，腹痛发作时，患者弯背屈膝，辗转不安，四肢厥冷，痛后如常人，血、尿淀粉酶正常。

## 12.4.4　治疗

### 12.4.4.1　辨证论治

（1）肝郁气滞证

症状　上腹部和胁部持续疼痛，阵发性加剧或窜痛不定，掣引腰背，胸闷不舒，恶心，呕吐，口苦咽干，发热目眩，苔薄白微黄，脉弦细或紧。

治法　疏肝理气，辅以清热通便。

方药　大柴胡汤加青黛、元胡。恶心呕吐重者，加竹茹、木香、生姜；高热甚者，加石膏、金银花、蒲公英；肩背痛明显者，加川楝子、香附。

（2）肠胃实热证

症状　突然发作的腹部疼痛拒按，痛如刀割，胸闷不适，恶心呕吐，高热面赤，口渴喜饮，便秘尿赤，舌质红、苔黄腻或燥，脉洪数。

治法　清热攻下。

方药　大承气汤加柴胡、黄芩、蒲公英。必要时1日可两剂。内热重者，加金银花、青黛；热极动风抽搐者，加钩藤、羚羊角末1g冲服；若腹部明显膨胀者，加生甘遂末1~2g冲服。

（3）脾胃湿热证

症状　上腹部或左上腹部疼痛拒按，多有黄疸，并见胸闷腹胀，恶心，频频呕吐，发热，口苦，不欲食，大便秘结，小便短赤，舌质红，苔黄腻，脉弦数或滑弦。

治法　清热利湿。

方药　大柴胡汤合茵陈蒿汤加减。高热，脉洪大者，加石膏、金银花、蒲公英；小便不利者，加车前子、滑石、木通；大便秘结甚者，加芒硝，大便得通则诸症自减时，减少或去大黄。

### 12.4.4.2　针灸

主穴：足三里、下巨虚。配穴：呕吐者，加内关；疼痛重者，加上脘、中脘。手法：强刺激，留针1小时，每日2~3次。

### 12.4.4.3　西医西药

凡有胆道结石，胆道蛔虫病及其他合并症，经中药治疗病情不见好转者可及时行手术治疗。手术方法可根据病情选择胆囊切除或胆总管引流或腹腔引流术等。

复习思考题

1. 急性胰腺炎的辨证要领是什么？
2. 急性胰腺炎的常见证治如何？

# 12.5  胆道蛔虫病

## 目的要求

1. 熟悉胆道蛔虫病辨证论治。
2. 了解胆道蛔虫病的主要症状。

胆道蛔虫病是蛔虫钻入胆道而引起的肠蛔虫的严重并发症，是儿童和青壮年常见的急腹症之一，大致相当于中医的"蛔厥"。

## 12.5.1  病因病机

由于饮食不洁，素有食蛔，若饥饱失常、发热、下痢或驱虫药量不足等因素，致使肠道运化失司，肠内虫体乘机扰动，上窜钻入或堵塞胆道，引起肝胆气滞，甚或蕴湿生热而发病。

## 12.5.2  临床表现

"钻顶"样腹痛，发作时辗转不安，痛止后则如常人，常伴有恶心呕吐，有些病人还吐蛔虫。在发病24小时后可能发生黄疸。

## 12.5.3  诊断和鉴别诊断

### 12.5.3.1  诊断

1）腹痛，发作时辗转不安，冷汗淋漓，甚或四肢厥冷，疼痛可向肩背或腰部放射，腹痛可突然停止，一日发作数次或间歇数日复发。

2）一般无发热，常伴恶心呕吐，呕吐物多为胃内容物，并可含有胆汁，部分病人可吐出蛔虫。

3）腹部平坦柔软，剑突下区轻度压痛，腹部轻微体征与剧烈的绞痛常不相符合。

4）X线静脉胆道造影可见虫体影像；B超可在胆总管见到增强的条状光带，有的可见到虫体的蠕动。

#### 12.5.3.2 鉴别诊断

（1）胆道系统感染和胆石病

腹痛为持续性无间歇期及"钻顶感"，腹部体征明显，中、右上腹部有压痛、腹肌紧张，或可触及肿大胆囊，可伴发热、寒战、高热或黄疸。

（2）急性胰腺炎

腹痛部位在上腹或左上腹，疼痛性质为持续性剧痛，上腹部压痛呈横位性，血、尿淀粉酶升高。

### 12.5.4 治疗

#### 12.5.4.1 辨证论治

（1）蛔厥（蛔虫上扰，内热外寒）证

症状 右上腹阵发性的钻顶样痛，掣引肩背，时痛时止，痛时辗转不安，面色苍白，四肢逆冷，自出凉汗，静而时烦，或得食则吐，或吐蛔虫，小便清，苔白，舌尖现红点，脉弦紧。

内治法 安蛔止痛，寒热并进。

方药 乌梅丸加减。痛甚时，加木香、川楝子；便秘者，加大黄、芒硝。

（2）蛔热证（蛔虫上扰，内热蕴结）

症状 恶寒、发热，胃脘胁肋胀痛，腹部微急拒按，不思饮食，口干口苦，便秘尿赤，苔黄，脉滑数或弦数。若湿热甚者，可有黄疸，恶心呕吐，苔黄腻，脉弦数。

内治法 清热利胆，安蛔止痛。

方药 金银花30g，柴胡9g，板蓝根15g，郁金12g，使君子10个，川楝子15g，大黄9g，槟榔10g，厚朴9g，元胡12g。若黄疸湿热并重者，加茵陈、车前子、龙胆草，重用郁金；热甚者，加生石膏、大青叶；神昏谵语者，加紫雪丹。

（3）蛔隐证

症状 虫厥过后，临床症状基本消失，胆道造影胆道内仍可见蛔虫。

内治法 利胆排虫。

方药 蛔虫汤2号加减。

#### 12.5.4.2 针灸

主穴：足三里、阳陵泉、胆囊穴。配穴：呕吐者，加内关；疼痛不止者，加镇蛔穴（剑突下缘）、中脘或迎香透四白。用泻法留针30分钟，或电针（连续波），每日2~3次。

### 12.5.4.3 其他疗法

（1）拔火罐

在剑突下压痛部经拔火罐20分钟，有止痛作用。

（2）按摩疗法

以右手拇指紧贴右季肋下（胆囊区），沿肋缘下推压到剑突下，然后沿腹白线向下推压一寸[1]许，连续按摩7~8次。有止痛及促进排虫的作用，适用于儿童患者。

（3）手术治疗

胆道蛔虫病有其他严重并发症，或疼痛严重，发作频繁，经非手术治疗一周以上不能缓解者，蛔虫性肝脓肿已形成或胆道大出血反复发作者应及早采取手术治疗。

复习思考题

1. 胆道蛔虫病的主要症状是什么？
2. 试述胆道蛔虫病的常见证治。

# 12.6 泌尿道结石

## 目 的 要 求

1. 熟悉泌尿道结石中医的治疗方法。
2. 了解泌尿道结石的病因病机。

泌尿系结石病是指发生在肾、输尿管、膀胱、尿道等泌尿系统的结石，是一种有地区倾向性的常见病。属于中医"石淋"、"血淋"及"肾虚腰痛"等范畴。

## 12.6.1 病因病机

肾气虚亏，则膀胱气化不利，清利失职；下焦湿热，蓄积日久，煎熬尿液，尿中杂质凝结成石。结石阻塞，气机失和，不通则腰腹疼痛，湿热下注膀胱，则尿频、尿急、尿痛；结石伤肾血络，则血下溢。

---

1) 此处为同身寸

## 12.6.2 临床表现

腰部或侧腹部隐痛、钝痛或绞痛，并向会阴、大腿内侧放射。发作时可伴恶心呕吐，膀胱结石多为耻骨上区的钝痛，排尿时疼痛加剧，并向下放射。肾与输尿管结石往往在肾区或沿输尿管有叩击痛，并可出现血尿。

## 12.6.3 诊断

（1）疼痛

肾、输尿管结石可引起肾绞痛。疼痛起自肋脊角，沿输尿管向下放射至下腹部、外阴部或大腿内侧等处，发作时可伴恶心呕吐。

（2）血尿

肾、输尿管结石在绞痛发作时或发作后，出现血尿。膀胱结石则多为小便终末出现血尿。

（3）排尿困难

肾、输尿管结石合并感染，膀胱结石除有尿痛、尿急、尿频等症状外，常有尿流中断现象。

（4）叩击痛

肾与输尿管结石往往在肾区或沿输尿管走行区域有叩击痛。

（5）X线检查

绝大多数泌尿道结石在X平片上可显影，少数不显影者，可经肾盂造影协助确诊。

## 12.6.4 治疗

### 12.6.4.1 辨证论治

（1）湿热蕴结证

症状 寒热互作，腰痛如折，持续性疼痛，阵发性加重，小便刺痛，窘迫难忍，尿赤或混浊或尿中带血，舌质红，苔黄腻，脉滑数或弦数。

治法 清热利湿，排石通淋。

方药 八正散加金钱草、海金砂。有血尿者加白茅根、大小蓟、茜草；痛剧、窜痛者加元胡、川楝子；痛点不移加蒲黄、五灵脂。

（2）气滞血瘀证

症状 已确诊为输尿管结石，腰部钝痛，痛处固定不移，或只有不适感，小便时难，色黄而赤且混浊，苔黄或薄白，舌有紫斑或紫点，脉涩滞不利。

内治法 行气活血，通淋排石。

方药 化瘀通淋汤加减。若出现腰酸疼痛向会阴部放射的结石活动下移之象，应随即改用清热利湿、排石通淋之法。如仍无动静者，可用化石散，或桃仁60g，香油煎煮，每日1剂，缓消结石，伺机再服破气化瘀之品。

（3）肾阳虚损证

症状　泌尿系结石久不愈，出现面色　白，神疲乏力，肢寒畏冷，腰背酸痛，食少便溏，舌胖边有齿痕，脉沉而弱，则为湿热久积下焦肾阳受损。

内治法　消石通淋，辅以壮阳。

方药　车前子（另包）10g，海金砂15g，冬葵子10g，石韦10g，党参10g，生黄芪15g，补骨脂10g，桑寄生15g，淫羊藿10g，菟丝子10g，阳虚甚者加附子，肉桂。

（4）肾阴不足证

症状　五心烦热，口干盗汗，腰酸腿软，小便不利，夜尿频多，少寐健忘，舌红少苔，脉细数。

内治法　养阴清热，通淋排石。

方药　熟地黄15g，鳖甲30g，枸杞子15g，阿胶15g，牡丹皮10g，茯苓10g，川断10g，车前子10g，海金砂10g，石韦10g，白芍药15g，甘草6g。

### 12.6.4.2　针灸

主穴：肾俞、膀胱俞、腰俞、八髎。配穴：上尿路结石，加照海、三阴交；下尿路结石，加三阴交、关元；疼甚者，加足三里、京门。手法：强刺激，每次留针20~30分钟，每日2次。

### 12.6.4.3　其他疗法

（1）中西结合总攻疗法

一般每周二次。方案：6：00饮水500ml；6：30双氢克尿噻50mg；7：30饮水500ml；8：00饮水500ml；8：30中药清热、利尿、通淋一剂（200ml）；9：30阿托品0.5mg，肌注；9：40针刺或电针30分钟；10：00起床活动、跳跃。

（2）手术疗法

结石直径大于1cm经治疗无效者；上尿路梗阻狭窄；合并严重感染、积水，经治疗无效者；肾功能不全或尿闭者均应及早采取手术疗法。

复习思考题

泌尿道结石的常见证治是什么？

（闫殷虎）

# 13

---

# 脉 管 病

## 13.1 概　论

### 目的要求

1. 了解脉管疾病的概念、范围。
2. 熟悉脉管疾病的辨证、治法。

血管，中医学称其为经脉、脉管，故将周围血管疾病，总称为脉管病。它包括了众多的静脉和动脉疾患。诸如恶脉、股肿（浅静脉及深静脉炎或血栓形成）、脱疽（血栓闭塞性脉管炎），以及广义概念属"脱疽"范畴的动脉硬化性闭塞症、肢端动脉痉挛病（雷诺氏病）等。至于西医周围血管疾患中的大动脉炎、结节性动脉炎、手足紫绀症、网状红斑等因篇幅所限暂不在此论述。

中医古代文献，对血栓闭塞性脉管炎、动脉硬化性闭塞症、糖尿病性坏疽等虽统属脱疽范畴立论，但多有所区别，故分别给以论述。目前对脱疽只限定西医之血栓闭塞性脉管炎已得到公认。而动脉硬化性闭塞症、糖尿病性坏疽、肢端动脉痉挛病等尚无恰当的中医病名，故暂拟用西医病名。

脉管疾病，中医文献早在《灵枢·痈疽篇》即有论述，随着时代向前发展，对此类疾患的认识愈加深刻，在中医学理论的指导下，对本类疾病的施治，取得了远高于西医药物治疗的疗效，致残率明显下降。

中医学认为此类疾病的发生，与寒湿侵袭、劳倦、外伤、饮食不节及情志因素关系密切，更加强调正气虚弱是罹病之本。内外合邪，两邪相搏，因邪致瘀，瘀阻伤正，邪、瘀、虚互为因果，最后痹阻脉络，筋脉失养是此类疾病的主要病理机制。故治疗应从整体出发，辨证施治，从全身进行调理。针对其营卫失和，气滞血瘀的病机，活血化瘀，理气通络之法以达通脉祛邪之目的，贯彻始终。正因如此，中医药治疗有明显优势。

# 13.2  恶  脉

## 目的要求

掌握恶脉的诊断和辨证论治。

恶脉是以体表经脉呈条索状突起、色赤、形如蚯蚓，硬而疼痛为特征的疾病。相当西医的"血栓性浅静脉炎"，为静脉内腔炎性改变，伴有血栓形成。本病中医学尚有"赤脉"、"黄鳅痈"、"腘病"、"青蛇毒"、"青蛇便"、"脉痹"等名称。其特点是：多发于青壮年，以四肢为多见，次为胸腹壁，患处可触及条索状肿物，红疼痛，偶有久不消散者。是常见、多发病，与季节无关。

## 13.2.1  病因病机

湿热之邪外侵，以致气血瘀滞，脉络阻塞不通而成本病。或因郁怒伤肝，肝木失调，肝气郁滞，肺气不宣，气滞血瘀，郁而化热致成本病。也可因跌仆、损伤、静脉滴注各种刺激性药液，直接损伤脉络，以致血脉瘀塞而成本病。

## 13.2.2  临床表现

生于四肢者，多发生在大隐静脉或小隐静脉的属支，特别是曲张的静脉内。发生在上肢的较少，也可发生在胸腹壁静脉。一般有急性、慢性之分。

急性期  局部静脉疼痛及肿胀，沿静脉走向可摸到一条硬条索状物，压痛明显，有的周围皮肤出现红斑，有时可伴有水肿。可持续 1～3 周，然后逐渐消退，伴有发热，全身不适等症状。

慢性期  遗留条索状肿物可长期不消，如多次复发，病变静脉周围皮肤有色素沉着。有隐痛坠胀感。

## 13.2.3  诊断与鉴别诊断

### 13.2.3.1  诊断要点

1）好发于四肢穿刺静脉或胸腹壁浅静脉。

2）常有静脉穿刺史。

3）静脉走行部位出现结节，红肿热痛，或条索状硬结，反复发作。

4）一般无明显的全身症状，或有轻微发热、胸胁胀痛及全身不适。

### 13.2.3.2 鉴别诊断

红丝疔 红丝疔起病急，伴有高热，患肢的条索状物红热疼痛更为明显，大多在病变附近有原发病灶或皮肤破损史，消退较快，不会转成慢性。应与浅静脉炎急性期做鉴别。

## 13.2.4 治疗

### 13.2.4.1 辨证论治

（1）脉络湿热证

症状 患处红肿疼痛，按之疼痛加剧，有条索状肿物，肢体活动欠利，苔黄腻，脉濡数或弦数。

内治法 清热利湿，活血通络。

方药 清利通络汤加减。

外治法 金黄膏或玉露膏外敷，病变范围大者，可用浅静脉炎洗剂，煎汤熏洗。

（2）脉络瘀结证

症状 局部皮色紫暗，皮下有硬条索状肿物，久久不散，触痛不明显，苔薄白，脉濡涩。

内治法 活血化瘀，通络软坚。

方药 桃红四物汤加减。硬坚者，加炮甲珠、三棱、莪术。

外治法 红灵酒外搽。

（3）气滞血瘀证

症状 胸腹壁一侧皮下出现条索状肿物，长5~30cm，有轻度刺痛，压痛，牵扯痛。一般无全身症状，有的伴胸胁憋闷，苔薄白，脉弦。

内治法 理气化瘀，止痛消肿。

方药 复元活血汤加减。胸胁憋闷者，加川楝子、香附。

外治法 红灵酒外搽。

按 治疗恶脉，活血化瘀法的应用占有重要地位，目的在于消溶血栓。局部热象明显者加用清热解毒药，但大苦大寒者并不适宜，以免寒性致凝不易消栓；局部有肿胀者加用祛湿之药以清利。近期有学者认为血栓不宜消散，避免流注它处造成严重后果，而采用咸寒软坚之品施治取得了较好疗效。对遗有硬结者，则重在通经散结。

### 13.2.4.2 其他疗法

（1）单方验方

犀黄醒消丸（中成药） 每次1粒，每日1~2次，化服。

四虫丸（山东中医学院附属医院） 蜈蚣、僵蚕、土鳖虫、地龙各等分。共研为细末，水泛为丸，如绿豆大，晾干备用。每次 1~2g，每日 2~3 次。功用：解毒镇痉，活血化瘀，通络止痛。用于本病瘀结证。

（2）封闭疗法

红花注射液适量，无菌操作下，行硬结周围封闭浸润。适用于慢性脉络瘀结证。

## 13.2.5 预防护理

1）避免久立或久坐，鼓励病人穿弹力袜行走。
2）卧位时抬高患肢，超过心脏水平。
3）避免跌仆、损伤，保护血管。

## 13.2.6 其他

**名论名言摘录**

1）《肘后备急方·卷五》：皮肉卒肿起，狭长赤痛，名䐃。
2）《诸病源候论·卷三十三》：䐃病者，由劳役肢体，热盛自取风冷而为凉湿所折，入于肌肉筋脉结聚所成也。其状赤脉起如编绳，急痛壮热，其发于骭者，喜从鼠蹊起至踝，赤如编绳，故为䐃病也。

复习思考题

1. 试述恶脉的诊断要点。
2. 恶脉的常见证治是什么？

# 13.3 股 肿

**目 的 要 求**

1. 了解股肿的辅助检查。
2. 掌握股肿的诊断和辨证论治。

股肿是指深部经脉痹阻瘀滞不通而形成的以下肢浮肿为主要表现的疾病。相当于西医髂股以下深部静脉血栓形成及血栓性静脉炎。其特点是：下肢突然发作的重度肿胀，疼痛，行动困难，沿静脉血管走向压痛和局部温度相对增高，甚至伴发肺栓塞导致死亡的严重后果。其发病部位多数在下肢和骨盆内静脉，上腔及下腔静脉也可发生，但较少见，上肢静脉最少见。因其中医文献无适宜名称，本书选用股肿命名，虽有不贴切之处，但比较接近。

股肿泛属水肿范围，文献论述可参阅内科水肿篇，外科文献较少涉及。该病虽以下肢浮肿为主要表现，但其本在脉痹不通，单纯利湿逐水之法施治乃治标之法。

## 13.3.1 病因病机

股肿多由外伤、妇女生产、手术创伤，或妊娠、静脉曲张，或其他病长期卧床等原因，造成久病致虚，久劳伤气。气伤则运行不畅，气帅血行，气不畅则血行缓慢，加之血脉损伤（外伤、感染毒邪、肿瘤压迫等），以致瘀血阻于络道，脉络阻塞不通，不通则痛；络道阻塞，营血回流受阻，水津外溢，聚而为湿，停滞肌肤则肿；血瘀脉络，日久瘀而化热，则患肢温度升高；气虚不能统摄脉络，瘀血结聚，则表浅络脉显露。总之，气虚血滞，经脉瘀阻是本病病机的关键。

## 13.3.2 临床表现

深静脉血栓形成，多发生于髂股静脉，而以左侧髂股静脉血栓形成最为常见。

深静脉炎病人的主要症状是肢体疼痛，行走时加剧，并可伴有发热等。主要体征有患肢肿胀；静脉血栓部位常有压痛；将患侧足向背侧屈曲时，可引起小腿肌肉深部疼痛（Homans征），以及患肢温度改变。

患肢肿胀疼痛等局部症状与血栓的部位有关。小腿肌肉静脉丛血栓形成，则小腿有轻微的肿胀、压痛，因而易被忽略和误诊。小腿深静脉血栓形成，则踝部肿胀，小腿部和　窝部疼痛、肿胀、压痛。　静脉血栓形成，足部、踝部和小腿下部肿胀，Homans征常为阳性。股静脉血栓形成，则大腿下部和小腿肿胀，沿静脉走向压痛明显，Homans征多为阳性。髂股静脉血栓形成，则整个下肢广泛肿胀、疼痛，皮肤温度升高，浅静脉扩张，沿静脉走向压痛，并可发热（一般不超过38.5℃），朝轻暮重。下腔静脉血栓形成，两下肢广泛性肿胀，腹股沟、臀部、腰部和下腹壁肿胀，并可见下腹壁浅静脉曲张和毛细血管怒张。锁骨下和腋静脉血栓形成，则患肢肿胀、疼痛，腋窝部常可扪及变成条状硬索的静脉，并有压痛。

在病变急性期，可因动脉发生反射性痉挛致足背动脉搏动减弱，皮肤颜色发白，温度降低，但一般不超过12小时，随后肢体皮肤温度即升高。

下肢发绀和皮肤色素沉着也较常见，严重时小腿呈暗褐色，有时可出现浅静脉曲张、湿疹及小腿溃疡。

下肢深静脉炎在病的4周内，血栓容易脱落，有可能并发肺栓塞，应时刻警惕。

辅助检查：血白细胞计数，重症急性期可增加。可用超声波测定或深静脉造影来确定血栓部位。多普勒检查更为理想。

### 13.3.3 诊断与鉴别诊断

#### 13.3.3.1 诊断要点

1) 多发生于外伤、手术、分娩、肿瘤等长期卧床病人，常见于单侧下肢。

2) 急性期，下肢突然发生自足至大腿剧烈肿胀，有胀裂感及疼痛，患肢皮肤一般为青紫，也有发白的，皮温正常或略高，浅静脉怒张，静脉压升高。沿深静脉走向有压痛，Homan 征呈阳性。

3) 慢性期，活动后患肢肿胀，浅静脉曲张，小腿皮肤色素沉着、皮炎、慢性溃疡及象皮肿腿。

4) 血流变学检查、静脉超声血流图、深静脉造影检查有助诊断。

#### 13.3.3.2 鉴别诊断

(1) 下肢静脉曲张

多见于中年男性，持久站立工作者。下肢静脉弯曲、隆起，站立时更为明显，可有患肢沉重、疲劳感，少有胀痛，活动后出现小腿、踝部肿胀，休息后可自行消失。部分深静脉炎后期也可出现静脉曲张，应加以区别。

(2) 淋巴水肿

发病缓慢，往往有几年以上病史，多发生于青年人的足部，开始轻度水肿，逐渐加重，可累及小腿，随着病情进展，皮肤变得肥厚粗糙，呈硬韧性，溃疡少见。淋巴管造影可确诊。

(3) 妊娠下肢水肿

一侧或双侧下肢肿胀，休息后好转，随妊娠月份增大，肿胀加重。分娩后肿胀消失，很少形成溃疡。

(4) 下肢动脉血栓

常由于风湿性心脏病、心房纤颤、动脉粥样硬化性心脏病等引起。突然发生肢体剧烈疼痛，以肢端为重，患肢厥冷、苍白、麻木、感觉丧失。肢体皱缩，浅静脉萎陷，栓塞平面以下动脉搏动减弱或消失，可发生广泛肢体坏疽。

### 13.3.4 治疗

#### 13.3.4.1 辨证论治

(1) 脉络湿热证

症状　患肢突然肿胀、疼痛，皮色暗红，皮肤温度升高，小腿累累青筋，或全身出现畏寒发热。患肢小腿肚压痛，沿静脉走向压痛。舌质淡紫或有瘀点、瘀斑，苔黄腻，舌胖，脉滑数或弦数。

内治法　清热利湿，活血通络。

方药　清利通络汤加减。若肿胀明显，皮肤光亮者，加土茯苓；疼痛剧烈者，加乳香、没药；病久气虚者，加党参、黄芪。

*外治法* 用浅静脉炎洗剂，加水 3000ml，煎汤，先熏后洗患肢，每日 1~2 次，每次 30 分钟。

（2）脉络湿瘀证

*症状* 发热消退，或无全身寒热，患肢肿胀、疼痛，皮色苍白或正常，皮肤温度不高，小腿累累青筋。小腿肚压痛，沿静脉走向压痛。舌质淡紫，或有瘀点、瘀斑，舌胖有齿痕，苔白腻，脉沉紧或濡。

*内治法* 活血化瘀，利湿通络。

*方药* 活血通脉饮加减。若痛甚者，加炮甲珠、乳香、没药；若素体阳虚，肢寒畏冷者，去金银花，加桂枝、细辛、附子；气虚者，加党参、黄芪、白术。

（3）脾虚湿阻证

*症状* 久病体虚，身疲乏力，患肢肿胀，朝轻暮重，沉重胀痛，皮肤温度不高或仅有微热，肤色正常或色暗，或伴有静脉曲张，或伴有小腿色素沉着、瘀积性皮炎，或起湿疹，或成溃疡，舌质淡红、苔白腻，舌胖边有齿痕，脉濡或缓。

*内治法* 健脾渗湿，活血化瘀。

*方药* 健脾通络汤加减。若食欲不振，消化迟钝者，加砂仁、神曲；患肢发冷，肤色紫暗者，加附子、桂枝；患肢发热，肤色潮红者，加金银花、紫花地丁；体质素壮者，加三棱、莪术；腰痠膝软者，加菟丝子、川断。

*外治法* 用深静脉炎洗剂，加水 3000ml，煎汤，先熏后洗患处，每日 1~2 次，每次 30 分钟。

### 13.3.4.2 其他疗法

（1）单方验方

大黄䗪虫丸（《金匮要略》） 每服 1 丸，日服 2 次。

毛冬青片（中成药） 每次 4 片，1 日 3 次。

犀黄醒消丸（中成药） 每次 1 粒化服，日服 2 次。

陈淑长验方（《北京中医学院学报》，1980，4） 黄芪、当归、赤芍药各 230g，川芎、苏木、地龙、郁金各 150g，制乳香、没药、红花各 90g，络石藤 450g。共研为细末，水泛为丸，每次服 10g，每日 2 次。适用于脉络湿瘀证。

（2）手术疗法

对发病比较急骤，血栓形成后 5 天内，整个下肢肿胀者，可紧急外科手术，施行静脉血栓切除术。

（3）针灸疗法

丹参注射液穴位注射 主穴：足三里、三阴交。配穴：地机、丰隆、阳陵泉等。用法：取丹参注射液 4ml，每次注 2 个穴位，每日 3 次，各穴位交替轮流应用。注射时应"得气后"注入药液。15~30 次为 1 疗程。

（4）静脉滴注法

复方丹参注射液取 16~20ml，加入 5% 葡萄糖溶液 500ml 中，静脉滴注，每日1次，15日为1疗程，间歇5日可再行第2疗程。

蝮蛇抗栓酶注射液4ml（0.5mg），加入10%葡萄糖溶液500ml中，静脉滴注，每日1次，10天为1疗程。

### 13.3.5 预防护理

1）卧床1~2周，并抬高患肢超过心脏水平，以减轻疼痛，并有利于下肢静脉回流。

2）保持大便通畅，避免用力排便，以防血栓脱落造成肺栓塞。

3）待症状稍好转后，可逐渐下床活动，应穿弹力袜或用弹力绷带，可增加血液回流，阻止下肢水肿的发展。

4）对一些长期卧床患者，可进行下肢保健按摩，或穿弹力长筒袜，尽可能早期下床活动，预防静脉血栓形成。

5）避免手术后在小腿下垫枕，以影响小腿静脉回流。

6）手术后嘱病人多做深呼吸及咳嗽动作，鼓励病人多做下肢活动。

复习思考题

1. 试述股肿的主要症状和体征。
2. 股肿如何辨证施治？

## 13.4 脱 疽

### 目的要求

1. 了解脱疽的定义。
2. 掌握脱疽的病因病机、诊断和辨证论治。

脱疽是经脉闭阻，引起趾（指）节坏死脱落的慢性疾病，又称"脱骨疽"。俗称"十指零落"，相当于西医的多种动脉血管闭塞不通而导致的趾（指）节脱落坏死性疾病，如血栓闭塞性脉管炎、动脉硬化性闭塞症、糖尿病性坏疽等。本文所述脱疽指血栓闭塞性脉管炎。其特点是好发于四肢末端，下肢较上肢更为多见，初起趾（指）端怕冷、苍白、麻木，间歇性跛行，继则疼痛剧烈，日久患趾（指）坏死变黑，甚至趾（指）节脱落。好发于吸烟的男性青壮年。在我国北方较南方多见。

## 13.4.1 病因病机

本病主要由于肾虚精亏，脾气不足，肝血虚弱，寒湿侵袭、凝滞脉络而成。

肾藏精，主骨，精生髓，髓养骨。房事不节，肾虚精亏，骨髓的化源不足，不能营养骨骼，便会出现骨骼脆弱。严寒涉水，久居湿地，寒湿之邪，乘虚入侵，深伏沉滞，致使气血凝滞，经络痹阻，发为本病。

脾主四肢，主肌肉。膏粱厚味，脾胃受伤，过食生冷，脾阳不振，不能温煦四肢，气血不足，四末失于濡养，筋脉弛缓，血行不畅，经络痹阻，发为本病。

肝主藏血，主疏泄。肝血不足，或肝气郁结，均能使血的运行障碍，甚至气滞血瘀，脉络不通，发为本病。

病之日久，寒邪郁而化热，蕴久成毒，形成热毒之证；病久气血耗损，继而导致气血两虚之证，使病情更趋复杂。

此外，本病的发生还与长期吸烟及外伤等因素有关。

## 13.4.2 临床表现

本病绝大多数发于 20~40 岁的男性，女性很少见。其主要症状是间歇性跛行，患肢酸、胀、麻、木，发凉或灼热，静息痛，足趾或连同足部出现坏疽，小腿或足部反复出现游走性血栓性静脉炎，中、小动脉（最常见的是跗阳脉、太溪脉）搏动减弱或消失。舌质多见淡紫、青紫，可有瘀点或瘀斑，苔白润，脉象多见弦紧或沉涩。临床上常将本病的发展过程分为三期：

*初期（局部缺血期）* 患肢麻木，发凉，怕冷，沉重，足趾有刺痛，小腿肌肉抽掣痛，间歇性跛行，患肢动脉搏动微弱或消失，可有游走性血栓性浅静脉炎。全身症状不显著。

*中期（营养障碍期）* 患肢麻木，发凉，怕冷，间歇性跛行加重，并有静息痛。患肢皮肤常呈潮红色、紫红色或苍白色，足部皮肤干燥、脱皮，趾甲生长缓慢，增厚变形，汗毛脱落，小腿肌肉有萎缩现象。患肢动脉搏动消失。可有情绪不安，头晕腰痛，筋骨萎软。

*后期（坏死期）* 患肢由于严重的血液循环障碍，发生溃疡或坏死，大多数局限在足趾或足部，亦可向上蔓延至踝关节或小腿。疼痛剧烈难忍，坏疽的足趾脱落后，常遗留溃疡而经久不愈合。全身常伴有发热、口干、食欲减退、便秘、尿黄赤。根据坏死的范围和程度又分为三级：

一级坏死 坏死局限于趾部。

二级坏死 坏死扩展至蹠趾关节以上。

三级坏死 坏死扩展至足背部，踝关节或踝关节以上。

辅助检查：

1）肢体位置试验 患者取平卧位，将患肢高举成 45°角 3 分钟，观察局部皮肤颜色的变化，如果足部皮肤迅速变为苍白色，伴有麻木、发凉、疼痛加重等感觉；然后让患者坐起，将肢体下垂，足部颜色回复时间缓慢，可呈潮红色、紫红色或斑块状紫绀，称为肢体试验阳性。表示动脉阻塞或痉挛后肢体有血液循环障碍，血流量不足。

2）趾（指）端皮肤压迫试验　用手指压迫患趾（指）端皮肤，可出现白色斑痕，正常情况下，在停止压迫后，皮肤颜色即可迅速回复原状，如回复颜色时间缓慢，表示有动脉阻塞，血液循环障碍。

3）硫酸镁试验　用 25% 硫酸镁 10ml 加入 25% 葡萄糖溶液 40ml，缓慢静脉注射（约在 5 分钟左右注完），药液注入后，根据肢体出现发热感平面的高低，可粗略判定肢体动脉阻塞部位的高低。

此外，还可以通过皮肤温度测定、动脉造影、超声波检查、脉搏波幅描记等特殊检查来了解患肢动脉受阻的情况和程度。

## 13.4.3　诊断与鉴别诊断

### 13.4.3.1　诊断要点

1）根据临床表现可以初步诊断。
2）结合辅助检查不难确诊。

### 13.4.3.2　鉴别诊断

（1）动脉硬化闭塞性坏疽

本病多见于 40 岁以上男性患者，常有高血压病史，双下肢常同时发凉，趾端苍白、青紫，或见血疱，可有间歇性跛行。病程较短，进展快，坏疽发生较快而且广泛。血液化验胆固醇增高，眼底检查可有异常改变。

（2）雷诺病

本病多见于青壮年女性，手指发病较足趾为多。常双手对称性发作，以阵发性肢端对称的间歇苍白、发绀和潮红为其临床特征。发作过后恢复正常，患肢的动脉搏动正常，很少发生溃疡或坏死。情绪波动或遇寒冷等因素可诱发。

（3）糖尿病性坏疽

本病有消渴病史，足部坏疽多为湿性坏疽，患处紫暗，发凉，动脉搏动减弱或消失。感染极易扩散，病情急剧。并一般有多食，多饮，多尿等全身症状。化验血糖增高，尿糖阳性。

## 13.4.4　治疗

### 13.4.4.1　辨证论治

（1）脉络寒凝证

症状　患肢发凉、麻木、酸胀和疼痛，间歇性跛行，患肢局部温度下降，皮肤颜色苍白或苍黄,动脉(跌阳脉、太溪脉、 动脉)搏动减弱或消失,舌质淡紫,舌苔白润,脉弦紧。

内治法 温阳散寒,活血通脉。

方药 阳和汤,重者用阳和通脉汤加减。

外治法 用毛披树根100g,水煎,待温后,浸泡患肢,每日1~2次。或用椒艾洗药,加水3000ml,煎汤熏洗患处,每次30分钟,每日1~2次。注意熏洗法不宜只浸泡双足,应以小腿为主,目的在于温通血脉,帮助建立侧支循环,以促痊愈。

(2)脉络血瘀证

症状 患肢麻木、发冷、酸胀加重,持续性疼痛,夜间加重,间歇性跛行严重。皮肤可呈紫绀色,或见紫褐斑,趾(指)甲增厚、变形、生长缓慢,汗毛稀少,或肌肉萎缩,动脉(跌阳脉、太溪脉、 动脉)搏动减弱或消失,苔白润,脉沉涩或细涩。

内治法 活血化瘀,通络止痛。

方药 桃红四物汤或逐瘀通脉汤加减。

外治法 同上。

(3)脉络瘀热证

症状 患肢酸胀、麻木、烧灼疼痛,遇热痛甚,遇冷痛缓,夜间痛剧。患肢皮肤呈紫绀色,干燥、脱屑、光薄或皲裂,趾(指)甲增厚、变形、生长缓慢,汗毛稀少或脱落,肌肉萎缩,动脉(跌阳脉、太溪脉、 动脉)搏动消失,舌质红或绛,苔黄,脉沉涩或细涩。

内治法 活血化瘀,清热通络。

方药 逐瘀通脉汤加蒲公英等。

外治法 同上。

(4)脉络毒热证

症状 趾(指)紫黯或色黑,皮肤溃破,疮口时流脓水;腐肉不鲜,痛如汤泼火灼,夜间增剧,常抱膝而坐。严重者腐烂蔓延,可五趾相传,甚至上攻脚面,渐见肢节坏死,自行脱落,久不收口,皮肤、趾(指)甲、汗毛、肌肉等营养障碍。严重者可伴有全身症状,如发热,口渴喜饮,小便短赤,大便燥结,动脉搏动消失,舌质红绛,舌苔黄燥,脉细数或洪数。

内治法 清热养阴,解毒止痛。

方药 四妙勇安汤加减,重者用解毒通脉汤。

外治法 用红灵酒少许揉擦(按摩)患肢足背。溃面用藤黄膏外敷,每日1换,亦可根据病情间日换药1次。溃疡面积较大,坏死组织难以脱落者,可用"蚕食"方式清除坏死组织。具体要求和措施有:须待炎症得到控制后,再分期分批地清除坏死组织。清除时疏松的组织先剪,牢固的后除;坏死的软组织先除,腐骨后除;彻底的清创术必须待炎症完全消退后才可施行。干性坏死疮面只需以消毒纱布包扎,一般不必施以药膏。

（5）气血两虚证

症状 患肢伤口久不愈合，肉芽呈灰白色。光如镜面，脓液少而清稀，皮肤干燥、脱屑、光薄、皲裂，趾（指）甲增厚、变形、生长缓慢，汗毛脱落，肌肉萎缩。全身症状有消瘦，虚弱，头晕，心悸，气短，乏力，自汗，失眠，面色萎黄无华，舌质淡，舌苔薄白，脉细弱无力。

内治法 补气养血为主，辅以活血通脉。

方药 十全大补汤加减，或顾步复脉汤。

本病治疗强调辨证论治，单方施治不能概括全貌，疗效不能保证。治疗此病，活血化瘀通络宜贯彻始终，即使属热毒证用清热解毒药，也应选择有活血作用之品为妥。虚寒表现为主者，要顾及补肾温通。本病以疼痛为最大痛苦，探讨中药止痛是面临的一大课题。此外，治疗本病要有耐心、信心，不能急于求成。

### 13.4.4.2 其他疗法

（1）单方验方

毛冬青片（《实用中医外科学》1986 年版） 每次 6~10 片，每日 3 次。毛冬青注射液，每次 2~4ml，每日 1~2 次，肌肉注射，1~3 个月为 1 疗程，有活血解毒作用。

验方（《实用中医外科学》1986 年版） 赤小豆 60g，红枣 5 枚，红糖适量，水煎代茶饮，每日 1 剂。不论已溃未溃者均可用。

丹参注射液，每次 4ml，每日 1 次，肌肉注射。或取丹参注射液 10ml，加入 10% 葡萄糖注射液 500ml 中，静脉点滴，每日 1 次，15 日为 1 个疗程。

腹蛇抗栓酶注射液，每次 4ml（0.5mg），加入 10% 葡萄糖注射液 500ml 中，静脉点滴，1 日 1 次，10 日为 1 疗程。使用期间应注意观察患者出凝血时间，一般 7 天检查 1 次，异常者应停用。

（2）手术疗法

对于经治无效的肢体坏疽，可根据具体情况进行截趾（指）或不同平面的截肢术。但必须在感染得到控制，坏疽组织与健康组织分界清楚时，才采取低位截趾（指）或截肢术。

（3）针灸取穴

上肢取曲池、外关、内关、合谷、中渚穴；下肢取足三里、三阴交透绝骨，阳陵泉透阴陵泉、解溪穴。手法：中等强度刺激，留针 20~30 分钟，每日 1 次。适用于脉络寒凝证、脉络血瘀证。

（4）穴位注射法

每次用当归注射液 0.2~0.5ml，隔日 1 次，10 次为 1 个疗程。

（5）功能锻炼法

对于脉络寒凝证、脉络血瘀证病人，可配合本法，以促进局部血流量增加。方法是病人平卧，抬高患肢 45°，维持 2 分钟，然后双足下垂 3 分钟，再平卧（患肢放置水平位置）3 分钟，再做踝关节屈伸、内外翻和足趾伸屈运动 4 次，而后休息 2 分钟。如此依次运动 5 次。根据病人的不同情况，每日锻炼 3～5 次。但对局部坏死溃烂的热毒证患者，禁用本法。

## 13.4.5　预防护理

1）严格戒烟是获得治疗效果和防止复发的首要措施。

2）肢体注意防寒，尤其在寒冬季节要防止冻伤，尽量避免户外长期停留，鞋、袜、手套要软暖合适，不宜过紧，以免影响肢体血液运行。

3）注意保护肢体，防止外伤，以免加重病情。

4）因疼痛长期不能很好入睡，睡眠无规律且多取坐式者，应注意保护，以防跌伤。

5）多服食高热量食物。

## 13.4.6　其他

### 13.4.6.1　名论名言摘录

1）《外科正宗·卷二·脱疽》：初生形如粟米，头便一点黄泡，其皮如煮熟红枣，黑气浸漫，传变五指，上至脚面，其疼如汤泼火燃，其形则骨枯筋缩，其秽异香难解，其命仙方难活。

2）《外科真诠·脱疽》：脱疽之生，止四余之末，气血不能周到，非虚而何。大补气血，益之泻毒之品，自可奏功如响。

### 13.4.6.2　病案举例

王某某，男，29 岁，1965 年 3 月 27 日入院。患血栓闭塞性脉管炎已 9 年，曾在某医院做过交感神经节切除及右下肢高位截肢等治疗。现右手拇指、食指端紫黑疼痛，左足大拇指红紫，因剧痛而昼夜不得安眠，精神萎靡，食欲欠佳，脉弦数，舌苔黄。由于火毒内蕴，络脉闭阻，治以清热解毒，活血通络。药用当归 15g，丹参 15g，赤芍药 10g，玄参 15g，石斛 12g，生甘草 10g，乳没各 10g，金银花 30g，紫花地丁 20g。每日 1 剂。外敷藤黄膏（藤黄粉 60g，白蜡 60g，香油 250g，先将香油煎沸溶化白蜡后加藤黄调匀外敷），日换 1 次，5 月 4 日疼痛减轻，足趾皮色接近正常，手指端干黑坏死，与正常组织分界清楚，在常规操作下进行截趾，继以原方去金银花，紫花地丁，石斛加黄芪。7 月 15 日疮口愈合，疼痛消失，临床痊愈出院。

按　本例属热毒型脉管炎，施汉章以四妙勇安汤加味，重用清热解毒活血化瘀，佐以理气止痛，而使症状逐渐好转，终获痊愈。（节选自施汉章《中医杂志》1980 年 3 期）

复习思考题

1. 脱疽的病因病机是什么？
2. 脱疽的临床表现如何？
3. 脱疽的常见证治是什么？

# 13.5　肢端动脉痉挛病

## 目的要求

了解肢端动脉痉挛病的诊断和辨证论治。

肢端动脉痉挛病，是由血管神经功能紊乱所引起的一种间歇性肢端小动脉痉挛性疾病，又称"雷诺病（Raynaud）"。属于中医学"四肢逆冷"、"十指零落"等范畴。"十指零落"表现手指节节坏死脱落，亦属"脱疽"范畴。其特点以间歇性双手指发病时变为苍白，继转青紫，再转潮红，变暖，至恢复正常。寒冷季节发作频繁，症状加重。多见于青年女性。

## 13.5.1　病因病机

本病的发生与情志抑郁，冲任失调，脾胃阳虚，寒冷刺激密切相关。

情志抑郁，冲任失调　情志抑郁，郁怒则伤肝，肝失条达之性，致使疏泄功能失常，令其冲任经脉失调，筋脉失其所养；疏泄失常，血行不畅，难达于四末。血运不及则肢端苍白，太过则瘀留肢体而肢端潮红、紫青。筋失所养，则肢体麻木、拘急、疼痛。

脾肾阳虚，寒冷侵袭　四肢为诸阳之末，得阳气而温。素体脾肾阳虚，寒冷外袭，痹阻络脉，血运不畅，阳气难达四末，故手足冰冷、苍白。"寒多则凝泣，凝泣则青黑"，故肢端瘀滞而青紫。络脉不通，不通则痛。气血瘀滞，筋脉失养，故皮肤枯槁，肌肉萎缩。

总之，本病病位在血脉，病脏在肝肾与脾，病性为阳虚血瘀，诱因为寒邪外侵。

## 13.5.2　临床表现

病人常在受寒或情绪激动、精神紧张时，指（趾）皮肤颜色突然变白，继而发紫，持续数分钟变为潮红，最后皮色恢复正常。病变部位常从小指和无名指尖开始，逐渐波及其他手指甚至整个手掌，但拇指多不受累，双手常对称间歇发作。发作期间若局部加温，揉擦患肢挥动肢体时可使发作终止。发作过程中，伴有局部发凉、麻木、针刺样疼痛和烧灼感。通常有全身和局部温度降低而桡、尺动脉和足背动脉搏动正常。

初发时发作持续时间多在数分钟至半小时左右即自行缓解。病情进展时发作频繁，症状严重，每次发作可持续 1 小时以上，甚至需将手、足投入温水中才能停止，常伴有指（趾）水肿。环境温度的轻微降低，情绪稍有波动，都可以引起发作。后期出现皮肤变薄或增厚，指甲畸形变脆，指垫萎缩，溃疡或指端坏疽。少数患者鼻尖、耳廓或舌尖亦可累及。

辅助检查

1）冷水试验　将双手安放于4℃左右的冷水中 1 分钟，可诱发苍白→发绀→潮红三色典型症状。

2）握拳试验　两手握 1.5 分钟后，在弯曲状态下放松，也可诱发出典型症状。

3）X 线检查　患肢末节指骨有脱钙现象。

4）甲皱微循环检查　患肢总血流量较正常为少。冷刺激时，指端血管减少、消失或口径缩小，血流停滞。

## 13.5.3 诊断与鉴别诊断

### 13.5.3.1 诊断要点

1）多见于 20~30 岁青年女性。寒冷季节或情绪激动、精神紧张时发病。

2）多为双手指对称性发作，两侧的小指和无名指最先受累。

3）常见受寒冷刺激和情绪激动时发作，手指突然苍白，继而发紫，常从指尖开始向近端扩展。局部冰冷，麻木，感觉迟钝或疼痛。保持一定时间后渐转潮红变暖，恢复正常。

4）桡、尺动脉搏动良好。指（趾）端偶伴有浅表溃疡，很少并发坏疽。

5）无原发疾病可查。

6）以上各种辅助检查有助确诊。

### 13.5.3.2 鉴别诊断

（1）雷诺现象

由其他疾病或原因引起的继发性肢端动脉痉挛现象，与雷诺病表现极为相似，需加鉴别。它可继发于胶原疾病，如红斑性狼疮、硬皮病、皮肌炎、类风湿性关节炎、结节性动脉周围炎等。亦可继发于长期从事震颤工作所致的气锤症，如打字员、钢琴家。此外，还可由颈肋、前斜角肌综合征等臂丛神经和锁骨下血管受压而继发。因属继发，故称此病症为雷诺现象，而非雷诺病。

（2）手足发绀症

本病亦好发于青年女性，但无典型的苍白→发绀→潮红的变化过程。肢端虽有紫绀现象，遇冷加重，但在温热环境中多不能减轻。情绪波动不诱发本病。常伴有皮肤划痕征及手掌多汗现象。

## 13.5.4 治疗

### 13.5.4.1 辨证论治

(1) 气滞寒凝证

症状 情绪波动即见手指苍白、青紫、潮红典型症状，或出现持续性青紫或紫红。伴脘闷胁胀，或女子月经不畅，少腹刺痛，苔薄白，脉弦涩，或舌有瘀斑。

内治法 理气解郁，活血通络。

方药 逍遥散合桃红四物汤加减。

外治法 参照脱疽外治法选用。以下同。

(2) 气虚寒凝证

症状 每于劳倦时出现手指苍白、青紫、潮红、发凉等典型表现。伴全身倦怠、乏力，休息后减轻，面色无华，少气懒言，舌苔薄白，脉沉细无力。

内治法 益气通阳，和营化瘀。

方药 黄芪桂枝五物汤合当归四逆汤加减。

(3) 阳虚寒凝证

症状 发作频繁，患指苍白，后转青紫，或紫黑，冬季尤重，肢端冷痛。伴腰膝疲软无力，畏寒，纳少，大便或溏薄，舌质淡，少苔，脉沉迟。

内治法 温补脾肾，活血通经。

方药 右归丸加减。

(4) 病久化热证

症状 病情日久，寒化为热，肢端肿胀疼痛，或起黄疱，或溃烂有分泌物，疼痛加剧，舌苔黄，脉滑数。

内治法 养阴清热，活血化瘀。

方药 四妙勇安汤加减。

本病以脾肾阳虚为本，寒凝血瘀为标，故温阳散寒，通经化瘀为常用治法。但本病多见于女性，"女子以血为主，以肝为先"，故温阳之中要顾及调养阴血，所谓"欲求阳者必阴中求阳"。活血亦可从柔肝、疏肝入手，达到从肝治瘀之目的。

### 13.5.4.2 单方验方

1) 丹参片（中成药） 每次服 5 片，每日服 3 次。

2) 通脉安丸（山东中医学院附属医院方） 洋金花 1.5g，丹参 60g，当归、川芎、赤芍药、琥珀各 15g，朱砂 1g，炒酸枣仁、鸡血藤各 30g。共研细末制成蜜丸，每次 9g，每日服 2 次。

以上各方适用于各种类型服用。

## 13.5.5 预防护理

1) 注意保温，维持肢体温暖。冬季尤应防寒。
2) 注意精神调护，避免不必要的精神刺激。
3) 禁止吸烟及使用血管收缩性药物。

复习思考题

1. 试述肢端动脉痉挛的诊断要点。
2. 肢端动脉痉挛的常见证治如何？

# 13.6 动脉硬化性闭塞症

## 目的要求

熟悉动脉硬化性闭塞症的诊断和辨证论治。

动脉硬化性闭塞症是西医病名，属中医"脱疽"范畴。动脉硬化性闭塞症是因动脉粥样硬化病变而引起的慢性闭塞性疾病。多发于40岁以上男性患者，好发于下肢的大、中型动脉，如髂动脉、股动脉和胫后动脉等，上肢动脉很少受累。糖尿病患者尤易发生动脉硬化性闭塞症，而且病情较重，溃疡和坏疽发生率均高。本病特点是早期症状不明显，常易被人忽视，发展到晚期可突然出现高位广泛坏疽，创口不易愈合，病残率和死亡率均高。

本病在我国的发病率有明显的增高趋势，近年来，中医药工作者在辨证论治的原则指导下，对本病采用温经益气，活血通络，软坚消痰或化瘀通脉等法治疗取得了一定的效果，为今后的研究工作打下了良好的基础。

## 13.6.1 病因病机

老年人脏腑机能衰弱，气血津液不足，血虚则脉道不充，气虚则运血无力，久则导致血脉瘀阻而发本病。

膏粱厚味，思虑过度，损伤脾胃，湿滞中焦，痰浊内生，痰浊阻于血脉，久而经脉闭塞而成本病。

本病发生之后，血脉闭塞，不通则痛，血主濡之，血脉不通，足失所养，则出现间歇性跛行；肌肤失养，则苍白、麻木、发凉，肌肉萎缩。郁久化热，热胜肉腐，则生溃疡、坏疽，甚至逐节脱落。

## 13.6.2　临床表现

早期症状有患肢肤色苍白，发凉怕冷或灼热感，酸、胀、麻、木、刺痛、蚁走感和间歇性跛行。随着缺血的加重，患处出现静息痛，夜间加重，同时伴有皮肤变薄，肌肉萎缩，趾甲增厚，旋即趾、足出现青紫斑片或血性水疱，疼痛更加剧烈，继则发生急性溃疡、坏疽，可向上扩展至小腿或大腿。病人可有高热，意识模糊，胃纳减退等全身症状。患肢股动脉、动脉、胫后动脉、足背动脉搏动减弱或消失。舌多淡紫、青紫或有瘀点、瘀斑，苔白润，脉多弦紧或沉涩。糖尿病患者发生本病时，病情较无糖尿病者重，溃疡和坏疽发生率高。

辅助检查

1）血胆固醇、三酰甘油、脂蛋白测定患者多有脂肪代谢紊乱，主要表现为血胆固醇、三酰甘油增高，脂蛋白电泳图形异常。90%以上的病人表现为Ⅲ和Ⅳ型血脂蛋白过高症。

2）伴发糖尿病者，血糖增高，尿糖阳性。

3）超声波血管检查患肢动脉搏动减弱或消失，血流量减少。

4）动脉造影　可显示受累动脉管腔阻塞或管腔狭窄。因动脉造影有一定的危险性和并发症，不作为常规检查方法。

5）血流图　用肢体阻抗式血流图，可以描记动脉弹性及血流量的变化。

## 13.6.3　诊断与鉴别诊断

### 13.6.3.1　诊断要点

1）依据临床表现和原发病的性质可以初步诊断。

2）上述辅助检查有助于诊断。

### 13.6.3.2　鉴别诊断

（1）血栓闭塞性脉管炎

本病多发于40岁以下的男性青壮年。约有40%病人在发病过程中有下肢游走性血栓性浅静脉炎病史，血脂正常，血糖和血压一般也正常。

（2）多发性大动脉炎（无脉症）

本病多见于20~30岁青年女性，常累及多处大、中动脉。上肢血压增高。患肢疼痛较轻，无溃疡和坏疽。发病急，病变活动期有发热、血沉增快等现象。

（3）急性动脉栓塞

本病发病急，多见于45~50岁之间的风湿性心脏病和手术、输液、输血的患者。患肢急骤苍白，感觉丧失，麻木，怕冷，疼痛，不能活动。引起肢体坏疽范围较广泛，发展迅速。

## 13.6.4 治疗

### 13.6.4.1 辨证论治

（1）脉络寒凝证

*症状* 患肢发凉、麻木、酸胀或疼痛，间歇性跛行，患肢局部皮肤温度下降，皮色苍白，动脉（股、 、胫后、足背）搏动减弱或正常，舌质淡紫，苔白润，脉弦紧。

*内治法* 温阳益气，活血通脉。

*方药* 阳和汤加减。重者用阳和通脉汤。

*外治法* 用熏洗疗法：药用桂枝 30g，红花 10g，乳香 10g，没药 10g，干姜 30g，花椒 10g，透骨草 30g，鸡血藤 30g，艾叶 30g；或用椒艾洗药，加水 3000ml，煎沸，先熏后洗，每次 30 分钟，每日 1~2 次。

（2）脉络痰瘀证

*症状* 患肢肿胀，肤色苍白，酸困沉重，发凉，麻木，间歇性跛行，伴有咳吐稀痰，动脉（股、 、胫后、足背）搏动减弱或消失，苔白腻，舌边齿痕，或有瘀斑、瘀点，脉弦滑。

*内治法* 化痰散结，化瘀通脉。

*方药* 常用的有海藻、牡蛎、全瓜蒌、陈皮、豨莶草、当归、山楂、赤芍药、川芎、炮甲珠、川牛膝。有糖尿病者，加生黄芪、山药、天花粉、草 ；有高血压者，加生黄芪、夏枯草、黄芩。

（3）脉络血瘀证

*症状* 患肢麻木、发凉、酸胀加重，持续性疼痛，夜间加剧，间歇性跛行严重，皮肤易呈紫绀色，或见紫褐斑。趾甲增厚、变形、生长缓慢，汗毛稀少，或肌肉萎缩，动脉（股、 、胫后、足背）搏动减弱或消失。舌质青紫有瘀点或瘀斑、苔白润，脉沉紧或沉涩。

*内治法* 活血化瘀，止痛通络。

*方药* 逐瘀通脉汤加减。

（4）脉络毒热证

*症状* 患部皮色紫赤，溃破，脓水恶臭，腐肉不鲜，疼痛难忍，夜间病甚，腐溃很快蔓延至小腿或小腿以上。范围渐见扩大，并深至筋骨，可伴发热、意识模糊、口渴喜冷饮、大便秘结、小便短赤、动脉（股、 、胫后、足背）搏动极弱或消失，舌质红绛有裂纹、苔黄燥或黄腻、脉弦细数或滑数。

*内治法* 清热解毒，活血止痛。

*方药* 四妙勇安汤加味。

*外治法* 可用红油膏纱布掺九一丹少许外敷。

### 13.6.4.2 其他疗法

（1）单方验方

毛冬青片（《实用中医外科学》1968 年版） 每次 5 片，每日 3 次。毛冬青注射液，每次 2~4ml，肌肉注射，每日 1~2 次。

软坚通脉饮（奚九一治验） 海藻、牡蛎、失笑散、虎杖、豨莶草等，水煎服，每日 1 剂。有软坚消痰、化痰通脉之功。

温脉通（陈淑长治验） 桂枝、当归、黄芪、制川乌、干姜等制成片剂，1 次 8~10 片，每日 3 次。有温经益气，活血止痛之功，适用于脉络寒凝证。

（2）手术疗法

对足趾局限性坏疽，不必急于施行外科手术，可待其自行脱落。严重肢体脱疽，有明显营养障碍，应施行股部截肢手术。由于下肢缺血，伤口愈合能力较差，因此，手术后应密切注意伤口是否感染、裂开。但是，如果病人全身衰竭，肢体浮肿，或有严重心血管、脑血管病时，不宜施行外科手术。

（3）功能锻炼法

患者仰卧，将患肢抬高 45°，停留 2 分钟，再坐位，将双小腿下垂床边 2 分钟，然后再平卧 3 分钟。此后再做足背的旋内、旋外、屈曲、伸直运动。如此反复锻炼 20 分钟，每日可练 3~5 次。

（4）穴位注射法

取足三里、三阴交、曲池、外关等穴位，用丹参注射液 4ml，每次取 2 个穴位，交替轮流注射，每日 1 次，30 次为 1 个疗程。丹参注射液也可静脉滴注，应用 5% 葡萄糖注射液 250~500ml 加入丹参注射液 10ml，每日静滴 1 次，15 次为 1 疗程。

## 13.6.5 预防护理

1）日常生活应避免过度的精神紧张及创伤。应少食动物脂肪及含饱和脂肪酸类食物。多进食新鲜蔬菜、水果，多用植物油和植物蛋白。肥胖者或高血压患者更应注意。

2）忌烟、酒、浓茶。

3）及时发现和治疗糖尿病。

4）经常进行适当的体育锻炼和体力劳动，控制体重增加，减少脂肪沉积。

5）注意肢体保暖，避免外伤。

复习思考题

1. 动脉硬化性闭塞症与脱疽如何鉴别？

2. 动脉硬化性闭塞症如何辨证论治？

（赵尚华　薛晓红）

# 14

---

# 男性前阴病

## 14.1 概　论

**目的要求**

1. 了解男性前阴病的含义，熟悉男性生殖系统的组成和各自功能。
2. 掌握男性前阴病与脏腑的关系、常见症状、证型及治法。

　　男性前阴病有广义和狭义两种。狭义的男性前阴病是指发生于男性前阴部如阴茎、阴囊、睾丸、附睾等部位的疾病；广义的泛指男科疾病，除包括了狭义的男性前阴病之外，还包括前列腺、精囊等内部器官的疾病，以及各类男性不育症、性功能障碍等。近年来，随着人民生活水平的不断提高，男科学日益受到重视。本章探讨的是广义男性前阴病的部分内容。

### 14.1.1　男性生殖系统组成和功能

#### 14.1.1.1　外生殖器

（1）阴茎

　　阴茎分阴茎根、阴茎体和阴茎头三部分。头前端有尿道开口，阴茎头与阴茎体交界处缩窄为颈，称冠状沟。阴茎表面皮肤在冠状沟处向前延伸对折形成双层的皮肤皱襞，为阴茎包皮。

　　阴茎在古代有茎、玉茎、阳物、宗筋等别称；阴茎头又称龟头，古称阴头；尿道外口古称马口。

　　阴茎的功能主要有两方面：一为性交合器官，二为排尿器官。

（2）阴囊

阴囊是位于阴茎下方的具有许多皱襞和富有伸缩性的皮肤囊袋，其正中为阴囊缝，皮下组织不含脂肪。

阴囊的功能为保护睾丸，同时可以调节睾丸的温度，以利精子的生成。

### 14.1.1.2 内生殖器

（1）睾丸

睾丸位于阴囊内，左右各一，呈卵圆形，稍扁，表面光滑，有白膜包被，体积为 15~25ml，左右大小可稍有差别，一般左侧低于右侧，可随温度变化而升降。

睾丸是精子产生的器官，也是产生雄性激素的主要器官，故对于生育及男性功能障碍有非常密切的关系。

（2）附睾

附睾位于阴囊内，左右各一，附着于睾丸的后方，分头、体、尾三部分，附睾头与睾丸相通，附睾尾与输精管相连。附睾内是迂曲的附睾管。

附睾是贮藏精子的器官，同时也是精子获得运动和受精能力的器官，也是运送精子的器官，是精子运动的必由之路。

（3）输精管

输精管左右各一，起于附睾尾，止于射精管，长度约 40cm，部分位于精索内，可触及，末端呈梭形膨大，称为输精管壶腹。输精管有一定硬度，并有强烈的收缩能力。

输精管是运送精子的通道，也是精子的第二贮存场所，壶腹部产生的果糖可提供给精子活动的能量。强烈的收缩可以推动精子，使之排出。

（4）射精管

射精管是输精管道中最短的一段，仅长 1cm，左右各一，与输精管壶腹部相接，开口于尿道前列腺部的精阜上。

射精管的作用主要是射精时平滑肌节律性地急剧收缩，使精液汇入后尿道；残余的精子也可在此处被上皮细胞吞噬、消化、清除。

（5）尿道

尿道平时呈闭合状态，长约 14~22cm，可分为前列腺部、膜部、海绵体部三段。膜部最短，海绵体部最长，末端开口于阴茎头，近外口处扩大舟状窝。

男性尿道的作用主要是排精和排尿。

（6）精索

精索为成对的柔软条索，起自腹股沟管腹环，斜向下贯腹股沟管，经皮下环终止于睾丸后缘。其内容物主要为输精管、睾丸动脉、输精管动脉、输精管静脉和蔓状静脉丛等。

精索内主要包含了供睾丸附睾输精管物质交换的通道，也有输精管道，同时也可调节睾丸的温度。

## 14.1.2　男性前阴与脏腑经络的关系

### 14.1.2.1　男性前阴与脏腑

男性前阴的主要功能与精、溺有关，因此了解精与溺的生理，可以基本了解男性前阴的生理概况。

（1）精

精的生成是以各脏腑经络及气血的功能正常为基础，其中肾气的强与弱是重要因素。而精的物质来源又与后天之本有很大关系，中焦脾胃是受纳腐熟水谷，运化水谷精微的脏腑，而水谷之精运行于全身，受五脏六腑之精的扶助，变化而成为生殖之精；精的藏制是肾的功能，精的藏所是精室，精的排出为肾所主，同时又有肝、肺、心等脏的参与。

（2）溺

溺的形成和排泄，与脾、肺、肾、三焦等脏腑有关，水液经运化到膀胱，经气化而出为溺。

（3）男性前阴的脏腑归属

《外科真诠》对男性前阴在脏腑上的归属有明确的记载：玉茎属肝；马口属小肠；阴囊属肝；肾子属肾；子之系属肝。

### 14.1.2.2　男性前阴与经络

人体是一个有机的整体，经络是人体重要组成部分，通过经络人体加强了脏腑内外四肢百骸的联系，许多人体功能通过经络的联系而得以发挥。男性前阴与许多经络均有密切关系。

足厥阴肝经，是一条经过阴部的重要经脉，起于足大趾处，经膝关节，沿股内上行，到阴毛处，分布于外生殖器，再上行与肝胆相联系。

足厥阴肝经的络脉，起于蠡沟穴，分两支而出，其中一支沿下肢内侧上行布于睾丸及阴茎。

足少阳胆经，下行从腹股沟的气街处出来，分布于阴毛处，再横行于股外。足少阳胆经别络，也在阴毛及外生殖器部位与肝经会合。

足少阴肾经与足太阳膀胱经虽然不直接经过男性生殖器，但由于循行部位与生殖器很近，而且与冲任督脉有交会，故与男性前阴部的关系也是很密切的。

## 14.1.3　男性前阴病的辨证

### 14.1.3.1　排尿异常

（1）尿频

排尿次数增多，每次尿量减少，而24小时尿量正常，称为尿频。排尿次数增多，每次尿量正常，24小时尿量增多，为多尿，而非尿频。

（2）尿急

尿急指一有尿意而迫不及待地要排尿。有此症状者容易尿湿衣裤，而且多伴有尿频或尿痛。常由尿路炎症、膀胱容量变小、精神因素或神经病变引起。

（3）尿痛

排尿时或排尿后尿道内疼痛称为尿痛。常与尿频、尿急合并存在，合称尿路刺激症。多由下尿路炎症引起。

（4）排尿困难

膀胱内尿液排出障碍为排尿困难，常见有尿线变细、无力、射程缩短、排尿时间延长、尿末滴沥等不同症状。

（5）尿潴留

尿潴留指尿液留于膀胱内而不能排出。常由排尿困难发展而来，有急性与慢性之分。前列腺疾病是引起该症的常见原因之一。

（6）尿线异常

正常尿线应有一定的粗细形状和射程，应呈圆柱状喷射而出。尿线变细、尿流分叉、滴状排尿、尿流中断、两段排尿、尿终滴沥等统属尿线异常。

（7）尿失禁

尿液的排出不受主观意识控制而自尿道口处点滴溢出或流出称为尿失禁。引起该症状的原因很多，前列腺增生症是其常见原因之一。

（8）遗尿

3 岁以上儿童或成人醒时能控制排尿，在入睡后不自主地排尿于床上称为遗尿。遗尿次数不一，一般每晚 1 次，但也有数晚 1 次或每晚 2、3 次。个别患者除了夜间遗尿外，白天睡眠也有遗尿。

### 14.1.3.2 尿液异常

（1）血尿

患者排出的尿液呈血红色或洗肉水样，甚至有血块，称为肉眼血尿；如果仅在显微镜下被发现有较多的红细胞，称为镜下血尿。一般认为在正常生活和活动的情况下，新鲜尿液标本不经离心沉淀，每个高倍视野内红细胞超过 1~3 个；或收集 3 小时尿液作尿沉渣红细胞计数，男性每小时红细胞数目大于 3 万，女性大于 4 万，应认为血尿。

（2）脓尿

正常尿液中含有少量白细胞，尿离心镜检白细胞通常不超过 3~5 个/高倍视野。病人的新鲜尿液若呈乳白色，甚至伴脓块，为肉眼血尿；镜检尿液内白细胞数异常增多，为镜下脓尿。

（3）乳糜尿

乳糜溢于尿中，使尿液呈乳白色、米汤样或干酪样，称为乳糜尿。如果乳糜尿中混有血液称为乳糜血尿。

（4）尿液混浊

正常尿液透明，呈淡黄色。尿液含有不正常成分时，尿液呈不透明状态，将尿液静置后出现沉淀，称为尿液混浊。

#### 14.1.3.3　尿道分泌物

（1）尿道出血

尿道出血指血从尿道不自主地排出，且与排尿无关。有时可伴疼痛。

（2）尿道血性分泌物

尿道血性分泌物是指尿道口的分泌物中有血性成分（主要指红细胞）。常由尿道感染引起。

（3）尿道脓性分泌物

尿道脓性分泌物指尿道分泌物呈黄色黏稠的脓样，或尿道口有脓痂附着。镜下检查可见大量脓细胞。

（4）尿道黏液

尿道黏液是指尿道外口的分泌物呈黏液状。通常色清亮而有黏性，为尿道球腺所分泌，常于勃起后出现。若有炎症时尿道黏液可黏稠混浊或有黏液痂。

#### 14.1.3.4　疼痛

（1）膀胱区疼痛

膀胱区疼痛是指耻骨上部的疼痛，若是刀割样或烧灼样，且与排尿有关，常为膀胱病变；若呈钝痛，隐隐而作，可见于慢性前列腺炎。

（2）阴囊部疼痛

阴囊部疼痛是指阴囊内容物不同性质不同程度的疼痛。其性质可有胀痛、坠痛、剧痛、钝痛等。

（3）会阴部疼痛

会阴部疼痛是指会阴部出现的灼痛、刀割样痛或跳痛或胀痛不适等，多由急慢性前列腺炎、精囊炎等病症引起。

## 14.1.4　常见证型及治法

### 14.1.4.1　实证

（1）湿热下注

湿热下注在男性前阴病比较常见，包括了湿毒侵袭之证。主要表现为阴囊红肿热痛，睾丸附睾肿大疼痛，囊内积水，尿频尿急，尿液黄赤，茎中热痛，或有白浊，或精液化验有畸形精子、死精子增多等现象，总宜清泄湿热。肝经湿热可选龙胆泻肝汤；脾经湿热可选萆　分清饮；膀胱湿热可选八正散。

（2）气血瘀滞

气血瘀滞常见于久病患者，经脉疏泄失常，可致气血瘀滞；情志不畅、气郁日久及血，也可致气血瘀滞；外伤之后，瘀血不化，阻遏气机，也可致气血瘀滞。临床可见睾丸硬结，少腹或会阴部胀痛，排尿困难或尿闭不通。气滞甚则可选枸橘汤、橘核丸等；血瘀甚者可选代抵挡丸、活血散瘀汤、前列腺汤等。

（3）痰浊凝结

痰浊凝结在男性前阴病中痰浊凝结证常见于睾丸附睾或阴茎部的肿块及结节。一般皮肤颜色不变，疼痛不甚或无痛，若属阴证，温阳化痰散结，可用阳和汤加减；若有化热之势，局部红肿而疼痛，甚至溃脓，则宜清热化痰散结，可选消核丸。

### 14.1.4.2 虚证

（1）肾阴不足

肾阴不足常见症状为腰膝酸软，头晕目眩，失眠盗汗，五心烦热，阳事易举，血精，白浊，小便黄热而排尿淋漓不爽等症状。常由久病、过度劳累、房事过多等因素引起，也有先天禀赋不足等因素影响。治宜益阴清热，可用六味地黄丸或大补阴丸等方加减。

（2）肾阳不足

肾阳不足常见腰膝酸冷、阳痿、遗精、不育、小便频数清长、小便不畅或点滴难出、阴囊积水等症，若生外寒则可见尿液清长，肢冷畏寒、阴囊发冷、会阴部冷痛，睾丸精索抽痛等症，治疗宜温阳散寒，可选桂附地黄丸或右归丸等方加减。

（3）中气不足

中焦脾胃不健，气血化源不足，常为劳心所伤或饮食不节所引起。常见纳差、胃脘疼痛不适、神疲懒言、阳事不举、精少不育等症。治宜补中益气，可选四君子汤或参苓白术散等方加减。

## 14.1.5 其他

**名论名言摘录**

1)《黄帝内经素问·金匮真言论篇第四》：夫精者，生之本也。北方黑色，入通于肾，开窍于二阴，藏精于肾。

2)《证治汇补》：遗精之主宰在心，精之藏制在肾。

3)《黄帝内经素问·灵兰秘典论篇第八》：肾者，作强之官，伎巧出焉。三焦者，决渎之官，水道出焉。膀胱者，州都之官，津液藏焉，气化则能出矣。

4)《黄帝内经灵枢·经脉第十》：厥阴者，肝脉也，肝者，筋之合也。筋者，聚于阴气而脉络于舌本也，故脉弗来则筋急，筋急则引舌与卵。故唇青，舌卷，卵缩。

5)《东医宝鉴·内景篇·身形·精为至宝》：精与气相养，气聚则精盈，精盈则气盛，日啖饮食之华美者为精，故从米从青。

复习思考题

1. 男性内外生殖器的组成及功能有哪些?
2. 男性前阴主要与哪些经络脏腑有关?
3. 男性前阴病有哪些证型? 如何辨证及治疗?

# 14.2  子  痈

## 目的要求

1. 熟悉子痈的概念、分类及预防护理。
2. 掌握子痈的病因病机、诊断及鉴别诊断、治疗。

睾丸及附睾, 中医统称为肾子。子痈即是指发生于睾丸或附睾的可化脓的非特异性感染。在清代以前的外科文献中, 一般子痈与囊痈不分, 因为二者均可有阴囊红肿。清代《外科全生集》后, 子痈才独立为一病。一般按其病势分为急性与慢性。急性者多发于睾丸, 慢性者多发于附睾。急性者相当于现代医学的急性化脓性睾丸炎; 慢性者多为附睾炎, 而且慢性者极少化脓。患部肿痛是子痈的临床特点。

## 14.2.1  病因病机

多种病因均可引起本病, 感受寒湿之邪, 郁而化热, 壅而为痈; 嗜食肥甘厚味, 辛辣之物, 可致湿热下注, 客于肾子; 房事失节, 或忍精不泄, 败精浊血瘀阻气机, 化热而成痈; 不洁染毒或房事不洁, 湿热客阻阴器, 结而成痈; 或外伤瘀血阻滞、化热成痈。若湿热、寒湿或瘀血阻滞日久, 而不致化热肉腐, 可致慢性子痈。

## 14.2.2  临床表现

### 14.2.2.1  急性子痈

多数患者有诱因, 可双侧发病, 但单侧多见, 表现为睾丸疼痛难忍, 有时为夜半突发睾丸疼痛, 痛如刀割, 可向腹股沟及腹内放射, 站立位疼痛剧烈, 平卧位稍减轻, 睾丸并附睾肿大, 界限不清, 轻触即痛剧, 阴囊皮肤早期颜色正常, 脓成穿破白膜则可见阴囊皮肤红肿  热, 紧张光亮。全身症状可有发热、恶寒、口干、尿痛等。若为急性附睾炎, 肿痛常只在附睾。

#### 14.2.2.2 慢性子痈

患者可有阴囊部下坠感，或附睾胀痛，疼痛可向下腹及同侧大腿根部内侧放射，一般数日后可缓解，疲劳及尿路炎症可引起反复发作。局部检查附睾部有结节，触痛、光滑、质地较硬，双侧发病可致不育。

### 14.2.3 诊断与鉴别诊断

#### 14.2.3.1 诊断

（1）急性子痈

具备以下条件可初步作出诊断：肾子一侧或双侧突发肿痛；睾丸附睾肿胀疼痛，触之痛剧；早期阴囊皮肤颜色如常，中期则 红光亮肿胀；可伴发热、恶寒、口渴等症状。

（2）慢性子痈

本病诊断一般要求有以下三个条件：病势缓，呈慢性发病；局部可见附睾肿大光滑，或有结节或触痛；局部症状以坠胀疼痛不适为主，有些可不伴其他症状，双侧附睾炎症可引起不育。

#### 14.2.3.2 鉴别诊断

（1）与急性子痈相鉴别的疾病

**嵌顿性腹股沟斜疝** 本病为腹腔内容物嵌闭于阴囊之内，不能回纳腹腔，可见阴囊部疼痛、肿胀，有时阴囊内肿物可有一定硬度，可被误认为急性子痈。腹股沟斜疝病史有助于鉴别，体格检查可见肿物与睾丸有一定界限。

**睾丸扭转** 起病突然，常有剧烈运动或阴囊损伤等诱因，症见阴囊内突发剧烈疼痛，向腹股沟或下腹部放射，局部表现与子痈相似，上托阴囊则疼痛加剧（子痈则减轻）。局部检查可见睾丸位置上移或呈横位或旋转，精索扪之呈麻绳状。可伴恶心、呕吐、汗出等症状，严重者可见休克。

**水疝** 普通水疝易与子痈相别。普通水疝无痛，肿物质软，透光试验阳性。炎症引起的水疝，则有时不易与子痈鉴别，均可表现为阴囊内肿物，疼痛，坠胀，肿物质地较硬等。B超检查有助于鉴别，必要时可穿刺鉴别。

**睾丸肿瘤** 本病可引起睾丸增大，也可引起鞘膜积液（水疝），故可出现急性症状，欲行鉴别，可做穿刺细胞学检查以定性，也可辅助其他化验检查。

**卵子瘟** 简称子瘟，发病之初症状与子痈相似，常继发于流行性腮腺炎之后的一周至两周时间内。局部及全身症状与子痈基本相同，但卵子瘟不化脓，中期之后阴囊不出现 红热痛，皮肤紧张光亮的局部表现。中期之后，血常规和超声检查有助于鉴别诊断。

**囊痈** 是发生于阴囊部位的化脓性炎症。常急性发病，表现为阴囊局部肿痛红，多生于阴囊底部，脓溃即很快痊愈，一般不累及睾丸。

（2）与慢性子痈鉴别的疾病

**子痰**　一般为慢性过程，常有结核病史，但子痰往往不伴结核中毒症状。局部可见附睾有痛性肿块，可单发，也可呈串珠样结节。肿块可规则，也可与阴囊粘连，肿块可形成冷性脓肿，溃破形成窦道，流出干酪样稀薄如痰的脓液。

**睾丸肿瘤**　该病早期肿物呈慢性起病，宜与慢性子痈鉴别，睾丸肿瘤的肿块质地硬，有较明显的沉重感，附睾常不易受累。

**精液囊肿**　本病发于精索部位，囊肿呈球形，临床症状不明显，病程缓慢，囊肿内容物为精液。而与慢性子痈的部位不同、症状不同，可资鉴别。

## 14.2.4　治疗

### 14.2.4.1　辨证论治

（1）湿热下注证

**症状**　睾丸或附睾肿大疼痛，阴囊皮肤稍红，皱纹减少，甚则　热疼痛，痛引少腹，有脓肿形成时，按之应指。常伴恶寒发热，口渴，苔黄腻，脉滑数。

**内治法**　清泄肝经湿热。

**方药**　龙胆泻肝汤加减，热甚者可加连翘、蒲公英；痛剧烈者加元胡、金铃子；脓成则合透脓散。

（2）瘀血化热证

**症状**　多有睾丸或附睾外伤史，初起局部肿痛明显，若不能及时瘀退肿消则可化热成脓，出现局部　热，啄痛及发热，舌质暗，苔黄或黄腻，脉数而弦。

**内治法**　清热解毒，活血散瘀。

**方药**　桃红四物汤合五神汤加减。热势较甚则宜加蒲公英、连翘、龙胆草；肿甚而热不甚则可加泽兰、莪术、生薏苡仁。

（3）气滞痰凝证

**症状**　附睾或睾丸肿大，或有结节，有触痛，精索可增粗，有坠胀不适感，有时痛引少腹，一般为慢性病程，舌苔薄腻，脉滑。

**内治法**　疏肝理气，化痰散结。

**方药**　枸橘汤加减。有热象可加忍冬藤、蒲公英，有瘀或结节明显可加三棱、莪术；湿象重可加滑石、猪苓。

（4）阳虚寒凝证

**症状**　附睾结节或肿大，触痛不明显，子系可增粗，阴囊可见寒冷，可伴腰酸腿软、阳痿、早泄、遗精，舌淡或有齿印，脉沉迟或沉细。

**内治法**　温肾散寒，理气散结。

**方药**　阳和汤合柴胡疏肝散加减。肾虚明显可酌加右归丸，结节突出可加三棱、莪术、王不留行。

#### 14.2.4.2　外治法

1）湿热下注证可用如意金黄散蜜调外敷，日换药 1 次。

2）瘀血化热证初起于外伤之时可外敷跌打丸（醋调），有化热之象则改敷如意金黄散，脓成则切开引流，按疮疡处理。

3）气滞痰凝证可用葱归溻肿汤坐浴。未生育者不适合用此法。

#### 14.2.4.3　针灸治疗

1）急性子痈可取太冲、大敦、气海、关元、三阴交，偏热者只针而不灸，留针 20 分钟，日 1 次，6 次为一疗程。

2）急性子痈也可用艾条灸阳池穴，灸 3 壮，日 1 次，连用 1 周。

3）外伤性子痈可取大敦、然谷、足三里、关元、归来、肾俞。手法：针大敦使针感向上，针关元使针感达龟头，针归来使针感在下腹，余穴平补平泻。

4）慢性子痈可取大敦、气海、归来、太冲、三阴交、曲泉、中封、合谷。日 1 次，依辨证补泻。

## 14.2.5　预防护理

急性期宜卧床，尽量避免站立，以减轻症状，多饮水，保持局部卫生，上托阴囊，冷敷患处。

慢性期适当活动，避免劳累及外伤，以防复发或加重。

早期治疗泌尿生殖系统及其他系统炎症。

在治疗期间，急性子痈宜戒绝房事，慢性子痈宜减少房事。

除肾虚寒凝证外，一般均要忌食辛辣之品，如酒、辣椒、葱姜蒜等刺激性食物。急性子痈宜清淡饮食。

## 14.2.6　其他

#### 14.2.6.1　病案举例

马某，35 岁，1982 年 6 月 5 日就诊。15 日前患者左侧睾丸肿硬，阵发抽痛，阴囊逐渐肿大发红，全身不适，某医院诊为"急性附睾炎"。注射青霉素、链霉素 10 天效果不显。查：舌红苔黄，脉濡数。证系湿热下注，气血壅滞，脉络不和。治宜清热利湿，活血散瘀，消肿解毒。服酢浆草合剂 5 天痊愈。2 年后随访，未见复发。（《四川中医》1986，4：13）

#### 14.2.6.2　现代研究

西医认为，睾丸单独发炎颇为少见，因为睾丸具有较强的抗感染能力。睾丸感染的发生，一般是继发于身体其他部位的感染。而多是睾丸附近的附睾、输精管、精囊、前列腺等部位器官，所以不少医学著作将附睾——睾丸炎并为一谈。近年来对该病常以辨证与辨病相结合，清热解毒与活血化瘀同用，可以提高疗效。

许多专家学者认为，在利用传统清热解毒利湿治疗子痈的同时，即用金银花、连翘、紫花地丁、蒲公英等药的同时加制乳香、制没药、赤芍、川牛膝、桃仁、红花、三棱、莪术等活血化瘀散结之品，可以提高临床效果。现代药理研究证实清热解毒药具有广泛的和较强的抗菌作用；活血化瘀药既能改善血液循环系统功能，改善神经营养、促进创伤修复，又能改善血液理化性质，调整凝血及抗凝血系统功能，还能改善毛细血管通透性及增强吞噬细胞吞噬功能，从而促进炎症吸收。（参见《王琦男科学》）

### 14.2.6.3 名论名言摘录

1）《外科证治全书·子痈》：肾子作痛，下坠不能升上，外现红色者，子痈也。或左或右，故俗名偏坠。

2）《选录验方新编·前阴》：肾子作痛，外现红色而不升上，此名子痈，迟则成脓，溃烂致命。其未成脓时，用枸橘1个，川楝、秦艽、陈皮、赤芍、甘草、防风、泽泻各1钱5分，一服即愈。此林屋山人经验方也。

复习思考题

1. 子痈如何与他病鉴别？
2. 子痈如何辨证论治？

# 14.3  囊  痈

## 目 的 要 求

1. 熟悉囊痈的定义、特点及病因。
2. 掌握囊痈的诊断、鉴别诊断及辨证论治。

囊痈，又称肾囊痈，是指发生于阴囊部位的非特异性化脓性感染。本病一般不波及睾丸。阴囊部红肿热痛是其主要临床表现。本病多为原发，继发者少见，但继发者病情重而复杂往往需住院治疗。本病相当于现代医学的阴囊脓肿。

## 14.3.1  病因病机

久着汗湿衣裤或坐卧湿地，外感湿毒浸渍；或囊痒搔抓，外伤染毒；或因饮食不节，过食生冷或膏粱厚味，损伤脾胃，脾失健运，湿热内生而下注，均可致湿热客阻肝肾之络，使阴囊部湿热结聚，气血壅滞，肉腐血败而成痈肿。

## 14.3.2 临床表现

本病初起阴囊部出现红肿、灼热、局部皱纹减少光亮，压痛明显，腹股沟臀核肿大。由于阴囊皮肤松软，阴囊肿胀较快，甚至肿大如瓢，坠胀疼痛。若呈蜂窝织炎者，阴囊呈弥漫性红肿，水肿显著，但不一定化脓；若形成脓肿，多位于阴囊下处，阴囊红肿局限，隆起，灼热，疼痛，可伴有发热，恶寒或寒战，口干，多喜饮冷，小便赤热，大便干结。若经治身热不退，肿痛不减，为欲成脓，脓溃则很快热退痛定肿消。

## 14.3.3 诊断与鉴别诊断

### 14.3.3.1 诊断

囊痈诊断应注意以下几个要点：①阴囊一侧或双侧皮肤红、肿、热、痛；②局部有结块，轻触即痛；③肾子正常；④伴寒热等全身症状。

### 14.3.3.2 鉴别诊断

（1）急性子痈

子痈病发于肾子，见睾丸附睾肿痛拒按，痛引少腹；囊痈则睾丸附睾不肿痛但阴囊肿痛。

（2）脱囊

本病病位也在阴囊，但起病更急骤，初起局部红肿热痛，1~2日可蔓及大片阴囊皮肤，而使皮肤湿烂，颜色紫黑，腐肉脱落，睾丸裸露，预后差，可发生痛厥。但与囊痈一样一般不累及睾丸。

（3）水疝

阴囊肿大，一般皮色不红，肤温不高，软、有囊性感，透光试验阳性。若水疝较大则有坠胀不适之感。若炎症引起的水疝可有疼痛，但一般较轻，无明显发热恶寒症状。

（4）肾囊漏

本病多由肛瘘不愈，日久穿囊而致。故一般多有肛瘘不愈症状，发本病后阴囊局部可出现红肿疼痛及波动，一般较局限，且可扪及条索状瘘管于阴囊与肛门之间。

## 14.3.4 治疗

### 14.3.4.1 辨证论治

（1）初期

**症状** 阴囊一侧或双侧红肿热痛，局部结块、有压痛，一般多位于阴囊下方，全身症状常较轻，可有轻度寒热，口干不欲饮。部分患者表现为阴囊的弥漫性肿大，舌苔薄黄或薄白，脉弦数。本期特点为湿热下注，蕴阻经络，气血凝滞。

**内治法** 清热解毒，利湿消肿。

**方药** 泻热汤加减。肿痛较明显可酌加金银花、连翘、车前子；舌质红可加黄连。

**外治法** 早期以清热解毒、消肿止痛为主治疗，可用如意金黄膏外敷，半日或一日换药一次。

（2）酿脓期

**症状** 阴囊 红热痛，皮薄光亮如瓠，痛如鸡啄；按之痛甚或应指；全身可以见憎寒壮热，口干饮冷，小便短赤，烦躁，舌质红苔黄，脉弦数或滑数。本期特点为邪毒蕴结不解，热甚肉腐成脓。

**内治法** 清热和营，托毒排脓。

**方药** 泻热汤加减。欲溃脓时可加穿山甲、皂角刺；伤阴甚可加麦门冬、天花粉。

**外治法** 脓未成治法同前，但应留顶围敷；脓已成切开排脓，但应注意不要伤及睾丸。

（3）溃脓期

**症状** 脓溃色黄白，质稠，肿痛俱减，疮口新肉渐生，有时自觉疮口隐隐作痛，或脓液排出不畅，疮口红肿加重，舌红少津，脉细。本期主要特点为毒随脓泄，邪去正复，但有余毒未清之象。

**内治法** 清除余毒，补养气血。

**方药** 滋阴除湿汤加减。若新肉不生，可加紫荆皮、乳香、没药；若余毒较甚，疮晕色红，可加用金银花、连翘；若胃纳不佳可酌加苍术、白术。

**外治** 脓腐较多则用九一丹药线引流；若余毒较甚则以金黄膏或太乙膏加敷；若脓尽则可用生肌散掺于疮面，再以红油膏或生肌玉红膏敷贴；若疮口小，脓出不畅则扩疮。

### 14.3.4.2 针灸疗法

囊痈初期，可取太冲、期门、大敦、阳池。每次可选两穴，用泻法，日1次，每次留针10分钟。

### 14.3.5 预防护理

宜养成良好的卫生习惯，经常更换内裤，保持阴囊部的清洁，平时洗澡注意清洗阴囊；若有阴囊损伤，宜及时处理，预防感染发生；若已发生囊痈，急性期宜卧床休息，用布带或阴囊托悬吊，禁忌性生活，饮食忌辛辣厚味。

### 14.3.6 其他

**名论名言摘录**

《外科大成·囊痈》：夫囊痈者，阴囊红热肿痛也，由肝肾阴虚，湿热下注所致。治以补阴为主。清热渗湿之药佐之。

《外科精要》：囊痈者，书曰痈疽入囊者死，是属肝经湿热，初起肿痛，小便赤涩，治宜清利解毒为主。若脓已成而小便不利者，是毒气未散也，当泄之；若脓既出而反痛者，是气血虚也，当补益之。

复习思考题

1. 囊痈如何辨证内治，分期外治？
2. 囊痈应与哪些病鉴别？如何鉴别？

## 14.4 子 痰

**目 的 要 求**

1. 了解子痰的病因病机。
2. 熟悉子痰的概念、诊断及辨证论治。

本病是指生于睾丸或附睾部的疮痨性疾病。古代文献称之为穿囊漏、肾漏。本病大多数发生于附睾及精索，发病部位肿块渐增大，多无明显疼痛及发热，肿大的附睾易与阴囊粘连，触之可见形态不规则，病程冗长，化脓破溃后流出稀薄如痰及有干酪样物的脓液，易成窦道，经久不愈合。发生于附睾部位者相当于西医的附睾结核。

### 14.4.1 病因病机

肝肾不足，脉络空虚，阴虚火旺，炼液成痰，痰浊凝聚，血脉瘀滞而成本病；或痰瘀交阻，日久蕴热酿脓，溃后常易形成漏管。

## 14.4.2 临床表现

一般均发病于附睾，起病缓慢，一侧附睾渐增大，约 1 年多后可累及对侧，因一般无明显疼痛，故可长期不被发现。常在无意中或体检中被发现。肿大的附睾与阴囊壁粘连，阴囊渐次肿大，形成寒性脓疡。溃后脓水清稀，夹有豆渣样物质，经久不愈，形成漏管，漏管与附睾间有条索状管道相连通。输精管、精索可增粗变硬，可见串珠样结节。发病早期一般无全身症状，中后期可有低热、盗汗、腰酸等症状，如合并感染急性发作时，则会出现阴囊红肿、疼痛、发热恶寒等症状。

## 14.4.3 诊断与鉴别诊断

### 14.4.3.1 诊断

子痰诊断应注意以下诊断要点：多发于青壮年男子，起病缓慢；早期肾子部出现结节，渐蔓延扩大，呈条索状或串珠样改变，全身症状可不明显；附睾肿块与阴囊皮肤粘连，急性发作时局部红肿，溃破时脓稀如痰，可有干酪样物，久不收口；子系增粗，或呈串珠样。脓液涂片或 24 小时尿沉淀涂片查找到结核杆菌有助于诊断。

### 14.4.3.2 鉴别诊断

（1）慢性子痈
可有急性子痈病史，肾子的结节质地中等或稍硬，子系一般不增粗，一般不与阴囊粘连。

（2）精液囊肿
本病多见于中青年人，一般单发，发病部位常在附睾头附近，一般为圆形，光滑，质地中等，伴随症状轻微或无伴随症状，透光试验阳性。穿刺可见囊内含有精子。

## 14.4.4 治疗

**辨证论治**

（1）初发期（寒痰凝结证）
症状　肾子结块，常局限于附睾，或蔓延至肾子全体，结块呈条索状或串珠状改变，子系可增粗或变硬，也可结节样改变。可有隐痛或阴囊下坠感，常伴不育。舌淡苔白，脉濡细或沉迟。
内治法　温化寒痰，散结通络。
方药　阳和汤加减。加橘核、川楝子等。

（2）酿脓期（阴虚内热证）

症状　肾子结块较短时间内增大，局部暗红肿胀、疼痛，与阴囊皮肤常粘连，肿块常不规则，不易活动，脓成则有波动感。可伴午后潮热，口干，盗汗，疲乏倦怠，消瘦，舌质红苔黄，脉细数或细弦。

内治法　滋阴清热，化痰散结。

方药　滋阴除湿汤合透脓散加减。

外治法　脓已成常不切开，可用冲和膏外敷。

（3）破溃期（虚证）

症状　依病情常可分为两型。肝肾脏虚者破溃脓出，稀薄如痰，夹有败絮样物，常伴午后潮热，腰膝酸软，口干，舌红苔少，脉细数；气血两虚者，破溃脓出，形成窦道，而肾子硬结不消，久不收口，兼见面色白，头昏乏力，少气懒言等症，舌淡，苔薄白，脉细或虚大。本期特点：痰凝日久，气阴暗耗，脓稀如痰而缠绵难愈。

内治法　滋养肝肾或补养气血。

方药　肝肾阴虚者杞菊地黄汤加减，依辨证可酌加白芥子，浙贝母等；气血两虚者可用十全大补汤加减。

外治法　溃后用五五丹提脓祛腐，脓少改用九一丹药捻，形成漏管则先用拔毒药捻，脓尽改生肌散收口。

## 14.4.5　预防护理

积极治疗肺结核、肾结核等疾病是预防子痰的有效方法。若已发病，宜适当休息，用阴囊托兜起睾丸；加强营养，以清补为主，宜食鸡、鱼、鳖、龟、蛋类、淡菜、白木耳、山慈姑、海蜇、荸荠等食物；忌食辛辣油腻之品；节制房事，避免过度劳累；酿脓期宜戒房事。

## 14.4.6　其他

**现代研究**

本病主要病变为干酪样变和纤维化，结核侵犯输精管时，管壁增厚，输精管变硬变粗呈串珠状。病变可沿输精管蔓延到附睾尾，然后波及整个附睾和睾丸。镜下早期病变可见附睾小管内含有脱落的上皮细胞，白细胞及大量的结核杆菌，继之出现小管坏死，形成肉芽肿、干酪样变及纤维化。偶可于附睾内见到精子肉芽肿。血行播散时，病变先位于附睾间质内，可见多数粟粒样微小的肉芽肿，然后侵犯附睾管，输精管多无明显改变。附睾的干酪样变很快蔓延到附睾之外，与阴囊粘连，形成寒性脓肿，破溃流脓，经久不愈。附睾结核可直接蔓延至睾丸，引起睾丸结核。睾丸固有鞘膜受累时，可有少量渗出液，睾丸固有鞘膜可阻止结核侵犯睾丸，常可见到附睾已完全破坏，而睾丸尚完好无损。（《泌尿外科》）

复习思考题

1. 子痰还应与哪些病鉴别?
2. 子痰如何辨证施治?

# 14.5  脱  囊

## 目的要求

1. 了解脱囊的定义、特点及病因。
2. 熟悉脱囊的诊断、鉴别诊断及治疗。

阴囊生毒,一二日内皮肤腐烂,囊皮脱落而致睾丸裸露者,称为脱囊或囊脱。本病少见,可发于任何年龄,从婴幼儿到老年人均可发病,相对较多见于中年或老年人。起病急,来势猛,发展快,阴囊皮肤迅速腐烂坏死,易致毒邪内陷,偶可发生痛厥。本病一般分为原发性(特发性)和继发性两类,临床以继发者较多见。相当于现代医学阴囊坏疽。

## 14.5.1  病因病机

本病多由于嗜食膏粱厚味,湿热内生,或房劳伤肾,阴虚火旺,湿火侵入肝肾,下注阴囊,热盛肉腐,势若燎原;或因阴囊皮肤湿裂,或阴囊外伤感染火毒,而成脱囊之候。

现代医学认为本病病原菌为链球菌、金黄色葡萄球菌、大肠杆菌、厌氧杆菌等。特发性阴囊坏疽经研究也与细菌感染有关。

## 14.5.2  临床表现

脱囊常在夜间突然发生。起病后阴囊剧痛,明显肿大,表现光亮有红斑、水疱,灼热如燎,迅速湿烂,发黑坏死,一般无法触及睾丸,坏死组织剥落时常引起出血。全身症状极重,寒战高热,恶心呕吐,全身乏力,脉细数,血压下降,常伴神经精神症状。末梢循环衰竭及中毒性休克如不及时治疗,常可致命。局部检查见阴囊明显增大,肿胀,有捻发音。常在一二日发生坏疽,坏疽多见于阴囊底部,或仅累及阴囊表皮,或深达鞘膜,范围可大可小,甚至可使精索裸露。血常规见白细胞增多。创面菌培养可有多种细菌,也可无菌。

### 14.5.3 诊断与鉴别诊断

#### 14.5.3.1 诊断

本病诊断可参考以下几点：①多见于中年或老年人；②发病急骤；③突发阴囊剧痛；④阴囊肿胀坚硬，红而灼热，湿烂坏死甚至睾丸裸露；⑤全身症状严重，高热、寒战、恶心、呕吐，甚者神昏谵语等。

#### 14.5.3.2 鉴别诊断

（1）阴囊急性丹毒

该病病变较为局限，边缘色红如丹而隆起，肿胀的囊皮可有小水疱，或密集成片，一般无坏死现象，可见发热恶寒，口干等全身症状，但病势相对缓和。

（2）囊痈

该病病势较缓，局部表现红肿热痛，触痛明显，虽中心区可发生坏死，但与脱囊不同，囊痈一般不会睾丸裸露，脓出则势减。

### 14.5.4 治疗

**辨证论治**

（1）早期（湿火下注证）

症状　阴囊红肿胀，灼热剧痛，或有水疱。身热不扬，胸闷欲呕，小便短少，口渴不欲饮，脉弦带数，舌苔薄黄质红。

内治法　泻火泄热。

方药　泻热汤加味。肿甚加车前子、猪苓、泽泻，毒甚加牡丹皮、金银花。

外治法　阴囊红肿外敷青敷膏，每日换药1~2次。

（2）中期（气营两燔证）

症状　阴囊灼热剧痛，继则皮肤紫黑腐烂，脓水淋漓，或有臭气，甚则阴囊尽烂，睾丸悬露，寒热大作，口渴喜饮，小便黄赤，大便干结，舌苔黄腻或厚腻，脉弦滑而数。

内治法　解毒清营。

方药　清营汤加减。高热不退可给紫雪丹，神昏谵语可用安宫牛黄丸，抽搐惊厥可配合至宝丹。

外治法　阴囊腐烂外掺五虎丹，外盖黄连油膏纱布，并用鲜荷叶包裹，每日换药1~2次。如有捻发音，阴囊明显坏疽，应不失时机地彻底清创，切除所有坏死组织，裸露睾丸、附睾及精索。

（3）后期（气阴两虚）

症状　腐肉脱尽，脓水清稀，新肉红赤，生长缓慢；或尿中夹有脓液，午后灼热隐痛，伴潮热口干，自汗盗汗，面色少华，神疲气怯，舌红少苔，脉细数。

*内治法* 益气养阴。

*方药* 益气养阴汤加减。余毒未清可酌加金银花、连翘；服一段时间该方之后可酌加活血之品以利疮面生长。

*外治法* 可掺轻乳散，外敷黄连油膏纱布，每日换药 1 次。

## 14.5.5 预防护理

妥善安排和照顾老年人起居，注意局部卫生；积极治疗局部皮肤病，避免外伤；注意既病防变，及时正确地处置局部，防止出血；初中期忌食辛辣厚味，后期加强营养。

## 14.5.6 其他

**病案举例**

陆某，男，10 岁。1973 年 9 月 1 日初诊。

患儿隔夜阴囊疼痛，寒战高热。翌晨体温 40℃，白细胞总数及中性粒细胞偏高，阴囊肿胀明显，颜色红紫，并有水疱，及至早饭后，水疱破溃出现糜烂面，舌质红苔白，口渴喜饮，脉弦滑而数。

此由痰火侵入肝经，而成"脱囊"之候。遂以龙胆泻肝汤合泻热汤治之。药用龙胆草、木通、柴胡各 5g，黄芩 6g，泽泻、车前子、当归、连翘各 10g，生地黄 12g，甘草、黄连各 3g，水煎服。破溃处盖以黄连油膏纱布加青敷膏。翌日高热渐退。连服 3 剂，热势退清，创口用九一丹加黄连油膏纱布盖贴，腐肉渐脱，新肉渐生，后即收口。(《实用中医泌尿生殖病学》)

复习思考题

1. 阴囊坏疽与阴囊炭疽，阴囊象皮肿如何鉴别？
2. 如何降低脱囊的危险性？

# 14.6 水 疝

**目的要求**

1. 熟悉水疝的定义、分类、特点。
2. 掌握水疝的诊断、鉴别及辨证论治。

水疝是睾丸或精索鞘膜积液所引起的阴囊或精索部的囊性肿物。本病发病缓慢，多为单侧发病，阴囊内肿物逐渐增大，无热无痛，光滑，有波动，不粘连；睾丸附睾常不受累，但不易摸到；透光试验阳性。一般有原发性与继发性之分。相当于西医睾丸鞘膜积液或精索鞘膜积液。

## 14.6.1 病因病机

先天不足，气化失司，水液集注于下，可成水疝；后天失调，脾失健运，水湿下注，可发偏坠；肝气失疏，感受寒湿，水湿内结，留聚囊中，可成本病；睾丸外伤或丝虫感染，血络瘀阻，水液不行，可为水疝。

## 14.6.2 临床表现

本病发病缓慢，单侧多见，阴囊内肿块渐大，常无疼痛，肿物较大时有下坠感，过大可影响排尿及性生活。肿物多呈卵圆形，光滑而波动，透光试验阳性，睾丸附睾常触不到。先天性水疝多发于婴幼儿，卧时缩小或消失，但站立时又见。继发性水疝常由外伤、感染或丝虫等诱发。多发于中年人或老年人，有随年龄增大而增加之势。

## 14.6.3 诊断与鉴别诊断

### 14.6.3.1 诊断

水疝诊断应注意以下诊断要点：①阴囊内有卵圆形肿物，逐渐增大，伴下坠感。先天性水疝于平卧时部分患者肿物可消失；②阴囊皮肤光亮，很少发红，表面光滑，有囊性感，触痛常不明显；③阴囊部肿物透光试验阳性，穿刺可抽及液体，若穿刺液呈血色多为鞘膜积血，若穿刺液呈米泔样为鞘膜积糜。

### 14.6.3.2 鉴别诊断

（1）腹股沟斜疝

中医称为狐疝，主要症状为腹股沟部有可复性肿物，肿物可坠入阴囊，但肿物不包含睾丸，睾丸可触及，肿物可回纳，若肿物较小，病人咳嗽时，外环口有冲击感。透光试验呈阴性。

（2）精液囊肿

精液囊肿常位于睾丸后方，附睾附近，肿物常不大，穿刺液内有精子，呈乳白色。

（3）阴囊象皮肿

中医称 疝，常由丝虫感染引起，阴囊渐增大，增厚，少光泽，粗糙，透光试验阴性，常有鞘膜积糜。

## 14.6.4 治疗

### 14.6.4.1 辨证论治

（1）肾气亏虚证

症状 站立、哭叫时肿块增大，平卧时肿物缩小。肿物过大时，阴囊光亮如水晶，苔薄白，脉细滑。

内治法 温肾通阳，化气行水。

方药 济生肾气丸加减。

（2）阳虚寒凝证

症状 阴囊肿大清冷，疼痛绵绵，得热而舒，可见形寒肢冷，小便清长，口常不干，舌淡可稍暗，苔薄白，脉沉弦。

内治法 温肾散寒。

方药 真武汤加减。该方行气不足，可酌加乌药、荔核、橘核等行气之品。

（3）肾虚寒虚证

症状 阴囊寒冷，皮肤增厚，坠胀不适。可有面色少华，神疲乏力，腰酸腿软，便溏，小便清长，苔白，脉沉细。

内治法 温肾散寒，化气行水。

方药 加味五苓散加减。

（4）血络瘀阻证

症状 阴囊肿大坠胀，常有创伤史，或有肿瘤史，可有触痛，肿大的阴囊肿块质地稍硬，可有疼痛，舌质暗，苔薄白，脉弦涩。

内治法 活血祛瘀，利湿消肿。

方药 桃红四物汤合五皮散加减。陈旧性瘀阻可加三棱、莪术；化热可加生地黄、牡丹皮。

### 14.6.4.2 外治法

1）肉桂海浮散以陈酒、白蜜调成糊状，用时煮温，以纱布包裹，热敷局部，1日2次，每次1小时以上，每料用1周。

2）五倍子、枯矾各10g，1天1剂，加水300ml，煎0.5小时，待温度适当，将阴囊置入药液中浸泡，每次20~30分钟，每日3次，下次浸泡时需将药液加温。

3）大黄30g、芒硝60g，加开水至1小盆，浸渍搅和5分钟后，先熏洗后坐浴，1日2次；或用荔核20枚，加水煮沸，并加醋数滴，将阴囊浸于药液内热浴，1日2次，但要注意防止烫伤。用于湿热下注者。未育者不宜用此法。

### 14.6.4.3 针灸治疗

1）三阴交（对侧），归来（同侧），各灸5~7壮，艾炷如麦粒大，每灸1穴，隔3天再灸另穴。

2) 水道、气冲穴，艾灸 20 分钟，每晚 1 次，1 周一疗程。

3) 太冲配中极，或关元配三阴交，两组交替使用，隔日 1 次，不留针。十次为一疗程。

## 14.6.5  预防护理

在保守治疗过程中应注意休息和保暖，减少运动，减少负重，上托阴囊，以利水液吸收；保持良好情绪；节制性生活；忌食生冷辛辣；如有阴囊皮肤病宜先治愈，方可手术。

## 14.6.6  其他

**现代研究**

鞘膜积液的基本改变是鞘膜的分泌增多或吸收障碍。症状性鞘膜积液常见的病因有：①感染：常为结核杆菌、淋病双球菌及各种非特异性细菌如大肠杆菌、葡萄球菌、链球菌等菌引起。②损伤：常见的有阴囊踢伤、打伤、摔伤、牵拉伤。③肿瘤：睾丸、附睾、鞘膜、精索等部位的癌肿可侵及鞘膜，使其分泌、渗出增加或淋巴系统阻塞而出现鞘膜积液。④某些全身性疾病：如心脏、肾脏功能衰竭、肝脏疾病等造成水钠潴留、循环瘀滞、淋巴回流受阻等也可发生鞘膜积液。（参见《男性生殖系外科》）

复习思考题

1. 水疝如何辨证、治疗？
2. 诸疝有何不同？

# 14.7  阴茎痰核

### 目 的 要 求

1. 了解阴茎痰核的定义、特点。
2. 熟悉阴茎痰核的诊断、治疗。

阴茎痰核是指阴茎体部发生纤维性硬结。其特点是阴茎背部或侧面出现 1 个或多个条索状或斑块状结节，重者在勃起时可引起阴茎疼痛、弯曲，甚至性功能障碍。中医也称"玉茎结疽"。相当于西医的阴茎硬结症，主要病理改变为阴茎海绵体白膜与阴茎筋膜之间发生纤维硬结，故又称阴茎纤维性海绵体炎。

## 14.7.1 病因病机

本病病因主要有3个方面：脾胃损伤，痰湿内生，下注宗筋，结聚成核；或肝肾阴亏，虚火灼伤津液，炼液成痰，结于宗筋；或玉茎损伤，局部气血瘀滞，气机不通，水湿不行，聚湿成痰，痰瘀互结而成本病。

## 14.7.2 临床表现

本病多发于中年，可有阴茎损伤史。主要表现为在阴茎背部或侧方有单个或多个结节，可呈条索状或椭圆形斑块，质地如软膏样，一般呈纵形，偶在腹侧也发生。平时多无异常感觉，如硬结发于背侧，勃起时有疼痛及背弯，硬结若发于侧方，勃起时侧弯，严重者影响性生活，本病硬结一般不破溃，也不累及尿道，故不影响排尿。

## 14.7.3 诊断与鉴别诊断

### 14.7.3.1 诊断

本病诊断较易，一般要注意以下几点：①中年前后易发；②阴茎背或侧方有硬结，硬如软骨；③有勃起痛及阴茎弯曲（勃起时）；④严重时发生阳痿等症状。

### 14.7.3.2 鉴别诊断

（1）阴茎癌
本病中医称肾岩翻花，初起时为冠状沟附近发生硬结，易与阴茎痰核混淆，但增大较快，伴瘙痒，溃后若翻花，渗出物恶臭。

（2）阴茎结核
本病罕见。可直接接触感染或泌尿系结核蔓延所致。可发于阴茎任何部位，以龟头、系带、尿道外口处好发，初起为患处结节，渐多发，并融合而形成溃疡。经久不愈，边缘清楚，呈穿凿形，周围浸润硬结，基底为肉芽组织或干酪样坏死组织。不治则可破坏阴茎体。后期可伴结核中毒症状。

## 14.7.4 治疗

### 14.7.4.1 辨证论治

（1）痰瘀互结证
症状 阴茎硬结，隐隐疼痛如刺，勃起时明显，严重者可见青紫或静脉怒张。可有屡次阴茎轻度外伤史，或病程较长，舌质暗或紫，脉有涩象或弦滑。
内治法 活血化瘀，化痰散结。

方药　桃红四物汤合消疬丸加减。无化热之象则去玄参，加荔核、三棱、莪术以加强活血行气之力。

（2）痰浊凝聚证

症状　阴茎无明显外伤史。除阴茎硬结外，无明显不适，或形体丰满，周身乏力，胃纳不佳，大便可溏薄，口中干黏，舌苔薄腻等症。

内治法　健脾化痰。

方药　加味二陈汤加减。陈痰难除加虫类药有利于破结消积。

（3）阴虚痰火证

症状　多有房事不节史，或病程日久，阴茎部有硬结，午后阴茎可隐隐作痛，微微发热，同时伴心烦，口干，溲黄，舌红苔少，脉细数等。

内治法　滋阴降火，散结消痰。

方药　六味地黄丸或大补阴丸合消核丸加减。心烦眠差可酌加清心安神之药。

### 14.7.4.2　外治法

1）丁桂散或七厘散掺于硬结处，胶布固定，日换 1 次，可用于有血瘀证者。

2）大黄粉 10g、细辛粉 6g、冰片 10g、莱菔子 15g。上药共为细末，麻油调敷患处，日 1 次。

3）当归注射液 2~3ml，加 2% 普鲁卡因 1ml，注射于硬结周围海绵体内，每周 1 次，可注射 10~15 次。

### 14.7.4.3　针灸治疗

主穴：曲骨、中极、三阴交。配穴：关元、大赫、鱼际，及局部环形针刺法。以泻为主。留针 10 分钟，灸 10 分钟。6 次为一疗程。

## 14.7.5　预防护理

应向患者说明该病为良性，并未发现有癌变倾向，以消除恐惧心理；也要向患者说明本病发病缓慢，治疗时间长，要树立信心，不要中断治疗；要保持良好心态，节制性事，避免损伤；少食肥甘，多食海带、慈姑、芋奶、荸荠等食品对本病治疗有一定帮助。

复习思考题

1. 阴茎痰核有何临床特点？
2. 阴茎痰核治疗以何为要？

# 14.8 前列腺炎

**目的要求**

1. 熟悉前列腺炎的定义、特点、分类。
2. 掌握前列腺炎的诊断、鉴别、治疗及预防。

前列腺炎是青壮年男性的多发病，按其起病的缓急分为急慢性前列腺炎；按前列腺液中有无致病菌可分细菌性前列腺炎和非细菌性前列腺炎。急性前列腺炎多由感染诱发，其特点是尿频、尿急、尿痛、尿道口常有黏液流出，并伴有会阴痛、腰骶部不适等。临床上最常见的是慢性前列腺炎。本节主要介绍慢性前列腺炎，相当于中医"精浊"。

## 14.8.1 病因病机

多种病因均可引起前列腺炎。常见病因主要由以下几类：①嗜食肥甘厚味，酿生湿热，注于下焦；②房事不节，精气耗伤，阴虚火动，内扰精室；③忍精不泄、败精阻滞；④饮食不节，脾胃虚弱，运化失职，固摄失权；⑤肾阳亏虚，固摄无权，精关不固；⑥心动神摇，引动相火，扰动精室；⑦它处感染，余毒客窜于下焦，阻于前列腺而成。

## 14.8.2 临床表现

### 14.8.2.1 急性前列腺炎

（1）全身症状
高热寒战，全身酸痛、乏力，食欲不振，或恶心呕吐，严重的毒血症症状。
（2）局部症状
有膀胱刺激征，尿频、尿急、尿痛，尿有余沥，排尿困难，或血尿，甚至出现尿闭；直肠刺激征，肛门、会阴部坠胀或疼痛，有便意或大便秘结，排便有时疼痛，疼痛常放射至腹部；生殖刺激征，性欲明显减退，有的则表现阴茎易勃起，性交射精时疼痛明显。若病情不缓解，易形成脓肿。
（3）体征
肛门指检，前列腺明显肿大、灼热、触痛，若有波动感，则提示形成前列腺脓肿。
（4）实验室检查
血常规示白细胞明显增高，可达 $20 \times 10^9/L$ 以上，尿常规见脓球、红细胞，细菌培养阳性。尿道分泌物镜检，有大量成堆白细胞。

本病诊断特点有四，一是起病急，二是症状明显，三是肛门指检的明显表现，四是血常规白细胞增高。

### 14.8.2.2 慢性前列腺炎

（1）泌尿系统症状

常见尿频、尿急、尿痛，但多不严重，或有尿末滴白，大便时尿道口滴白，尿有余沥，有排尿不尽之感，尿流分叉，有烧灼感，尿黄浊等症。

（2）生殖系统症状

常可见性欲减退，阳痿，早泄，射精痛，血精，遗精，个别性欲亢进等性功能紊乱，也可出现精液液化不良，弱精子症，畸形精子症及精子凝集等精液变化引起不育。

（3）疼痛不适

前列腺炎的疼痛部位常有会阴部、阴茎根部、耻骨上区、腹股沟部、睾丸精索部、骶尾部、腰背部等处，疼痛性质多为隐痛，也有窜痛、掣痛、刺痛、烧灼痛等表现，常为间断性发作，时好时坏。有些患者并无疼痛，但不适感强烈，莫名的不适非常折磨人。

（4）神经精神症状

许多患者疼痛不甚，排尿症状不明显，但神经精神症状较重，常见的有失眠、多梦、头昏、乏力、懒言、自信心不足、记忆力减退，精神抑郁，多疑，无定志、悲观失望。

（5）远处症状

少数患者除有一些以上症状之外，也伴一些远处转移症状，如关节炎症状、神经炎症状，虹膜炎症状，心内膜炎症状等。

（6）前列腺触诊

通过肛门指检可触及前列腺，正常前列腺硬度如鼻尖，质地均匀，对称分布，无触痛，中央沟存在而不变浅。前列腺炎时前列腺有触痛，触痛可为全部接触部位，也可是局限触痛或痛性结节，质地可软可硬，体积可稍增大或不增大，可不对称，触诊有结节时应注意与前列腺结石及前列腺癌鉴别。

（7）实验室检查

前列腺液常规检查，可见卵磷脂小体减少，或白细胞增高（>10个/高倍镜视野）。前列腺液培养有致病菌生长，应考虑细菌性前列腺炎的诊断。

## 14.8.3 诊断与鉴别诊断

### 14.8.3.1 诊断

有前列腺炎的临床症状可以初步做出推断。但要确诊还需要直肠指诊和实验室检查来辅助。若没有不适症状，通过看其他病查前列腺液和直肠指诊而发现，称为隐性前列腺炎。

#### 14.8.3.2  鉴别诊断

（1）慢性附睾炎

本病主要表现为附睾、睾丸、精索或腹股沟部疼痛、胀、不适，触之附睾肿大，或有触痛，而前列腺不一定有改变。但两者可以同时伴发。

（2）前列腺增生症

本病多在 50 岁以上男性中发病，主要病理改变为前列腺肥大，压迫尿道，表现为尿频，排尿困难，甚至残余尿增多。B 超有助于诊断。

（3）精囊炎

本病可与前列腺炎同时发生，症状与慢性前列腺炎有一定相似，但常较轻，一般以血精或射精疼痛为主要表现。

### 14.8.4  治疗

#### 14.8.4.1  辨证论治

（1）湿热证

*症状*  有滴白，尿频、尿急、尿痛及灼热感，少腹及会阴部胀痛不适，口中干苦而黏，大便干结，舌红苔黄腻，脉弦滑或数。

*内治法*  清热导湿。

*方药*  草 分清饮加减。热甚加白花蛇舌草、蒲公英，滴白明显，经治效差可酌加收敛之品。

（2）瘀血证

*症状*  病程较长或有会阴部外伤史，会阴部或耻骨上区刺痛痛引睾丸、阴茎、少腹或腰骶，眼眶黎黑，尿末滴白，小便淋漓涩痛，或见血精，舌质紫暗或有瘀斑，脉涩。

*内治法*  活血化瘀。

*方药*  前列腺汤加减。可加车前子、生薏苡仁等。

（3）肾阳虚损证

*症状*  病程较长，尿末滴白，尿意频，有排尿不尽之感，尿有余沥，劳累后加重；会阴部坠胀，精神疲乏，腰膝酸软，阳痿早泄，小便清长或频数，舌质淡胖，苔白，脉沉细。

*内治法*  温肾固精。

*方药*  金锁固精丸合右归丸加减。可加茯苓、薏苡仁以健脾除湿。

（4）阴虚火旺证

*症状*  病程较长，有手淫或房劳过度史，症见腰膝酸软，阳痿遗精，精中带血，尿末滴白，尿道口时流黏丝，小便余沥不尽，或兼见五心烦热，午后低热，颧红，尿少便干，舌红苔少，或有龟裂，或花剥，脉细数。

**内治法** 益肾固精。

**方药** 知柏地黄丸加减。阴虚明显，加二至丸。

### 14.8.4.2 针灸治疗

1）中极、关元、膀胱俞、阳陵泉，针刺平补平泻，每日 1 次。适用于湿热型者。

2）肾俞、膀胱俞、关元、三阴交。尿急者加气海、阴陵泉，毫针刺，用泻法，留针 20 分钟，每日或隔日 1 次，10 次为一疗程。

### 14.8.4.3 外治法

如意金黄散加水 150ml，水温 42～43℃高位保留灌肠。对湿热证或瘀血证有一定疗效。

野菊花栓或前列安栓塞肛也有一定疗效。

温水坐浴或药水坐浴可缓解疼痛不适症状，宜持之以恒。

## 14.8.5 预防护理

慢性前列腺炎日常应注意以下几点：①注意局部卫生，包皮过长宜经常清洗或行包皮环切术；②饮食不宜过食辛辣刺激性食物，忌酒；③保持心情舒畅，适度参加文体活动；④性事适度，不宜禁也不宜纵；⑤持之以恒，由于病程较长，需有一定耐心治疗，与医者合作；⑥急性前列腺炎禁忌前列腺按摩，以免炎症扩散。

## 14.8.6 其他

### 14.8.6.1 病案举例

何某，男，31 岁，已婚，1979 年 9 月 8 日初诊。患者 8 年来腰痛，滴白，在某医院诊断为"慢性前列腺炎"，经用各种中西药治疗未能见效。婚前遗精频繁，婚后房劳过度。现大便努责后滴白，尿后余沥不尽，尿道口有黏液，会阴部及腰部酸楚不适，上肢无力，足跟疼痛，午后阴茎灼痛，手足心发热，两颧微红，体温正常，头昏耳鸣目涩，口渴喜饮，大便干结，有时遗精，舌红苔少，中有裂纹，脉细数。前列腺液常规有红细胞少许，脓细胞（+），卵磷脂小体少。辨证为肾阴不足，虚火偏旺。治以滋阴降火，固肾涩精。菟丝子丸合大补阴丸。治疗半月，症状明显好转。1 月后复查，前列腺液除有少许红细胞外，余均正常。乃配服二至丸 2 个月，前列腺液中红细胞消失，诸证均瘥。再以六味地黄丸、二至丸巩固疗效。观察 2 年，未见复发。(《中医男科临床治疗学》)

### 14.8.6.2 现代研究

急性前列腺炎的病理变化有三个阶段：首先是充血期，炎症可及后尿道、前列腺，显示充血、水肿及炎细胞浸润，腺管上皮有时有增生及脱屑；随后是小泡期，充血、水肿加重，前列腺小管膨胀甚至形成许多小脓肿；第3期是实质期，微小脓肿可逐渐增大，侵入更多的实质及其周围，甚至可蔓延至整个腺体。慢性前列腺炎则缺乏特征性病理改变。不管是细菌性的还是非细菌性的。（《临床男科学》）

### 14.8.6.3 名论名方摘录

《景岳全书》：有浊在精者，必由相火妄动，淫欲逆精，以致精离其位，不能闭藏，则源流下继，淫溢而下，移热膀胱则溺孔涩痛，清浊并至，此皆白浊之固于热也。及其久也，则有脾气下陷，土不制湿，而水道不清者；有相火已杀，心肾不交，精浊不固而遗浊不止者，此皆白浊之无热证也。

复习思考题

1. 请归纳慢性前列腺炎的诊断要点？
2. 精浊（慢性前列腺炎）如何辨证论治？
3. 急慢性前列腺炎有何不同？

# 14.9 前列腺增生症

## 目的要求

1. 熟悉前列腺增生症的定义、特点。
2. 掌握前列腺增生症的诊断、鉴别诊断及治疗。
3. 掌握急性尿潴留的处理方法。

前列腺增生症是现代医学名词，是指由于前列腺增生而引起的以下尿路梗阻为主的一系列表现。又称前列腺肥大。绝大多数发生于50岁以上的老年男性。初期以夜尿频为主要表现，以后渐加重，特点是排尿困难和尿潴留。中医尚未见有对应病名，与中医"癃闭"有较多相似之处，也有学者提出宜称"精癃"。

## 14.9.1 病因病机

本病病因归纳起来有以下几个方面：①阴虚火旺。房室过度，而致肾阴亏损，虚火内生，阳无从化，水液不能下注膀胱。②肾阳不足。年高体弱，命门火衰，气不化水，尿不能出；或因肾气不充，气化不及州都之官，膀胱传送无力，而成本病。③湿热下注。过食辛辣厚味，酿湿生热，或湿热素盛，肾热下移膀胱，膀胱积热，气化不利，成为本病。④脾虚。中焦运化无力，影响下焦气化，胕气不利。⑤痰瘀交阻。痰浊、败精、瘀血内停，阻塞膀胱，经络痹塞，气化不利，水道不通，也可成本病。

## 14.9.2　临床表现

前列腺增生症患者最初出现的症状常常是尿频，首先是夜间尿次增多，但每次尿量较少，渐渐白天也出现尿频，而排尿困难则是本病最主要的症状，早期常表现为尿等待，尿线逐渐变细，无力，射程缩短等，也可有尿流中断及排尿时间延长。如果梗阻加重，可见排尿费力，须增加腹压以助尿液排出，残余尿增多，发生尿潴留，尿失禁，遗尿等症。由于尿液残留增多，易发生泌尿系感染，膀胱结石，血尿，甚至出现肾功能损害。另外由于长期增加腹压助排尿，可引起或加重腹外疝，痔疮及脱肛等病变，在病变过程中，常因受寒劳累、房室过度而突然发生排尿困难，甚至尿闭，使患者辗转不安。

## 14.9.3　诊断与鉴别诊断

### 14.9.3.1　诊断

一般 50 岁以上男子，有尿频，夜尿次数增多，尿线变细，尤其是出现进行性排尿困难，尿潴留等表现，须考虑本病可能。

直肠指诊是诊断本病简单而极有价值的方法。指诊时应注意前列腺的大小、质地、形态，及有无结节、触痛等，中央沟深浅也可触及，一般按前列腺大小如鸡蛋大称为Ⅰ度，如鸭蛋大称为Ⅱ度，如鹅蛋大称为Ⅲ度。

B 超检查对前列腺增生症有较大意义，通过超声检查可以了解前列腺形态大小，质地是否均匀，有无残余尿，残尿量有多少，经直肠 B 超诊断价值更大。

此外尿流动力学及膀胱镜检查本病也是诊断时常用的检查方法。

### 14.9.3.2　鉴别诊断

（1）前列腺癌

两病可同时存在，症状相似，但前列腺癌病程短，进展快，症状为进行性排尿困难。直肠指诊可触及前列腺不对称或有结节，质硬，不光滑，界限不清。化验前列腺特异性抗原和酸性磷酸酶有助于鉴别。

（2）慢性前列腺炎

本病常发生于青壮年，慢性发病，常伴前列腺炎的一些症状，前列腺可不大，有触痛，前列腺液白细胞增多或卵磷脂小体减少。

（3）神经原性膀胱尿道功能障碍

本病常有脊髓或周围神经外伤史，或肿瘤、糖尿病或手术史，长期应用降压、抗胆碱、抗组胺药物史。多有尿液残留，肛门括约肌松弛，阴茎海绵体反射消失；前列腺可不大，一般无下尿路梗阻；尿流动力学、膀胱造影、膀胱镜等检查有助于鉴别。

（4）膀胱颈纤维化

本病多为泌尿系炎症所致，症状为慢性进行性排尿困难，发病年龄较轻，病史较长，发病常在30岁左右，但往往不被重视，随年龄增大而加重。指诊前列腺一般不增大，膀胱镜检查膀胱颈较紧，后唇抬高，或有小梁形成。

（5）前列腺肉瘤

本病症状与前列腺增生症类似，但一般发于中青年，病程短，进展快，指诊前列腺明显增大，软而光滑。

（6）前列腺结核

本病常伴泌尿系统或其他器官结核，有尿路刺激症状，但常无排尿困难，指诊可见前列腺有散在结节，边界不清或有触痛。

## 14.9.4 治疗

### 14.9.4.1 辨证论治

（1）湿热下注证

症状 小便短涩，赤热浑浊，或小便点滴不通或频数，常伴口苦口黏，或小腹胀满，大便干结，指诊前列腺增大，舌质红苔黄腻，脉滑数或弦数。病机特点为湿热蕴结下焦，膀胱气化不利。

内治法 清热利湿。

方药 八正散加减。苔黄厚腻可加黄柏、苍术；心烦、口舌生疮可加导赤散。

（2）肝气郁滞证

症状 小便不通或不爽，胁腹胀满，情志不遂，心烦易怒，口苦咽干，指诊前列腺增大，舌质红，苔薄微黄，脉弦或弦滑或弦数。

内治法 疏气机，利小便。

方药 丹栀逍遥散加减。可酌加海藻、昆布、夏枯草，引药下行用川牛膝，纳可则去白术、甘草。

（3）下焦瘀阻证

症状 小便点滴而下或阻塞不通，尿线变细或时断时续，小腹胀满，指诊前列腺增大，舌质紫暗有瘀点或瘀斑，脉细涩。病机主要为痰浊、瘀血、或败精瘀阻下焦所致。

内治法 化瘀散结，通利小便。

方药 代抵当丸加减。有痰浊可加浙贝母、夏枯草、山慈姑。

（4）肺热失宣证

症状 小便点滴不通或不爽，伴口渴咽干欲饮，呼吸短促，或有咳嗽，年高而前列腺增大，舌质红苔薄黄，脉滑数。

内治法 清肺泄热，启通水道。

方药 黄芩清肺饮加减。启闭加杏仁、桔梗，有痰宜加陈皮、半夏、橘红。

（5）肾阴亏虚证

症状　小便频数或淋漓不断，遇劳即发或加重，时发时止，伴五心烦热，腰膝酸软，耳鸣，前列腺增大，舌红少苔，脉细数，尺弱。

内治法　滋阴清热，软坚散结。

方药　知柏地黄汤加味，可加夏枯草、海藻、昆布、山慈姑以软坚。

（6）肾阳不足证

症状　前列腺增大而有尿频、小便不通或点滴不爽，腰膝酸软，畏寒肢冷，或有阳痿，滑精，舌淡少苔，脉沉细或尺脉不足。

内治法　温肾固摄，佐以软坚散结。

方药　济生肾气丸加减。加桑螵蛸、沙苑子以补肾固摄，加山慈姑、夏枯草以软坚，黄芪补气。

（7）中气下陷证

症状　小便不爽，余沥不尽，食少便溏，少腹冷痛坠胀，形瘦神疲，少气懒言，面色　白，便秘尿少，舌淡胖有齿痕，脉沉细或沉弱。

内治法　补中益气。

方药　补中益气汤加减。阳虚甚可加附子、肉苁蓉；补益一段时间之后可加活血药以利气血运行。

### 14.9.4.2　针灸治疗

1）取关元、阴陵泉、太溪、足三里。取补法，留针30分钟。每日1次，10次为一疗程。灸法可用艾条灸上穴，每穴灸3~4分钟。日1次或隔日1次。也可针与灸交替使用，适用于脾肾两虚证。

2）取中极、气海、照海，用补法。留针30分钟，10次为一疗程。也可用艾条灸上穴。日1次，每穴3~4分钟，也可交替使用。适用于肾阳不足证。

3）取中极、阴陵泉、照海为主穴。平补平泻，留针30分钟。每日1次，10次为一疗程。适用于肾阴亏虚证。

4）取三阴交、中极、阴陵泉，用泻法，留针30分钟。日1次，10次为一疗程。适用于肝气郁滞证。

5）取关元穴，小便不通时急刺。取双侧合谷穴，双三阴交穴用强泻法。留针20分钟。每日1次，10次为一疗程。适用于湿热下注证。

### 14.9.4.3　外治法

1）食盐250g，炒热，布包熨小腹。

2）独头蒜1个，栀子3枚，盐少许，捣烂，摊纸上贴脐部。适用于湿热下注证。

3）小便不通可用麝香适量填脐中，再以葱白捣烂填脐上，外以胶布固定。

4）急性尿潴留的处理　以食盐依上法炒热布包热熨脐部；或针刺中极、归来、三阴交、膀胱俞等穴；灸气海、关元、水道等穴。或导尿，在无菌操作下，按操作规范置入导尿管引流尿液。如潴留的尿液较多，应分次导尿，首次可缓慢放出 500ml，余尿在几小时内放出。

5）保守治疗无效，则可依患者情况选择适当的手术方法治疗。

## 14.9.5 预防护理

①保持情绪稳定，避免情绪过激；②忌酒及辛辣刺激之品；③适寒温，预防外感；④忌憋尿；⑤忌欲念放纵或房事过度；⑥忌过度劳累，宜劳逸结合；⑦注意局部卫生，以免形成泌尿系感染。

## 14.9.6 其他

### 14.9.6.1 病案举例

案一

李某，56岁，农民，素有尿闭史，曾在地区医院外科检查为慢性前列腺炎，5天前因农活烦劳，初起恶寒发热，未及诊治，后见咳嗽，发烧，咯吐黄痰，小便不爽，并有灼痛。两日来小便渐至点滴不下，大便秘结，口渴欲饮而不敢饮水，舌红苔黄，脉数。此为表邪犯里，化热熏肺。肺热下移膀胱，有碍膀胱气化，故见小便不通。治宜宣肺清热为主。拟用清肺饮加味，黄芩 10g，栀子 12g，桔梗 10g，知母 10g，贝母 10g，桑白皮 10g，茯苓 15g，车前子 12g，木通 6g，麦冬 12g，白茅根 20g，连服 5 剂，小便通利。（《中医男性病学》）

案二

丹溪治一老人家小便不利，因服分利之药太过，遂致秘塞，点滴不出，以其胃气下陷，用补中益气汤，一服而通。因先多用利药，损其肾气，遂致通后，遗尿一夜不止，急补其肾然后已，凡医之治是证者，未有不用泄利之剂，谁能顾其肾气之虚哉，预特表之，以为世戒。（《医贯·先天要论下·小便不通并不禁论》）

### 14.9.6.2 现代研究

前列腺增生的确切病因尚不明，但目前的研究认为与下列因素有关：①肽生长因子；②细胞凋亡；③雌激素；④雄激素，等等。而且往往是多因素协同作用。

前列腺的解剖：传统分为 5 叶：前叶、中叶、后叶、两侧叶。现代研究其结构：上述 5 叶分法结构存在于胚胎期及出生后 1 个月之内，而出生后 1 个月后部不能再看到分叶了。现在将其分为外周区、中央区、移行区、尿道周围区，外周区约占腺体组织的 75%，几乎所有前列腺癌均源于该区，因而也是前列腺活检的重要取材部位；移行区较小，但却是前列腺增生的重要区域，该区增生可挤压外周围区而形成"外科膜"；尿道周围区，有时称前列腺前区，是 4 个区中最小的区，结构最复杂，称之为前列腺前区是因为在射精时具有阻止精液返流入膀胱的括约功能，该区也可发生增生，增生后则约相当于 5 叶分法中的中叶增生，可引起较明显的前列腺增生症状。

### 14.9.6.3　名论名言摘录

《景岳全书·癃闭》：凡癃闭之证，其因有四，最当辨其虚实。有因火邪结邪聚小肠膀胱者，此以水泉干涸，而气门热闭不通也。有热居肝肾者，则或败精，或以积血，阻塞水道而不通也。若此者，本非无水之证，不过癃闭而然，病因有余，可清可利，或用法以通之，是皆癃闭之轻证也。惟是气闭之证，则尤为危候。然气闭之义有二焉：有气实而闭者，有气虚而闭者。

复习思考题

1. 前列腺增生症的辨证要点有哪些？
2. 急性尿潴留有何后果，如何处理？
3. 前列腺增生症中医如何辨证治疗？

# 14.10　男子不育症

### 目 的 要 求

1. 熟悉不育的定义、分类、特点。
2. 了解不育的病因。
3. 熟悉不育的诊断、辨证论治。

根据世界卫生组织的定义，不育是指至少有 12 个月的不避孕性生活史而仍未受孕。一般将男子原因导致的不育称为不育，将女方原因引起的不育，习惯称为不孕。不育症一般分两种：原发性男性不育，继发性男性不育。男性不育约占不育的 30%~50%，而在近 50 年内，通过对比精液质量发现，男性生育能力已有明显下降。本节讨论的是男性不育的有关中医内容。古人对不育多称作"无子"、"无嗣"，唐代王冰提出了天、漏、犍、怯、变——五不男，等。现代医学认为不育的原因大体上可分为两类：一为生殖器官的形态学改变，一为功能性异常。

## 14.10.1　病因病机

具体有以下几种情况：①肾阳虚衰，生精不足而不育；②肾阴虚损，精少而不育；③脾为后天，肾为先天，脾肾阳虚，其精不长而致不育；④精血同源，气血亏虚，其精稀少，难以生育；⑤肝郁血瘀，精不畅顺，而生育艰难；⑥湿热蕴阻，扰动精室，清浊不分，其精被染，生育无权；⑦痰湿内蕴，精道挟痰，痰精互扰，难以成育；⑧它病之毒，袭扰于精，精毒不去，不能成育；⑨禀赋不足，天纵其变，囊虚茎异，不能为育。

## 14.10.2　临床表现

男性不育症最多见的表现在精子的异常上，包括精液异常；如精液量多，精液量少，精液液化不良，脓精，血精等；精子异常：如无精子症，少精子症，弱精子症，精子畸形症，精子增多症，死精子症，以及精子凝集的免疫性不育等。不育症精液常规检查是最基本的化验，若有异常，应连续查3次，以慎重诊断。

少数患者由于排精异常而导致不育，如不射精，逆行射精或勃起功能障碍等。

## 14.10.3　诊断

依据病史，诊断本病一般不困难。精液常规检查标准一般按照世界卫生组织最新的标准执行：正常精子密度 $\geqslant 20\times10^6/ml$。对无精子症等重要疾病，通常要连查3次，并进行离心镜检后方可确认。死精子过多证宜对精液进行染色以区别不动的精子是否为死精子。

此外，性激素检验、染色体核型检查，不育症基因检查等有助于本病的诊断，对无精子症、严重少精子症有时需要行睾丸活检。

总之，对男子不育患者，了解完整的病史、详细的全身体格检查及准确的实验室检查是非常必要的。

## 14.10.4　治疗

### 14.10.4.1　辨证论治

（1）肾阴不足证

症状　婚后经年不育，性欲淡漠，阳痿早泄，精清精冷，精子过少或死精子过多，或射精无力，伴腰膝酸软，精神不振，面色白，小便清长，夜尿量多，畏寒喜暖，舌淡胖，苔白，脉沉细弱等。

内治法　温肾补阳，生精种子。

方药　羊睾丸汤加减。每日1剂，水煎服。尿多加桑螵蛸，易外感加防风。

（2）肾阴虚证

症状　婚久不育，欲念强烈，房事频频。查精液液化不良或死精子过多，或精子过少或畸形精子过多。伴见五心烦热，盗汗口干，或腰膝酸软，或头晕耳鸣或足跟疼痛，舌红少苔或无苔，脉细数。

内治法　滋阴补肾，生精种玉。

方药　知柏地黄丸加减。精液不液化者加连翘、甘草。相火妄动、纵欲无度者也可用大补阴丸。

（3）脾肾阳虚证

症状 婚后不育有年，性欲淡漠或阳痿早泄；纳食不馨，或腹胀便溏，五更泄泻，兼见精清、精冷、精稀、精少等。伴神疲懒言，腰膝酸软，头晕耳鸣，夜尿多，畏寒肢冷，面色 白，舌淡苔白，脉象细弱。

内治法 温补脾肾，生精种子。

方药 毓麟珠加减。若有湿浊内停宜加扁豆、薏苡仁健脾利湿或加干姜、苍术温阳化湿。

（4）气血两虚证

症状 久婚不育，兼见形体衰弱，面黄少气，化验精液量少，密度减少，精子活动力差，伴心悸失眠，头晕眼眩，纳差便溏，舌淡苔薄，脉细弱而沉或浮软。

内治法 气血同补，生精育麟。

方药 八珍汤加减。气不足者加黄芪，血不足则重用四物以养血。

（5）肝郁血瘀证

症状 婚久不育，兼见胸闷不舒，善太息，胸胁胀痛，烦躁易怒，睾丸坠胀疼痛，查体可见精索蚯蚓状改变，睾丸或附睾有结节，可见阳痿或不射精，化验可见死精子过多或畸形精子过多，舌暗、苔薄，脉沉弦。

内治法 疏肝理气，活血通络。

方药 开郁种子汤加减。睾丸附睾结节而胀痛者可加橘核、元胡、王不留行等，若肝郁犯脾可加苍术、茯苓，化热加栀子。

（6）肝经湿热证

症状 婚后久无子息，胁肋胀痛，睾丸肿痛，或射精痛，或血精，兼见面红目赤，尿赤便秘，阴囊潮湿瘙痒，口苦咽干，化验死精子或畸形精子过多或有凝集现象，舌红苔黄腻，脉弦或弦滑。

内治法 清泄肝经湿热。

方药 龙胆泻肝汤加减。若脾胃不佳则加健脾护胃之品，同时注意苦寒败胃之剂宜少用。

（7）痰湿内蕴证

症状 婚后多年不育，形体肥胖，肢体困倦，性欲淡漠或不射精，兼见面色白或神疲气短，或头晕心悸，舌淡苔白腻，脉沉细。

内治法 化痰通滞，通窍生精。

方药 苍附导痰丸加减。天南星虽燥湿化痰，但有一定毒性，可去之；加海藻、昆布以增加化痰之力。

### 14.10.4.2 针灸治疗

1）取肾俞、关元、下髎、次髎、三阴交，每次取其中2~3穴，留针一刻钟，10日为一疗程。上穴也可灸，每选1~2穴，每灸10分钟左右。适用肾阳不足证。

2）取肾俞、膀胱俞、三阴交。用中强刺激，隔日1次，10日为一疗程，刺关元时针尖向下，使针感传向外生殖器。适宜于肾阴虚证。

3）取足三里、肾俞、命门、关元、中极、气海，每次除足三里之外再取其中一二穴，用补法，留针5~10分钟，7日为一疗程，适用于脾肾阳虚者。

4）取足三里、天枢、中脘，方法：每次均取足三里，隔日分别配穴天枢、中脘，10日为一疗程。体质过虚者，宜用灸法。

5）取维胞、府舍、关元、三阴交、太冲。方法：每次选二三穴，隔日针1次，10次为一疗程。适用于肝郁血瘀证。

## 14.10.5　预防护理

男子不育在平时应注意以下预防要点：①调养情志，怡性养生，消除精神创伤及不良情绪；②节制房事，保精养生顾护肾气；③饮食适宜，不宜过偏；④戒烟酒；⑤性事和谐相悦，掌握细缊之期；⑥积极治疗原发疾病；⑦远离污染源、辐射源、过敏源等。

## 14.10.6　其他

### 14.10.6.1　病案举例

严某，28岁，婚后四年不育。夫妻同居，性生活正常，女方妇科检查未见异常，男方精液常规检查亦在正常范围内，血清抗精子抗体阳性（1：16）。诊得患者形体较瘦，口渴喜饮，夜寐盗汗，腰酸乏力，头晕耳鸣，尿后余沥不尽，大便干结，舌红苔少，脉弦细而数。证属肝肾阴虚湿热证，治宜滋阴降火，清利湿热。选用知柏地黄丸加减。

治疗3个月后，复查血清抗精子抗体已经转阴，精液常规检查正常。复以原法巩固两个月，其妻妊娠。后足月顺产一子。（《男科三百证》）

### 14.10.6.2　现代研究

按影响男子生育环节的病因分类，可分为：①睾丸造精功能障碍，临床上有约85%的不育男子属内在性精子发生障碍，表现为无精子症；②免疫反应，约2%~10%的不育症与免疫因素有关；③精子输送障碍，如炎症、外伤等原因引起附睾、输精管梗阻；④附属性腺的病变，如前列腺炎，精囊炎，可引起精液成分改变；⑤生殖器官畸形；⑥性功能障碍，如阳痿、早泄、性交不射精或逆行射精、性交方式不当等。（参见《临床男科学》）

### 14.10.6.3　名论名言摘录

《诸病源候论·虚劳病诸候上》：丈夫无子者，其精清如水，冷如冰铁，皆为无子之候。又泄精，精不射出，聚于阴头亦无子。

《妙一斋医学正印种子编·男科》：夫天地生物，必有细缊之时，万物化生，必有乐育之时。如猫犬至微，将受妊也，其雌必狂呼而奔跳，以缊缊乐育之气，触之而不能自止耳。此天然之候，生化之真机也。

复习思考题

    1. 什么原因可引起男子不育？

    2. 如何诊断精液异常、精子异常？

    3. 男子不育症如何辨证？

（张石平）

# 15

# 外伤性疾病

## 15.1 烧 伤

**目的要求**

1. 掌握小面积轻度烧伤局部处理常规。
2. 熟悉烫伤的治疗方法。
3. 了解烫伤的病因病机。

烧伤是因热力（火焰，灼热的气体、液体或固体）作用于人体而产生的损伤。中医文献记载首见于唐代《千金翼方》。本病又称汤火伤、汤泼火伤、汤火疮、水火烫伤等。历代中医对烧伤病积累了丰富的治疗经验，有些至今仍在临床中应用。

### 15.1.1 病因病机

本病由于火热所致，侵害人体，以致皮肉腐烂而成。轻者皮肉损伤，重者内攻脏腑而变生它证。

### 15.1.2 诊断

首先要估计烧伤面积和深度。烧伤面积愈大，深度愈深，其病愈重，因此正确的估计烫伤面积和深度对病人的处理和预后有重要意义。烧伤面积计算法有几种。

（1）手掌法

伤员五指并拢时手掌的面积，占其全身体表面积的1%。此法计算简便，常用于小面积或散在的烧伤计算。

（2）中国九分法

将全身体表面积分为 11 个 9 等分，如头、面、颈部为 9%，双上肢为 2×9%=18%，躯干前后包括外阴为 3×9%=27%，双下肢包括臀部为 5×9%+1%=46%。

（3）儿童烧伤计算法

在各个不同年龄期的婴儿和儿童，身体各部体表百分比亦不同，年龄越小，头部相对体表面积越大，而下肢体表面积越少。其他部位相比，体表面积与成人大致相同。计算公式如下：

头颈面部面积%＝9+（12-年龄）

双下肢面积%＝41-（12-年龄）

烧深度计算法：烧伤深度一般采用三度四分法，即Ⅰ度、Ⅱ度（又分浅Ⅱ度，深Ⅱ度）和Ⅲ度烧伤，详见表 15-1。

表 15-1　烧伤深度计算表

| 分度 | 深度 | 创面表现 | 创面无感染时的愈合过程 |
|---|---|---|---|
| Ⅰ度（红斑） | 达表皮角质层 | 红肿热痛感觉过敏表面干燥 | 2~3 天后脱屑痊愈，无瘢痕 |
| Ⅱ度（水疱）浅Ⅱ度 | 达真皮浅层，部分生发层健在 | 剧痛，感觉过敏，有水疱，基底部呈均匀红色，潮湿，局部肿胀 | 1~2 周愈合，无瘢痕，有色素沉着 |
| 深Ⅱ度 | 达真皮深层，有皮肤附件残留 | 痛觉迟钝，有水疱，基底苍白，间有红色斑点，潮湿 | 3~4 周愈合，可有瘢痕 |
| Ⅲ度（焦痂） | 达皮肤全层，甚至伤及皮下组织、肌肉和骨骼 | 痛觉消失，无弹力，坚硬如皮革样，蜡白焦黄或炭化，干燥。干后皮下静脉阻塞如树枝状 | 2~4 周焦痂脱落，形成肉芽创面，除小面积外，一般均须植皮才能愈合，可形成瘢痕和瘢痕挛缩 |

伤情结合全身症状分为轻度烧伤和重度烧伤。轻度：总面积在 10% 以下，儿童 5% 以下的Ⅱ度烫伤，局部皮肤潮红疼痛或有水疱，表皮脱落露出鲜红创面可以逐渐干燥而愈，一般无全身症状。重度：总面积在 10%~30%，儿童在 6%~15% 的Ⅱ度烧伤或Ⅲ度烧伤在 10% 以上，或头面、颈、手、会阴等处水火烫伤或电灼伤、化学烧伤局部红肿疼痛、甚则肉色灰白或暗红，易于染毒，严重的水火烫伤皮塌肉烂，疼痛剧烈，难以安睡，愈后形成瘢痕。又因热毒炽盛内入营血，以致脏腑不和，阴阳失调而出现全身症状。

## 15.1.3 治疗

### 15.1.3.1 辨证论治

（1）热盛伤阴证

*症状* 壮热烦躁，口干渴喜饮，便秘，小便短少，舌绛而干，苔黄燥，脉弦数或细数。

*内治法* 清热解毒养阴。

*方药* 黄连解毒汤合犀角地黄汤加减。

（2）阴损及阳证

*症状* 精神疲萎，气怯气促，但欲寐，四肢厥冷，舌体颤动，舌质淡，脉虚大无力。

*内治法* 固气救脱，解毒养阴。

*方药* 参附汤合生脉散加减；若冷汗淋漓者，加煅龙骨、煅牡蛎。

（3）火毒内陷证

*症状* 壮热口渴，烦躁不宁，神昏谵语，舌体短缩而卷，大便秘结，小便短赤，舌质红绛，脉细数。

*内治法* 凉血清心，开窍安神。

*方药* 黄连解毒汤合犀角地黄汤加安宫牛黄丸或紫雪丹。若痉挛抽搐，头摇目窜或发黄疸者，加羚羊角、钩藤、龙齿、石决明；若便秘腹胀，或便溏黏臭，次数频多，小便短小，恶心呕血者，加大黄、元明粉、枳实、厚朴、大腹皮等；若尿闭、尿血、浮肿、喘息者，加车前子、白茅根、泽泻、大小蓟、琥珀等。

（4）气血两虚证

*症状* 低热或不发热，形体消瘦，面色无华，神疲乏力，不思饮食，创面新肉生长缓慢，舌淡红，苔薄白。

*内治法* 调补气血。

*方药* 八珍汤加减。乏力者，加黄芪；生长缓慢者，加黄芪、金银花、白蔹；不思饮食者加砂仁、神曲。

### 15.1.3.2 外治法

（1）清洗创面

用2%黄柏水清洗创面，使创面清洁为度。而后用地虎酊（虎杖、地榆、70%酒精）喷洒创面，每2~4小时1次，12~24小时结痂，以后每日3~4次。

（2）水疱处理

大疱可用三棱针从根部刺破，目前临床上更多地用消毒的注射器抽去积液。

（3）创面处理

原则上初期一般采用暴露、后期采用包扎的方法。

*初期* 创面清洁，未溃破者用烫伤膏调涂患处，每日1次。若渗出多者，流

水不断的可用地虎酊喷洒创面，每日 1~2 次。

**中期** 创面有感染者，用黄连膏、红油膏、生肌玉红膏外敷，2 天 1 次。

**后期** 腐脱生新时，用生肌白玉膏外涂创面，2 天或 3 天 1 次。瘢痕疙瘩形成者，用黑布药膏外敷。

### 15.1.3.3 其他疗法

（1）针刺

如尿闭者，可针水分、中极、关元、肾俞、膀胱俞、三阴交、阴陵泉、太溪、水道，宜轻刺少留针，并依据烧伤情况，选择取穴。

（2）西医西药

痛甚者，可予静脉注射唉啶 50mg，或吗啡 10mg；或口服鲁米那 0.1g。广泛面积烧伤，创面不洁者，须注射破伤风抗毒素 1500~3000IU。严重烧伤者，应予静脉输液、输血或血浆。

## 15.1.4 其他

王某，男，1 岁，1972 年 4 月 28 日初诊。臀部、双腿、阴囊、少腹 II 度烧伤（面积40%），见周围皮肤潮红，有水疱，患儿双目紧闭，全身肌肉抖颤，大哭，时而呕逆，苔黄厚，脉弦数。证属热毒炽盛，欲犯心包。治宜清热解毒，护心利湿，药用：金银花 24g，川黄连 3g，车前子 9g，木通 9g，连翘 18g，灯心炭 9g，竹叶 9g，大黄 3g，六一散 15g，猪苓 9g，当归尾 9g，绿豆衣 9g，赤芍药 9g，牡丹皮 6g，生栀子 4.5g，生地黄 12g，水煎服，1 日 2 剂，4 小时 1 次。外治：先将水疱挑破，再将疱皮剪去擦净，以烫伤药粉用獾油调敷，勿令干，干以油润之，每日 2 次。

4 月 30 日复诊。上方四剂呃逆已止，疼痛减轻。进食略增，大便已解。上方去木通、灯心炭、当归尾、绿豆衣、牡丹皮、生地黄、栀子，加黄芩 9g、苍术 9g、黄柏 9g。5 月 5 日三诊：疼痛已止，水疱未再起，局部渗出停止，大便正常，舌苔白，脉滑，药用：赤石脂 9g，金银花 15g，连翘 15g，六一散 12g，防己 9g，黄柏 9g，炒苍术 9g，当归 9g，赤芍药 9g，车前子 9g，猪苓 9g，大黄 2.4g。外用烫伤药粉干撒。5 月 12 日四诊：创面已干并结痂。患儿已能平卧，继以健脾益气、活血祛瘀之法，调理善后。药用：当归尾 9g，赤芍药 9g，车前子 9g，云苓 9g，猪苓 9g，炒白术 9g，生黄芪 9g，甘草 3g。至 5 月 30 日，全部治愈。（节选自《房芝萱外科经验》）

复习思考题

1. 烧伤的面积怎样计算？
2. 烧伤的深浅程度如何辨别？

# 15.2 冻 伤

## 目的要求

1. 熟悉冻伤的治疗方法。
2. 了解冻伤的病因病机。

凡人体受寒冷侵袭,引起局部血脉凝滞,皮肤肌肉损伤的疾患,称为冻伤。轻证特点是呈局限性红肿斑块,有刺痒和烧灼感,本病首见于《诸病源候论》,多发于手足耳鼻及面部等暴露部位。

## 15.2.1 病因病机

寒冷是引起冻伤的重要原因。寒冷外袭,再加元气虚弱,不耐其寒,则经络阻塞,气血凝滞而成。轻者其伤浅,仅皮肤络脉气血凝滞,患部失去温煦濡养而受损;重者其伤深,肌肉脉络气血凝涩不通,患处不得温养,或暴冻着热,以致肌肤坏死,发生溃烂,甚至可损及筋骨。

## 15.2.2 临床表现

本病初起受冻部位先为苍白,继则红肿,自觉灼痛或瘙痒,或有麻木之感,此为轻者,一般10天左右可以自行消散而愈。重者,受冻部位皮肤呈灰白或暗红或紫色,并有大小不等的水疱或肿块,疼痛剧烈,或局部感觉消失。若有紫血疱腐烂,一般收口轻慢,往往需经1~2月,方能痊愈。范围较大且合并感染者,常伴寒战、高热等全身症状,甚至发生邪毒内陷的重证。

## 15.2.3 诊断与鉴别诊断

### 15.2.3.1 诊断

本病易于诊断,有受冻史,依据皮损即可诊断。

### 15.2.3.2 鉴别诊断

（1）多形红斑

本病多发生于手、足背面、手掌、足底和面部。皮疹为红斑、水疱,典型的为虹膜状红斑,常伴有发热、关节痛等症状,无冻伤史。

（2）类丹毒

本病多见于肉类业和渔业工人，虽在手指和手的背面出现深红色的肿胀，痛而痒，但有游走性，一般2周左右自行消退，不会溃烂。

### 15.2.4　治疗

#### 15.2.4.1　辨证论治

本病一般不需要内服药。若气血虚弱者，宜调补气血，温通血脉，用人参养荣汤加醇酒服之；若严重冻伤，气血未虚，宜和营祛寒，温经通络，用桂枝加当归汤；若溃烂染毒，邪毒炽盛或邪毒内陷重证者，宜凉血清热解毒为主，用黄连解毒汤合犀角地黄汤加减。

#### 15.2.4.2　外治

1）初起轻者，时常揉搓，使气血流通；或用温水频洗，使受冻处觉热或僵木消失则已。如日久冻僵疙瘩不散，用红灵酒，或姜汁、辣椒频擦，使气血畅通。

2）若已溃烂，用马勃膏、生肌玉红膏外敷，或按一般溃疡处理。

#### 15.2.4.3　简便验方

1）茄根捣碎用水煮沸，于临睡煎汤熏洗患部，每晚1次，连续2~3次。

2）生姜1块，在热灰中煨热，切开搽患处。

复习思考题

1. 冻伤如何治疗？
2. 冻伤如何与多形红斑鉴别？

# 15.3　破伤风

### 目的要求

1. 熟悉破伤风的治疗方法，预防方法。
2. 了解破伤风的病因病机。

破伤风是指皮肤破伤，风毒之邪乘虚侵入，而引起发痉的疾病。其特点是皮肉有破伤史，有一定潜伏期。发作时呈全身性强直性痉挛，阵发性抽搐，抽搐间歇期全身肌肉仍紧张强直，伴发热，但神志始终清醒，多因并发症而死亡。金石外伤所致者，称金创痉；产后发生者，称产后痉；新生儿断脐所致者，称脐风撮口。

## 15.3.1 病因病机

本病是由损伤之后皮肤破裂感受风毒之邪所致。《诸病源候论》谓"金创得风"，说明了发病必须具有创伤和感受风邪两个因素。创伤后失于调治或流血过多营卫空虚，风毒之邪乘虚而入侵肌腠经脉之中，营卫之气失于宣通，以致筋脉拘急甚则内传脏腑，毒气攻心使病情迅速恶化。

## 15.3.2 临床表现

本病发生在皮肤破伤后七天左右最多见，初期邪在肌腠经脉先从头面开始向躯干和四肢扩散，先出现牙关紧闭或头痛，恶寒发热，烦躁不安，继则出现肌肉痉挛，面容苦笑，项背强直，四肢抽搐，发作间隔时间较长。风邪入里则抽搐频繁，角弓反张，任何轻微刺激如声、光、震动等都能诱发强烈的阵发性抽搐，常导致吞咽困难，癃闭，甚至窒息。

## 15.3.3 诊断和鉴别诊断

### 15.3.3.1 诊断

1）发病前有皮肉破损，外伤史。
2）潜伏期 4~14 天，亦可短至 24 小时。
3）典型发作为全身肌肉强直性痉挛和阵发性抽搐。常因声、光等刺激而引发。
4）创口渗出液检查，可查到破伤风杆菌。

### 15.3.3.2 鉴别诊断

（1）化脓性脑膜炎
有角弓反张，项肌强直，无阵发性发作。有颅内压增高症：剧烈头痛、喷射性呕吐、高热、嗜睡等。脑脊液检查可确诊。
（2）狂犬病
有狂犬、狂猫咬伤史，有恐水症状，仅有吞咽肌抽搐的症状，因膈肌痉挛而发生犬声呃逆。

## 15.3.4 治疗

### 15.3.4.1 辨证论治

（1）轻证（风毒在表）
症状 轻度吞咽困难和牙关紧闭，周身拘急，抽搐较轻，痉挛期短，间歇期较长，苔薄白，脉数。

治法　祛风镇痉。

方药　玉真散合五虎追风散加减。

（2）重证（风毒入里）

症状　角弓反张，频繁而间歇期短的全身肌肉痉挛，高热，面色青紫，呼吸急促，痰涎壅盛，胸腹满闷，腹壁板硬，时时汗出，大便秘结，小便不通，舌红绛、苔黄糙、脉弦数。

治法　祛风止痉，清热解毒。

方药　木萸散加减。

### 15.3.4.2　外治

在使用破伤风抗毒素 1 小时后，可行清创、切除坏死组织、开放创口，用双氧水冲洗后，用双氧水溶液湿纱布填塞。每天换药，须用双氧水溶液冲洗，换药后敷料等物需单独严格消毒。创面有残余坏死组织，可使用七三丹、红油膏；创面干净可使用生肌散、白玉膏。

### 15.3.4.3　针灸

（1）牙关紧闭

取穴下关、颊车、合谷、内庭。

（2）角弓反张

取穴风府、大椎、长强、承山、昆仑。

（3）四肢抽搐

取穴曲池、外关、合谷、后溪、风市、阳陵泉、太冲。

### 15.3.4.4　其他疗法

将患者隔离于安静弱光的病室，注意呼吸道畅通，及时吸出口、鼻、咽喉部的分泌物。如喉头痉挛、呼吸困难或窒息时，及时行气管切开术。定时鼻饲，保证水及营养摄入。加强皮肤、口腔等护理。给予破伤风抗毒素，首次 10 万 IU，静脉滴入，以后每天 3~5 万 IU，至明显好转后停用。给予青霉素以抑制破伤风杆菌的生长。

## 15.3.5　预防护理

### 15.3.5.1　免疫注射

自动免疫　皮下注射破伤风类毒素，每次 1ml，每 3 周 1 次，共注射 3 次；若距末次注射已超过 6 个月，应重注射 1 次。受伤后应再注射 1 次。

被动免疫　创伤之后，应尽早注射破伤风抗毒素 1500IU，有效期维持 1 周，注射前应做过敏试验。若污染严重者，应在 1 周后再注射 1 次。如无抗毒素时，可用蝉衣 6~9g 研末，每次 1g，每日 3 次，黄酒送服；或玉真散 5g，每日 3 次，黄酒送服。均连服 3 日。

破伤风抗毒血清敏感试验和脱敏注射疗法 破伤风抗毒血清为血清制品，因此注射前必须做皮内敏感试验，以防过敏反应。方法是以破伤风抗毒血清 0.1ml 用等渗盐水稀释至 1ml，应用已稀释的血清 0.1ml 注射入一侧前臂皮内（最好对侧同一部位以等量等渗盐水作对照），观察 20 分钟，若血清注射处无明显红肿，即说明无过敏反应，可将抗毒血清 1500IU 1 次注射完毕。若注射处有明显红肿硬块（直径超过 1cm），即为阳性，表示有过敏现象，应予脱敏注射，即将抗毒血清分次注射，首次量为 0.1ml，下一次剂量为上一次剂量的加倍，用等渗盐水 1~2ml 稀释，行皮下注射，如无反应，每次间隔 0.5 小时，直到注射完毕。

### 15.3.5.2  预防护理措施

1）创口早期清创，特别是污染或者较深的创口，应及时用 1∶5000 高锰酸钾溶液或 3% 过氧化氢溶液冲洗伤口，清除血块、异物和坏死组织，改变缺氧环境。对可疑感染的伤口，须引流通畅，不做缝合。

2）常规使用破伤风抗毒素，在创口有污染时，早期肌注破伤风抗毒素 1500IU。

3）患者隔离，环境安静，避免光、声、振动，注意口腔及皮肤护理，注意营养的摄入。

复习思考题

1. 破伤风应如何预防？
2. 破伤风的辨证要领是什么？怎样治疗？

# 15.4  臁  疮

## 目的要求

1. 熟悉臁疮的病因病机。
2. 熟悉臁疮的辨证论治。

臁疮是指发生在小腿下部的慢性溃疡。又称裤口毒、裙边疮。其特点是溃疡发生后疮面经久不能愈合，或虽经愈合，每易因损伤而复发。此病俗称"老烂脚"。相当于西医称的下肢静脉曲张继发小腿慢性溃疡。

## 15.4.1  病因病机

经久站立或担负重物，使下肢脉络瘀滞，气血不畅。加之湿热下注，或因搔抓碰跌，虫咬等损伤染毒而成。初发多湿热邪盛正气未虚，日久不愈气阴耗伤，正虚邪恋而缠绵难愈。

## 15.4.2 临床表现

本病初起患处先痒后痛，红肿成片，破流脓水，逐渐腐烂形成溃疡。若日久不愈，疮口下陷，四周皮肤乌黑僵硬形成缸口，疮面肉色灰白或暗红，不易收口，严重着可腐烂至胫骨，局部搔抓均无痛感，有时疮口周围形成湿疮。

## 15.4.3 诊断

1) 多发生于男性患者。
2) 好发生于久立或负重工作者以及妊娠妇女。好发于小腿下 1/3 处，踝骨上 9cm 的内外侧，但内侧多于外侧。
3) 患者静脉曲张，久而小腿下段肿胀，内踝上方或外踝上方皮肤出现红褐色或青紫色瘀斑，皮肤脱屑、粗糙、色素沉着，趋近苔藓样变，可出现裂隙、渗出及结痂，从而遇损伤发生溃疡。

## 15.4.4 治疗

### 15.4.4.1 辨证论治

（1）湿热下注证
症状 发病 3 个月以内，疮面肉色灰白或暗红，破流脓水量较多，知痛痒，舌红苔薄白，脉沉缓。
治法 清热利湿，和营消肿。
方药 萆 化毒汤合三妙丸加减。
（2）气虚络阻证
症状 疮口下陷，疮口周围皮肤紫黑，疮面愈腐愈深，外肉尽脱，可见胫骨，舌淡红少苔，脉细数。
内治法 益气养血，通络和营。
方药 补中益气汤合四物汤加减。
（3）脾虚湿盛证
症状 病程日久，疮面色暗，黄水浸淫，患肢浮肿，纳食腹胀，便溏，面色萎黄，舌淡苔白腻，脉沉无力。
内治法 健脾利湿。
方药 参苓白术散合三妙散加减。

#### 15.4.4.2 外治法

（1）一般疗法

疮面有腐肉的用红油膏、九一丹外敷；疮面肉芽始长时，用白玉膏、生肌散外敷，每天 1 次，疮面周围有湿疮者，改用青黛膏。疮面脓性分泌物多时，可用 10%黄柏溶液湿敷。疮面出血时掺桃花散，若出血不止者，宜予结扎止血。

（2）缠缚疗法

用药同上，再用弹力绷带缠缚患处和整个小腿，隔 1~2 天换药 1 次。

（3）胶布包扎法

将胶布剪成宽为 2cm，长为小腿周径一圈半的胶布若干条。先用等渗盐水清洗患部，将胶布包扎在小腿自溃疡面上缘 2cm 处开始，第 2 条胶布宽度的一半贴在第一条胶布上，另一半贴在疮面上，如叠瓦状把疮面封住，直到超过疮面下缘 2cm 处为止。包扎须稍用力，使胶布的中段正贴疮面。若分泌物少，可每周更换 1 次；或分泌物多而腥臭，3~4 天换 1 次。伴有湿疮或对胶布过敏的患者，不适宜用本法。此外，治疗必须至疮面全部愈合方能停止，否则疮面又会迅速扩大。

#### 15.4.4.3 其他疗法

下肢静脉曲张者，可行大隐静脉高位结扎及剥脱术。

### 15.4.5 预防护理

1）患足宜抬高，减少走动，使其充分得到休息和血流通畅，以加速疮口愈合。

2）疮口愈合后，宜常用绷带缠缚或穿"医用弹力袜"保护，以避免外来损伤，引起复发。

复习思考题

1. 臁疮的病因病机是什么？
2. 臁疮的常见证治有哪些？

# 15.5 褥　疮

#### 目的要求

1. 熟悉褥疮的治疗方法。
2. 了解褥疮的病因病机。

褥疮是指长期卧床不起的患者，由于躯体的重压与摩擦而引起的皮肤溃烂。亦称为席疮，其特点是多见于半身不遂，下肢瘫痪，久病卧床不起，长时间昏迷的患者。好发于易受压和摩擦的部位。轻者经治疗护理可以痊愈，重者溃烂渗流滋水，经久不愈。

## 15.5.1 病因病机

内因是由于久卧伤气，气虚而血行不畅，久病出现气血亏虚。外因为躯体重量对躯体着褥点的压迫，及躯体着褥点部位的摩擦挤压而致受压部位气血失于流畅，造成局部肌肤失养而坏死肉腐，形成疮疡。

## 15.5.2 临床表现

本病初起局部皮肤发红、紫暗，迅速形成黑色腐肉，出现局限性浅表溃疡，或痛或不痛，腐肉四周皮肤肿势平塌散漫，或流出少量脓液，四周肿势逐渐局限，疮口愈合缓慢。如果疮周黑腐蔓延不止，肿势继续发展，溃出脓液稀薄臭秽，形成粉浆污水，疮周皮肤形成空壳，日久伤筋损骨，精神萎靡，饮食减少。

## 15.5.3 诊断

本病多见于久病卧床患者，如外伤性瘫痪、中风后遗症等。好发于背脊、尾骶、足踝、足跟等骨骼突出容易受压的部位。初起皮肤潮红，继则紫暗肿胀，皮肤出现破损面，终成坏死溃烂。溃疡疮口常呈空壳脓腐稀薄，脓色灰淡，常伴全身虚弱症状。

## 15.5.4 治疗

### 15.5.4.1 辨证论治

（1）气滞血瘀证
症状　局部皮肤出现褐色红斑，继而紫暗红肿，或有破损，苔薄，舌边有瘀紫，脉弦。
内治法　理气活血。
方药　血府逐瘀汤加减。
（2）蕴毒腐溃证
症状　褥疮溃烂，腐肉及脓水较多，或有恶臭，重者溃烂可深及骨，四周漫肿。伴有发热或低热，口苦且干，形神萎靡，不思饮食，舌红，苔少，脉细数。
内治法　益气养阴，利湿托毒。
方药　生脉散、透脓散合萆薢渗湿汤加减。

（3）气血不足证

症状 日久不愈，黑腐蔓延，溃疡逐渐变深变大，脓汁腥臭稀薄，甚者伤筋损骨，秽气熏人，食少神疲，舌淡红，脉细无力。

内治法 益气养血，托里生肌。

方药 托里消毒散加减。

### 15.5.4.2 外治法

初起皮肤潮红者，解除局部压迫，按摩局部，外搽红花酒精，每日 3~4 次。红花 200g，加入 75%酒精 500ml 浸泡，5 天后外用，只用于未破溃者。

破溃后形成溃疡，外涂红油膏掺九一丹，每天换药 2 次。收口期用白玉膏掺生肌散外敷，每日 1 次。

## 15.5.5 预防护理

对截瘫、中风、大面积烧伤、重病久病卧床不起的患者，应加强受压部位的皮肤护理，如定时翻身、皮肤洗浴、红灵酒或 4%红花酊外擦、局部按摩、红外线照射，使用气垫或海绵垫等，保持皮肤的清洁，促进受压皮肤的血脉流通，避免坏死与破损。

复习思考题

1. 褥疮应如何预防？
2. 褥疮的辨证论治如何？

（闫殷虎）

# 模拟试题

## 《中医外科学》模拟试题（一）

**一、名词解释**（每小题 3 分，共 15 分）

1. 三陷证
2. 乳癖
3. 血瘤
4. 混合痔
5. 子痈

**二、单项选择题**（每小题 1 分，共 20 分。在备选答案中选出一个正确答案，并将序号填入括号内）

1. 善证、恶证主要是辨　　　　　　　　　　　　　　　　　　　　　（　　）
   A. 局部症状　　　　　　　　B. 局部症状结合全身症状
   C. 全身症状　　　　　　　　D. 全身症状结合局部症状

2. 痰肿的特点是　　　　　　　　　　　　　　　　　　　　　　　　（　　）
   A. 肿而胀急　　　　　　　　B. 肿势软如棉
   C. 漫肿宣浮　　　　　　　　D. 肿势皮紧内软

3. 烂疔是以什么命名的　　　　　　　　　　　　　　　　　　　　　（　　）
   A. 部位　　B. 病因　　C. 疾病特性　　D. 形态

4. 蛇腹疔在切开引流时常用的切口是　　　　　　　　　　　　　　　（　　）
   A. 指掌面正中纵形切口　　B. 指掌面正中横形切口
   C. 指掌侧面纵形切口　　　D. 指掌侧面斜形切口

5. 下列疾病有传染性的是　　　　　　　　　　　　　　　　　　　　（　　）
   A. 锁喉痈　　B. 流注　　C. 丹毒　　D. 疫疔

6. 出现下列体征，应考虑诊断为髋关节流痰　　　　　　　　　　　　（　　）
   A. 患肢屈曲难伸　　　　　　B. 患肢外旋，活动受限
   C. 患侧大腿能屈，不能伸　　D. 患病髋关节伸而难屈

7. 曾有疔疮或外伤史，四肢某处出现疼痛，胖肿，有深部压痛和叩击痛，首先应考虑诊断为　　　　　　　　　　　　　　　　　　　　　　（　　）
   A. 附骨疽　　B. 流注　　C. 流痰　　D. 丹毒

8. 干陷症的病因病理是　　　　　　　　　　　　　　　　　　　　　（　　）
   A. 阴虚，火毒炽盛　　　　　B. 气血双亏，正不胜邪
   C. 湿热蕴积，毒滞难化　　　D. 脾肾阳衰，生化乏源

9. 瘿的病理应主要可归纳为 （    ）
   A. 肝郁气滞血瘀    B. 肝血失调，肺气失宣
   C. 气滞血瘀痰凝    D. 脾失健运，肺气失宣

10. 脂瘤的临床特点是 （    ）
   A. 肿块柔软，状如海绵    B. 肿块与皮肤相连，易感染
   C. 肿块形如馒，推之活动    D. 肿块呈念珠状排列，光滑

11. 乳岩最常见的部位是 （    ）
   A. 内上象限    B. 外上象限
   C. 内下象限    D. 外下象限

12. 直肠的全长为 （    ）
   A. 10 厘米    B. 12 厘米    C. 4.5 厘米    D. 15 厘米

13. 对诊断锁肛痔最有参考意义的简易诊断方法是 （    ）
   A. X 摄片    B. 肛门直肠指诊
   C. 病理检查    D. 美兰染色摄片

14. 外痔是由于 （    ）
   A. 痔外静脉丛扩大曲张    B. 痔内静脉丛扩大曲张
   C. 痔外静脉破裂，血块凝结    D. 痔内静脉丛破裂

15. 肿物脱出肛门外 5 年，长约 10 厘米呈柱状，肛门松弛无力，素有慢性腹泻，试选择最好的疗法 （    ）
   A. 内治法    B. 外治薰洗法
   C. 直肠周围注射法    D. 黏膜下注射法

16. 儿童便血主要原因是 （    ）
   A. 肛裂    B. 内痔    C. 脱肛    D. 息肉

17. 前列腺增生症通常见于男性 （    ）
   A. 老年    B. 青年    C. 壮年    D. 少年

18. 股肿的危险在于 （    ）
   A. 远端坏死    B. 毒邪内陷
   C. 肺栓塞    D. 形成残疾

19. 预防破伤风的最基本的方法是 （    ）
   A. 常规使用破伤风抗毒素    B. 避免光、声、振动
   C. 口服玉真散    D. 避免犬、猫咬伤

20. 前列腺炎的特点是 （    ）
   A. 精索、会阴、腰骶部隐痛    B. 排尿不适感
   C. 排尿困难，残留尿增多    D. 尿道口常有白色分泌物溢出

**三、多项选择题**（每小题 2 分，共 20 分。在备选答案中选出 2~5 个答案，并将序号填入括号内）

1. 寒痛的特点是 （    ）
   A. 皮色不红    B. 不热    C. 得温则痛缓

D. 疲痛　E. 隐痛

2. 溃疡数脉是 （　　）
A. 热邪未净　　B. 痰多气虚
C. 热盛有痰　　D. 正气已衰
E. 邪盛正实

3. 流痰的病因是 （　　）
A. 先天不足　　B. 肾气未充　　C. 肾亏髓空
D. 痰浊侵入　　E. 风寒侵袭

4. 干陷的症状有 （　　）
A. 疮面紫滞　　B. 疮面晦暗　　C. 干枯无脓
D. 闷胀疼痛　　E. 脓少而薄

5. 乳痈溃后外用药可选用 （　　）
A. 九一丹　　B. 红油膏　　C. 生肌玉红膏
D. 冲和膏　　E. 阳和解凝膏

6. 肉瘿的常见证候有 （　　）
A. 气滞痰凝　　B. 肝郁肾虚　　C. 风热痰凝
D. 气阴两虚　　E. 肝郁脾虚

7. 瘤的常用治法有 （　　）
A. 行气散结　　B. 疏肝理气　　C. 散瘀消肿
D. 益气健脾　　E. 化痰散结

8. 肛管直肠环下列（　　）组成。
A. 内括约肌　　B. 外括约肌浅部　　C. 外括约肌深部
D. 外括约肌皮下部　　E. 耻骨直肠肌

9. 内痔的主要症状是 （　　）
A. 便血　　B. 脱出　　C. 疼痛
D. 大便秘结　　E. 异物感

10. 男性前阴病中湿热下注者常见的有 （　　）
A. 肝经湿热　　B. 脾经湿热　　C. 肾经湿热
D. 膀胱湿热　　E. 小肠湿热

**四、填空题**（每小题1分，共10分）

1. 六瘤有气瘤、血瘤、骨瘤_____、_____、_____。
2. 水疝按其病因病理分为_____和_____，相当于西医的_____和_____。
3. 外痈总的发病机制主要是气血凝滞、_____、_____以及脏腑功能失调。

**五、简答题**（中医班、职师班、每题5分，共20分，中西医班，任选2题，共20分）

1. 消法的定义、适应证、注意点各是什么？

2. 丹毒湿热症的主症、治法、主方各是什么？

3. 前列腺湿热证的主症、治法、主方各是什么？

4. 内痔注射法的适应证和禁忌证各是什么？

**六、病案分析** （15分）

史某，男，右足紫红，发凉，疼痛2月余。查面色黧黑，舌紫绛，苔微黄，脉弦，右足微肿，色紫色，汗毛脱落，右足背趺阳脉消失。

试问：（1）何病（中西病名）？

（2）何证？

（3）治法？

（4）主方？

（5）药物？

# 《中医外科学》模拟试题（一）答案

**一、名词解释**（略）

**二、单项选择题**

1. C；2. B；3. C；4. C；5. D；6. D；7. A；8. B；9. C；10. B；11. B；12. B；13. B；14. A；15. C；16. D；17. A；18. C；19. A；20. A。

**三、多项选择题**

1. A，B，C，D；2. A，D；3. A，B，C，D，E；4. B，D，E；5. A，B，C；6. A，D；7. A，C，E；8. A，B，C，E；9. A，B，D；10. A，B，D。

**四、填空题**

1. 肉瘤、筋瘤、脂瘤。

2. 先天性、继发性、睾丸鞘膜积液、精索鞘膜积液。

3. 经络阻塞、血肉腐败。

**五、简答题**（略）

**六、病案分析**

（1）脱疽（血栓闭塞性脉管炎）

（2）脉络血瘀证

（3）活血化瘀止痛

（4）逐瘀通脉汤或桃红四物汤加减

（5）当归、赤芍、红花、丹参、鸡血藤、炮甲珠、木香、银花、川芎等（有其中五味者得满分）

# 《中医外科学》模拟试题（二）

**一、名词解释**（每题 3 分，共 15 分）

1. 失荣

2. 脂瘤

3. 石瘿

4. 青蛇毒

5. 水疝

**二、单选题**（每小题 1 分，共 20 分。在备选答案中选出一个正确答案，并将序号填入括号内）

1. 我国现存的第一部外科专著是 （　　）

    A. 五十二病方          B. 金疮瘈疭方

    C. 肘后备急方          D. 刘涓子鬼遗方

2. 凡黏膜部发生浅表溃疡，呈凹形而脓液不多的称 （　　）

    A. 疮          B. 疳

    C. 溃疡          D. 疮疡

3. 烂疔是以____命名的 （　　）

    A. 部位          B. 范围大小

    C. 病因          D. 疾病特性

4. 溃疡脉浮是 （　　）

    A. 风寒在表          B. 风热犯卫

    C. 气血不足          D. 正虚而邪未去

5. 郁结肿的特点是 （　　）

    A. 肿块硬似馒，有囊性感          B. 漫肿不红不热

    C. 肿势皮紧内软，随喜怒消长          D. 肿块坚硬如石，皮色不变

6. 疮疡化脓痛的特点是 （　　）

    A. 持续痛          B. 烧灼痛

    C. 胀裂痛          D. 鸡啄痛

7. 外科的主要病理基础是 （　　）

    A. 气血凝滞，外感热毒          B. 气血凝滞，正气虚

    C. 气血凝滞，经络阻塞          D. 气血凝滞，情志伤

8. 外科七恶的辨证主要是辨 （　　）

    A. 局部症状          B. 全身症状

    C. 局部和全身症状          D. 全身为主，局部为次

9. 半阴半阳症外用药物宜选用 （　　）

    A. 玉露膏          B. 冲和膏

    C. 回阳玉龙膏          D. 阳和解凝膏

10. 蛇肚疔切开宜 （   ）
    A. 患指侧面横切口     B. 患指侧面纵切口，不超过关节
    C. 指端掌面纵切口     D. 指端侧面纵切口

11. 有头疽的病程一般需要 （   ）
    A. 1 周     B. 2 周
    C. 3 周     D. 4 周

12. 附骨疽初期治疗内服药应选用 （   ）
    A. 仙方活命饮     B. 黄连解毒汤合五神汤
    C. 五味消毒饮     D. 止痛如神汤

13. 瘰疬的病因病机与下列哪项不符 （   ）
    A. 肝气郁结     B. 脾失健运
    C. 肺肾阴虚     D. 风湿相搏

14. 检查乳房部的方法，下列哪项是错误的 （   ）
    A. 端坐暴露乳房，观其形态     B. 以四指平按轻柔触摸有无肿块
    C. 捏住乳房肿块，定其性质大小     D. 按摸乳晕

15. 乳房部疾病经前胀痛者多为 （   ）
    A. 内吹乳痈     B. 乳疬
    C. 乳腺增生     D. 乳癌

16. 诊断乳癌的首要症状是 （   ）
    A. 乳房皮肤有溃烂     B. 乳痛尤其在经前加重
    C. 乳房内可扪及硬而孤立的肿块     D. 乳头内陷

17. 预防破伤风的最基本的方法是 （   ）
    A. 外伤后常规使用破伤风抗毒素     B. 口服玉真散
    C. 避免犬猫咬伤     D. 避免声光刺激

18. 下列哪项不是脱疽的特点 （   ）
    A. 好发于四肢末端     B. 尤以 50 岁以上男性多见
    C. 初起趾(指)怕冷、苍白、麻木,继则疼痛剧烈
    D. 日久趾(指)坏死、变黑,甚至脱落

19. 下列哪项是急性前列腺炎直肠指诊的特点： （   ）
    A. 前列腺增大，中央沟变浅或消失，无压痛
    B. 前列腺肿胀、饱满，有明显压痛
    C. 前列腺大小正常或稍大或稍小，硬度增加或有结节，可有压痛
    D. 前列腺增大，质不均，有结节，无弹性及压痛

20. 关于外痔，下列哪一项是正确的？ （   ）
    A. 发生于白线以下，表面覆以皮肤
    B. 发生于齿线以下，表面覆以皮肤
    C. 发生于直肠环以下，表面覆以黏膜
    D. 发生于栉模带以下，表面覆以皮肤

**三、多项选择题**（每小题 2 分，共 20 分。在被选答案中选出 2~4 个答案，少选或多选均不得分）

1. 外科切开法的适应证是： （　　）
   A. 阳证脓已成熟者　　　　　B. 阴证脓已成熟者
   C. 溃疡疮口太小者　　　　　D. 肿疡初起红肿者

2. 生肌玉红膏的主要功效是： （　　）
   A. 生肌收口　　　　　　　　B. 解毒止痛
   C. 活血去腐　　　　　　　　D. 收湿止痒

3. 下列哪些是髂窝流注的特征？ （　　）
   A. 患肢不能伸直和弯曲　　　B. 患肢能屈不能伸
   C. 髋关节外展障碍　　　　　D. 步履跛行

4. 乳痈初期外治法宜： （　　）
   A. 局部冷敷以利散热　　　　B. 金黄散外敷
   C. 回阳玉龙散外敷　　　　　D. 吸出乳汁以利引流

5. 岩的病因病机归纳起来大致有： （　　）
   A. 情志郁结　　　　　　　　B. 脏腑失调
   C. 饮食不节　　　　　　　　D. 六淫之邪侵袭

6. 锁肛痔的临床表现有： （　　）
   A. 排便习惯改变，次数增多，便意频数
   B. 大便形状变细、变扁　　C. 大便时脱出肛门外
   D. 有里急后重，排便不尽感

7. 三度脱肛的特征是： （　　）
   A. 脱出长 10cm 以上　　　　B. 呈圆锥形
   C. 触之柔软，无弹性　　　　D. 肛门松弛

8. 前列腺炎可有以下哪些症状？ （　　）
   A. 发病急，寒战、高热　　　B. 尿频、尿急、尿痛
   C. 会阴腰骶部痛　　　　　　D. 尿道口有白色分泌物

9. 下列哪些是前列腺增生症的主要表现： （　　）
   A. 排尿困难　　　　　　　　B. 早期夜尿次数增多
   C. 急性尿闭或尿失禁　　　　D. 尿末或便后尿道口溢出白色分泌物

10. 褥疮好发于下列哪些部位？ （　　）
    A. 骶尾部　　　　　　　　　B. 足跟部
    C. 腰部　　　　　　　　　　D. 坐骨结节

**四、填空题**（每空 1 分，共 10 分）

1. 五瘿包括筋瘿、血瘿、_____、_____、_____。

2. 乳腺增生症包括_____和_____两型，治疗分别以_____和_____为代表方剂。

3. 内治法除从整体观念、辨证施治着手外，还要依据三个总的治疗原则：__

_____、_____、_____。

**五、简答题** (每题 5 分，共 20 分)

1. 发与丹毒如何鉴别？

2. 肛瘘手术的治疗原则是什么？

3. 脱疽热毒证的主症、治法、主方是什么？

4. 前列腺增生症气滞血瘀证的主症、治法、主方是什么？

**六、病案分析** (15 分)

患者，女，65 岁，素有消渴病。背部生疮已两周。初起背部皮肤上即有粟粒样脓头，　热红肿胀痛，脓头相继增多，范围约 12cm×10cm，溃后状如蜂窝，伴发热、口渴、大便干，3 日一行，小便黄，舌光红少苔，脉滑数。

试问：（1）何病？（中西医病名）

（2）何证？

（3）治法？

（4）主方？

（5）药物？

# 《中医外科学》模拟试题（二）答案

**一、名词解释**（略）

**二、单选题**

1.④；2.②；3.④；4.④；5.④；6.④；7.③；8.②；9.②；10.②；11.④；12.①；13.④；14.③；15.③；16.③；17.①；18.②；19.②；20.②。

**三、多项选择题**

1.①、②、③；　　　　2.①、②、③；

3.②、④；　　　　　4.①、②、④；

5.①、②、③、④；　　6.①、②、④；

7.①、④；　　　　　8.①、②、③；

9.①、②、③；　　　　10.①、②、④。

**四、填空题**

1. 肉瘿、气瘿、石瘿。

2. 肝郁痰凝、冲任失调、逍遥蒌贝散、二仙汤加减。

3. 消、托、补。

**五、简答题**（略）

# 方剂索引

## 二　画

**二仙汤**（经验方）

组成：仙茅　淫羊藿　当归　巴戟天　知母　黄柏

功用：调摄冲任。

用法：水煎服。

**二陈汤**（《和剂局方》）

组成：陈皮　半夏　茯苓　甘草

功用：燥湿化痰。用于疮疡痰浊凝结之证。

用法：水煎服。

**二妙散**（丸）（《丹溪心法》）

组成：苍术180g（米泔水浸）　黄柏180g（酒炒）　研为细末，水煮面糊为丸，如梧桐子大。

功用：清热化湿。用于湿疮、臁疮等，肌肤　红，作痒出水，属于湿热内盛者。

用法：每天9g，淡盐汤送下。

**十全流气饮**（《外科正宗》）

组成：陈皮　赤茯苓　乌药　川芎　当归　白芍药　香附　甘草　青皮　木香　生姜　大枣

功用：疏肝解郁，健脾理气。

用法：水煎服。

**十全大补汤**（《医学发明》）

组成：党参　白术　茯苓　炙甘草　当归　川芎　熟地黄　白芍药　黄芪　肉桂

功用：补气补血。用于疮疡气血虚弱，溃疡脓液清稀者。

用法：水煎服。

**丁桂散**（经验方）

组成：公丁香　肉桂各30g　共研细末。

功用：温化痰湿，散寒止痛。

用法：掺膏药或油膏内敷贴患部。

**七三丹**（经验方）

组成：煅石膏21g　升药9g　共研细末。

功用：提脓祛腐。用于流痰、附骨疽、瘰疬、有头疽等证，溃后腐肉难脱、脓水不净者。

用法：掺于疮口上，或用药线蘸药插入疮中，外用膏药或油膏盖贴。

**八二丹**（经验方）

组成：熟石膏8份　升药2份各研极细末，和匀。

功用：提脓祛腐。用于溃疡脓流不畅，腐肉难脱。

用法：掺于疮面，或制成药线插入瘘管，外用膏药或油膏盖贴。

**八正散**（《和剂局方》）

组成：木通　瞿麦　车前子　萹蓄　滑石　炙甘草　山栀子　大黄

功用：清利湿热，通淋排石。用于泌尿系结石、前列腺肥大等属湿热者。

用法：水煎服。

### 八宝丹（《疡医大全》）

组成：珍珠 3g　牛黄 1.5g　象皮　琥珀　龙骨　轻粉各 4.5g　冰片 0.9g　炒甘石 9g　研极细末。

功用：生肌收口。用于溃疡脓水将尽者，阴证、阳证都可用。

用法：掺于患处。

### 八珍汤（《正体类要》）

组成：人参　白术　茯苓　甘草　当归　白芍药　熟地黄　川芎

功用：补气补血。用于疮疡、皮肤病气血两虚者。

用法：水煎服。

### 人参养荣汤（《和剂局方》）

组成：党参　白术　炙黄芪　炙甘草　陈皮　肉桂心　当归　熟地黄　五味子　茯苓　远志　白芍药　大枣　生姜

功用：补益气血，宁心安神。用于疮疡溃后气血虚弱，久不收敛者。

用法：水煎服。

### 九一丹（《医宗金鉴》）

组成：熟石膏 9 份　升药 1 份，各研极细末，和匀。

功用：提脓祛腐。用于溃疡、瘘管流脓未尽者。

用法：掺于疮面，或制成药线插入疮口或瘘管。

### 九黄丹（经验方）

组成：制乳没各 6g　川贝母 6g　石膏 18g　红升 9g　腰黄 6g　朱砂 3g　炒月石 6g　冰片 0.9g，各研极细末，和匀。

功用：提毒拔脓，祛瘀祛腐，止痛平胬。治一切痈疽已溃，脓流不畅，肿胀疼痛者。

用法：将药粉掺于患处，用膏药或油膏纱布盖之。

## 三　画

### 三妙丸（《医学正传》）

组成：苍术 180g　黄柏 120g（酒炒）　牛膝 60g　共研细末，面糊为丸。

功用：清热化湿。用于湿疮、臁疮等，属于湿热内盛者。

用法：每次 9g，淡盐汤送下。

### 三品一条枪（《外科正宗》）

组成：砒石 45g　明矾 60g　明雄黄 7.2g　乳香 3.6g　将砒、矾两物研成细末，入小罐内，煅至青烟尽白烟起，片时，约上下通红，生火，放置一宿，取出研末，约可得净末 30g。再加雄黄、乳香两药，共研成细末，搓条如线，阴干备用。

功用：腐蚀用于瘰疬、痔疮、肛瘘等。

用法：将药条插入患处，外以膏盖护之。

### 三黄洗剂（经验方）

组成：大黄　黄柏　黄芩　苦参各等份　共研细末。　上药 10～15g，加入蒸馏水 100ml，医用石炭酸 1ml。

功用：清热，止痒，收涩。用于急性皮肤病、疖病等有红肿瘙痒渗液者。

用法：临用时摇匀，以棉花蘸药汁搽患处，每天 4~5 次。

**大分清饮**（《类证治裁》）

组成：茯苓　猪苓　泽泻　木通　山栀子　车前子　枳壳

功用：清热利湿。治疗精浊、溺浊、水疝。

用法：水煎服。

**大补阴丸**（《丹溪心法》）

组成：黄柏　知母　熟地黄　龟板　猪脊髓

功用：滋阴降火，用于阴虚火旺，虚火上炎的多种病证，如强中、前列腺增生症、前列腺炎、血精等。

用法：水煎服。

**大黄牡丹汤**（《金匮要略》）

组成：大黄　牡丹皮　桃仁　冬瓜仁　芒硝

功用：清热祛瘀，通下。用于肠痈（急性阑尾炎）、急性腹膜炎。

用法：水煎服。

**大黄　虫丸**（《金匮要略》）

组成：大黄 300g（酒蒸）　黄芩 60g　甘草 90g　桃仁 500g　杏仁 500g　芍药 120g　干地黄 300g　干漆 30g　虻虫 500g　水蛭百枚　蛴螬 500g　　虫 250g。上药研末，炼蜜为丸小豆大。

功用：活血祛瘀。

用法：温酒送下 5 丸，日 3 次。

**大承气汤**（《伤寒论》）

组成：生大黄(后下)　枳实　厚朴　芒硝(冲服)

功用：泻热攻下。用于疮疡、皮肤病、急腹症里热实证。

用法：水煎服。

**大柴胡汤**（《金匮要略》）

组成：柴胡　黄芩　大黄　枳实　半夏　白芍药　生姜　大枣

功用：表里双解。

用法：水煎服。

**千金散**（经验方）

组成：煅白砒 6g　制乳香　制没药　轻粉　飞朱砂　赤石脂　炒五倍子　煅雄黄　醋制蛇含石各 15g　共研细末。

功用：蚀恶肉、化疮腐。用于一切恶疮顽肉死腐不脱者，以及千日疮、鸡眼、痔瘘等证。

用法：将药粉掺入患处，或黏附在纸线上，插入疮中。

**千捶膏**（经验方）

组成：蓖麻子肉 150g　嫩松香粉 300g（在冬令制后研末）　轻粉 30g（水飞）　　铅丹 60g　银珠 60g　茶油 40g（冬天需改为 75g）　　须在大伏天配制、先将蓖麻子肉入石臼中捣烂，再缓入松香末，俟打匀后，再缓入轻粉、铅丹、银珠，最后加入茶油，捣数千捶成膏。

功用：有消肿止痛，提脓祛腐之功。用于一切阳证，如痈、有头疽、疖、疔等。

用法：隔水炖烊，摊于纸上，盖贴患处。

【附】**千捶膏简易制法**

处方：上方去茶油，嫩松香（不需研末）增为 360g，蓖麻子再改为蓖麻子油 90g。

制法：先将蓖麻子油和嫩松香一并入砂锅内，炖烊后，离火，以木棒不断搅匀，约 5 分钟，稍冷，再缓入银珠、铅丹，搅匀，最后缓入轻粉，搅匀成膏，用文火保温，摊于纸上，当时一次摊好备用。

**小升丹** 见升丹附方。

**小金片**（经验方）

组成：马钱子（制）216g 地龙234g 全蝎117g 制附子234g 姜半夏225g 五灵脂225g 制没药117g 制乳香126g 共研末和匀，加辅料（黏合剂）轧制成片，每片含生药量0.3g。

功用：破瘀通络，祛痰化湿，消肿止痛。用于流痰、瘰疬、瘿、附睾结核、肿瘤等疾病。

用法：成人每天2次，每次4片，温开水送下。儿童减半，孕妇忌服。

**小金丹**（《外科全生集》）

组成：白胶香45g 草乌头45g 五灵脂45g 地龙45g 马钱子（制）45g 乳香（去油）22.5g 没药（去油）22.5g 当归身22.5g 麝香9g 墨炭3.6g 各研细末，用糯米粉和糊打数千锤，待融和后，为丸，如芡实大，每料约250粒左右。

功用：破瘀通络，祛痰化湿，消肿止痛。用于流痰、瘰疬、瘿、附睾结核、肿瘤等疾病。

用法：每次1粒，每天2次，陈酒送下。孕妇忌服。

**马勃膏**（经验方）

组成：马勃20g 凡士林80g 马勃研末高压消毒后，用凡士林调成油膏。

功用：生肌收口。

用法：敷贴患部。

# 四　画

**开郁种子汤**（《辨证录》）

组成：香附 白芍药 当归 牡丹皮 陈皮 白术 茯苓 天花粉

功用：疏肝健脾，开郁种子。用于肝气郁结所致男女不育症。

用法：水煎服，连用1月。

**开郁散**（《洞天奥旨》）

组成：柴胡 当归 白芍药 白术 茯苓 香附 郁金 天葵草 全蝎 白芥子 炙甘草

功用：疏肝解郁，化痰散结。用于治疗乳癖、乳痨、乳癌等。

用法：水煎服。

**木萸散**（经验方）

组成：木瓜 吴萸 防风 全蝎 蝉衣 僵蚕 天麻 胆南星 藁本 桂枝 蒺藜 朱砂 雄黄 猪胆汁

功用：祛风化痰，清热排毒。用于破伤风。

用法：水煎服。

**五五丹**（经验方）

组成：煅石膏 升药各15g 共研细末。

功用：提脓祛腐。用于流痰、附骨疽、瘰疬等证，溃后腐肉难脱，脓水不尽者。

用法：掺于疮口中，或用药线蘸药插入，外盖膏药或油膏，每天换药1~2次。

**五虎丹**（陈协吉方）

组成：黄升丹75g 轻粉 川黄连（先研极细）各30g 煅石膏180g 冰片15g 共研细末。

功用：提脓祛腐，生肌敛疮。

用法：外用掺于疮口。

**五皮散**（《中藏经》）

组成：生姜皮　桑白皮　大腹皮　陈皮　茯苓皮　各等份

功用：利湿消肿，理气健脾。

用法：水煎服，或制成粗末，煮散，每次 9g。

**五虎追风散**（《晋南史全恩家传方》）

组成：蝉衣　胆南星　天麻　全蝎　僵蚕　共研细末。

功用：祛风镇痉。用于破伤风。

用法：每次 3~6g，每天 2~3 次，也可水煎服。

**五神汤**（《外科真诠》）

组成：茯苓　金银花　牛膝　车前子　紫花地丁

功用：清热利湿。用于委中毒、附骨疽、痔、肛周脓肿等由湿热凝结而成者。

用法：水煎服。

**太乙膏**（《外科正宗》）

组成：玄参　白芷　当归身　肉桂　赤芍药　大黄　生地黄　土木鳖各 60g　阿魏 9g　轻粉 12g　柳槐枝各 100 段　血余炭 30g　铅丹 1200g　乳香 15g　没药 9g　麻油 2500g　除铅丹外，将余药入油中，熬至药枯，滤去渣滓，再加入铅丹，充分搅匀成膏。

功用：消肿清火，解毒生肌。用于一切疮疡已溃或未溃者。

用法：隔火炖烊，摊于纸上，随疮口大小敷贴患处。

**少腹逐瘀汤**（《医林改错》）

组成：小茴香 1.5g　干姜 3g　延胡索 3g　当归 9g　川芎 3g　官桂 3g　赤芍药 6g　蒲黄 9g　五灵脂 6g

功用：活血祛瘀，温经止痛。

用法：水煎服。

**内消瘰疬丸**（《疡医大全》）

组成：夏枯草 240g　玄参 150g　青盐 150g　海藻　贝母　薄荷　花粉　海蛤粉　白蔹　连翘　熟大黄　生甘草　生地黄　桔梗　枳壳　当归　硝石各 30g　共研细末，酒糊为丸。

功用：化痰，消坚，止痛。用于瘰疬。

用法：每次 9g，温开水送下。

**牛蒡解肌汤**（《疡科心得集》）

组成：牛蒡子　薄荷　荆芥　连翘　山栀子　牡丹皮　石斛　玄参　夏枯草

功用：祛风清热，化痰消肿。治头面颈项痈毒，因风火痰热所致者。

用法：水煎服。

**升丹**（《医宗金鉴》）

组成：水银 30g　火硝 120g　白矾 30g　雄黄、朱砂各 15g　皂矾 18g　用升华方法制成，它的纯粹成分是氧化汞。《医宗金鉴》、《疡医大全》、《外科真诠》等书所用升丹的组成大致相同。现在一般采用小升丹，附方于后。先将白矾、皂矾及火硝研碎，入大铜杓内，加火酒一小杯燉化，一干即起研细。另外将水银、朱砂及雄黄共研细末，以不见水银星为度，再入硝矾一起研匀。取阳城罐用纸筋泥搪一指厚，阴干，不使生裂纹，搪泥罐子泥也可用，如有裂纹，以罐子泥补之，无裂纹方可入前药。罐口以铁油盏盖定，加铁梁盏，上下用铁丝扎紧，用棉纸蘸蜜，塞罐口缝间，外用煅石膏细末调醋封固，加炭火使盏热固定，置罐于铁架上，用木炭火煅炼 3 柱香（约 3 小时）。第 1 柱香宜用底火（就是火焰限于罐底），如火大则汞先飞上。第 2 柱香，宜用大半罐火，以毛笔沾冷水时时刷擦铁盏。第 3 柱香，使火陷平罐口，用毛笔沾冷水时时刷擦，勿使盏干。在升炼时可预以盐卤汁调罐子稀泥，用毛笔蘸泥水，糊刷罐口周围，勿使泄气。如罐上有绿烟喷出，是汞外走现象。3 柱香尽，去火冷定，开看盏上有红色或黄色升丹，约 18g 重，刮下，研末极细，装罐备用。

功用：提脓去腐。

用法：掺疮口中，也可用药线蘸药插入，一般用煅石膏稀释成九一丹、八二丹、七三丹、五五丹应用。

【附】小升丹（三仙丹）

组成：水银 30g　白矾 24g　火硝 21g

功用：同升丹，力较逊。

用法：同升丹。

**化坚二陈丸**（《医宗金鉴》）

组成：陈皮、半夏各 30g　白茯苓 45g　生甘草、川黄连各 10g　炒白僵蚕 60g　共研细末，荷叶煎汤泛为丸，如梧子大。

功用：化痰散结。用于体表各种痰核。

用法：每次 6g，每天 3 次，白开水送下。

**化斑解毒汤**（《医宗金鉴》）

组成：升麻　石膏　连翘（去心）　牛蒡子（研炒）　人中黄　黄连　知母　玄参

功用：清热解毒。用于内发丹毒。

用法：加用竹叶 20 片，水煎服。

**丹栀逍遥散**（《内科摘要》）

组成：逍遥散加丹皮、栀子各 3g。

功用：疏肝健脾，和血调经。用于肝脾血虚，化火生热者。

用法：水煎服。

**乌梅丸**（《伤寒论》）

组成：乌梅 9g　细辛 6g　干姜 10g　当归 4g　制附子 6g　蜀椒 4g　桂枝 6g　黄柏 6g　黄连 16g　人参 6g　按上比例配伍，乌梅用醋浸一宿打烂，余药分研和匀，和入梅肉打匀，蜜丸。

功用：安蛔。治胆道蛔虫症、蛔虫性肠梗阻等。

用法：每服 9g，空腹白汤下，每日 1～3 次。亦可以常用量作汤剂煎服。

**六一散**（《伤寒标本》）

组成：滑石 60g　甘草 10g

功用：清暑利湿。

用法：每次 9g，或入汤剂包煎。

**六应丸**（《经验方》）

组成：珍珠 10g　牛黄 15g　蟾酥 10g　腰黄 20g　冰片 5g　公丁香 40g　共研细末，泛芥子大丸。

功用：解毒，消炎，退肿，止痛。用于乳蛾、疔、痈、疮疡、咽喉炎症以及虫咬等。

用法：成人每次 10 粒，儿童每次 5 粒，婴儿每次 2 粒，每天 3 次。外用不拘多少，以冷开水或醋调敷患处。

**六味地黄丸**（《小儿药证直诀》）

组成：熟地黄 250g　山萸肉、干山药各 120g　丹皮、白茯苓、泽泻各 90g　上药为末，糊丸如梧桐子大。

功用：补肾水，降虚火。

用法：每天 9g，淡盐汤送下，或水煎服。

**六神丸**

组成略。

功用：内服有解毒消肿之功。用于痈疽、疔疮、流注、无名肿毒、时邪疫毒、白喉、喉风、喉痛、乳蛾等。外敷有退肿止痛之功。但不能过多，因刺激表皮，有腐蚀之弊。

用法：每次 10 粒。温开水送下，每天 3 次；儿童减半；婴儿服 1/3。孕妇忌服。外用以开水或陈酒烊化，敷患处。

**双柏散**（经验方）

组成：侧柏叶 60g　大黄 60g　黄柏 30g　薄荷 30g　泽兰 30g　共研细末。

功用：活血祛瘀，消肿止痛。用于疮疡初起红肿热痛，腹腔炎症包块，静脉炎等。

用法：水、蜜调制外敷。

# 五　画

**玉真散**（《外科正宗》）

组成：天南星　白芷　防风　羌活　天麻　白附子各等量共研细末。

功用：祛风镇痉。用于破伤风。

用法：每次 3~6g，热酒调服，亦可煎服。

**玉露散**（经验方）

组成：芙蓉叶　研成极细末。

功用：凉血清热退肿。用于疮疡阳证。

用法：可用麻油、菊花露、银花露或凡士林调敷患处。

【附】玉露油膏

凡士林 8/10，玉露散 2/10，调匀成膏。

**平胬丹**（《外科诊疗学》）

组成：乌梅肉（煅存性）、月石各 4.5g　轻粉 1.5g　冰片 0.9g　研极细末。

功用：腐蚀平胬。用于疮病有胬肉突出，障碍排脓者，用之可使胬肉平复。

用法：掺疮口上，外盖膏药。

**左归丸**（《景岳全书》）

组成：熟地黄 8 份　淮山药 4 份　山萸肉 4 份　枸杞子 4 份　菟丝子 4 份　鹿角胶 4 份　龟板胶 4 份　牛膝 3 份　上药按比例称足，共为细末，炼蜜变为丸。

功用：滋补肾阴。用于疮疡、皮肤病属肾阴不足者。

用法：每天 1~2 次，每次 6g，或水煎服。

**右归丸**（《景岳全书》）

组成：熟地黄 8 份　淮山药 4 份　山萸肉 3 份　枸杞子 4 份　菟丝子 4 份　杜仲 4 份　鹿角胶 4 份　当归 3 份　附子 2~6 份　肉桂 2~4 份　上药按比例称足，共为细末，炼蜜为丸。

功用：补益肾阳。用于疮疡、皮肤病属肾阳不足者。

用法：每天 1~2 次，每次 9g，也可水煎服。

**右归饮**（《景岳全书》）

组成：熟地黄 6~30g　山药 6g　山茱萸 3g　枸杞子 6g　甘草 6g　杜仲 6g　肉桂 6g　制附子 9g

功用：温肾填精。用于肾阳不足证。

用法：水煎服。

**龙胆泻肝汤**（《兰室秘藏》）

组成：龙胆草　栀子　黄芩　柴胡　生地黄　泽泻　当归　车前子　木通　甘草

功用：泻肝胆湿热实火。用于丹毒、乳发、乳头破碎、阴肿、囊痈及急腹症里热证者。

用法：水煎服。

**四七汤**（《和剂局方》）

组成：半夏　茯苓　苏叶　厚朴　生姜　大枣

功用：行气化痰。

用法：水煎服。

**四君子汤**（《和剂局方》）

组成：人参　茯苓　白术　炙甘草

功用：补元气，益脾胃。用于疮疡中气虚弱、脾失运化者。

用法：水煎服。

**四妙勇安汤**（《验方新编》）

组成：玄参　当归　金银花　甘草

功用：和营止痛，清热解毒。用于热毒型血栓闭塞性脉管炎。

用法：水煎服。

**四苓散**（即《伤寒论》五苓散去桂枝）

组成：白茯苓　泽泻　猪苓　白术

功用：利水渗湿。用于疮疡湿邪内蕴，小便不利者。

用法：水煎服。

**四物汤**（《和剂局方》）

组成：熟地黄　当归身　白芍药　川芎

功用：养血补血。用于疮疡血虚之证。

用法：水煎服。

**四逆加人参汤**（《伤寒论》）

组成：甘草　干姜　附子　人参

功用：温阳益气

用法：水煎服。

**四逆汤**（《伤寒论》）

组成：附子　干姜　甘草

功用：回阳救逆，温中止泻。用于阴寒内盛、阳气衰微、四肢逆冷、下利清谷或出冷汗、脉沉微细欲绝者。

用法：每天1剂，水煎取汁，分2次服。

**四海舒郁丸**（《疡医大全》）

组成：青木香、陈皮、海蛤粉各6g　海藻、海带、昆布、海螵蛸各60g　共研细末为丸。

功用：理气解郁，软坚消肿。用于气瘿。

用法：每天1~2次，每次9g，水、酒送下均可。

**四黄散、膏**（经验方）

组成：黄连　黄柏　黄芩　大黄　乳香　没药各等量，共研细末为散剂，或以散剂加凡士林调为膏。

功用：清热解毒，活血消肿。用于阳证疮疡。

用法：散剂：水或银花露调敷患处。

膏剂：将油膏摊纱布上敷患处。

**代抵当汤**（《证治准绳》）

组成：大黄　当归尾　生地黄　炮穿山甲　芒硝　桃仁　肉桂

功用：攻逐瘀血。用于膀胱蓄血引起的癃闭。

用法：水煎服。

**仙方活命饮**（《医宗金鉴》）

组成：穿山甲　皂角刺　当归尾　甘草　金银花　赤芍药　乳香　没药　天花粉　陈皮　防风　贝母　白芷

功用：消肿散结，活血祛瘀。用于痈疽肿疡、腹腔炎症包块等。

用法：水煎服。

**瓜蒌牛蒡汤**（《医宗金鉴》）

组成：瓜蒌　牛蒡子　天花粉　黄芩　陈皮　生栀子　皂角刺　金银花　青皮　柴胡　甘草　连翘

功用：清肝经邪热。用于乳痈初起。

用法：水煎服。

**白玉膏**（经验方）（即生肌白玉膏）

组成：煅石膏9份　制炉甘石1份　煅石膏研粉，加入制炉甘石粉和匀，以麻油少许调成膏，再加凡士林使成70%的软膏。

功用：润肤生肌收敛。用于溃疡腐肉已尽，疮口不敛者。

用法：将膏少许匀涂纱布上外敷，并可掺其他药粉于药膏上，效果更佳。

**生肌玉红膏**（《外科正宗》）

组成：当归60g　白芷15g　白蜡60g　轻粉12g　甘草36g　紫草6g　血竭12g　麻油500ml　将当归、白芷、紫草、甘草四味，入油内浸3天，大杓内慢火熬微枯、细绢滤清，复入杓内煎滚，入血竭化尽，次入白蜡，微火化开。用茶盅4个，预炖水中，将膏分作四处，倾入盅内，候片时，下研细轻粉，每盅3g搅匀。

功用：活血祛瘀，解毒镇痛，润肤生肌。用于疮疡溃后脓水将尽、烫伤、肉芽生长缓慢者。

用法：将膏匀涂纱布上，敷贴患处，并依溃疡局部情况，可掺提脓祛腐药于膏上同用，效果更佳。

**生肌散**（经验方）

组成：制炉甘石15g　钟乳石9g　滑石30g　血珀9g　朱砂3g　冰片0.3g　研极细末。

功用：生肌收口。用于痈疽溃后、脓水将尽者。

用法：掺疮面上，外盖膏药或药膏。

**生脉散**（《内外伤辨惑论》）

组成：孩儿参　麦冬　五味子

功用：益气养阴。用于疮疡、烧伤、皮肤病、前列腺肥大气阴两虚者。

用法：水煎服。

**白降丹**（《医宗金鉴》）

组成：朱砂、雄黄各6g　水银30g　硼砂15g　火硝、食盐、白矾、皂矾各45g　先将雄黄、白矾、火硝、明矾、食盐、朱砂研匀，入瓦罐中，微火使其烊化，再和入水银调匀，待其干涸。然后用瓦盆一只，盆下有水，即以盛干涸药料的瓦罐覆置盆中，四周以赤石脂和盐卤层层封固，再以炭火置于倒覆的瓦罐上，如有空隙漏气处，急用赤石脂盐卤加封，约过 3 柱香（约 3 小时）即成。火冷定后开看，盆中即有白色晶片的药物。

功用：腐蚀，平胬。用于溃疡脓腐难去，或已成瘘管，肿疡成脓不能自溃；疣、痔、瘰疬等证，外敷消散药物效果不显著者。

用法：疮大者用 0.15～0.18g，小者 0.03～0.06g，以清水调涂疮头上；亦可和米糊为条，插入疮口中，外盖膏药。

**加味五苓散**（《类证治裁》）

组成：猪苓、茯苓、白术各 30g　泽泻 24g　茴香 12g　肉桂 5g　共研粗末。

功用：温阳化气利水。用于水疝。

用法：每次 12g，加盐 2g，每天 3 次，水煎服。

# 六　画

**地黄饮子**（《宣明论》）

组成：地黄　巴戟天　山茱萸　肉苁蓉　肉桂　附子　茯苓　远志　菖蒲　麦冬　五味子　石斛　薄荷　生姜　大枣

功用：补肾精，开心窍。

用法：水煎服。

**芋艿丸**（经验方）

组成：香梗芋艿（拣大者），不拘多少。将芋艿切片晒干，研细末，用陈海蜇（漂淡）、大荸荠煎汤泛丸。

功用：消痰软坚，化毒生肌。用于瘰疬。

用法：每次 9g，陈海蜇、荸荠煎汤送下。或白汤下。

**至宝丹**（《和剂局方》）

组成：人参 30g　朱砂 30g　麝香 3g　制南星 15g　水牛角 30g　玳瑁 30g　冰片 3g　牛黄 15g　琥珀 30g　雄黄 30g　（原方还有安息香、金箔、银箔三两，而无人参、天竺黄、制南星）研细末，和匀，加炼蜜 20%～30% 为丸。每料成丸 240 粒。

功用：开窍镇痉。用于卒中昏迷，内闭外脱；或疔疮走黄，疮疡内陷症候。也可用于小儿惊厥属痰热内闭者。

用法：日服 1～2 丸，用凉开水化服，分 2 次服。

**托里消毒散**（《医宗金鉴》）

组成：人参　川芎　当归　白芍药　白术　金银花　茯苓　白芷　皂角刺　甘草　桔梗　黄芪

功用：补益气血，托毒消肿。治疮疡体虚邪盛，脓毒不易外达者。

用法：水煎服。

**当归补血汤**（《内外伤辨惑论》）

组成：黄芪 30g　当归（酒炒）6g

功用：补气生血。用于大失血后，面色萎黄、神倦乏力或有低热、脉虚无力，疮疡溃后脓血过多等各种血虚证。阴虚火旺者忌用。

用法：水煎服。

**回阳玉龙膏**（《外科正宗》）

组成：草乌、干姜各90g　赤芍药、白芷、南星各30g　肉桂15g　研细末。

功用：温经活血，散寒化痰。用于疮疡阴证。

用法：热酒调敷，也可掺于膏药内贴之。

【附】回阳玉龙油膏

凡士林8/10，回阳玉龙散2/10，调匀成膏。

**竹叶石膏汤**（《伤寒论》）

组成：竹叶15g　石膏30g　半夏9g　麦冬15g　人参5g　甘草3g　粳米15g

功用：清热生津，益气和胃。

用法：水煎服。

**竹叶黄芪汤**（《医宗金鉴》）

组成：人参　黄芪　石膏（煅）　半夏（炙）　麦门冬　白芍药　川芎　当归　黄芩　生地黄　甘草　竹叶　生姜　灯心

功用：滋阴生津清热。用于有头疽属阴液不足，热甚口渴者。

用法：水煎服。

**先天大造丸**（《医宗金鉴》）

组成：人参、白术（土炒）、当归身、白茯苓、菟丝子、枸杞子、黄精、牛膝各60g　补骨脂（炒）、骨碎补（去毛微炒）、巴戟肉、远志（去心）各30g　广木香、青盐各15g　丁香9g　以上共研细末，熟地12g酒煮捣膏，仙茅浸去赤汁，蒸熟去皮，捣膏；何首乌去皮，黑豆同煮，去皮捣膏；胶枣肉捣膏；肉苁蓉去鳞并内膜，酒浸捣膏；各60g。紫河车1具白酒煮烂，捣膏。将药末与膏共合一处，炼蜜为梧子大丸。

功用：补气血，壮筋骨。用于流痰溃后脓稀难敛、气血两亏者。

用法：每天70丸，空腹温酒或开水送下。

**血府逐瘀汤**（《医林改错》）

组成：当归　生地黄　桃仁　红花　枳壳　赤芍药　柴胡　甘草　桔梗　川芎　牛膝

功用：活血祛瘀，通络止痛。用于脱疽、急腹症血瘀者。

用法：水煎服。

**冲和膏**（《外科正宗》）

组成：紫荆皮（炒）150g　独活90g　赤芍药60g　白芷30g　石菖蒲45g　研细末。

功用：疏风消肿，活血祛寒。用于疮疡阴阳不和、冷热相凝者。

用法：葱汁、陈酒调敷。

【附】冲和油膏

用凡士林8/10，冲和散2/10，凋匀成膏。

用法：摊纱布上，敷患处。

**安宫牛黄丸**（《温病条辨》）

组成：牛黄、郁金、水牛角、黄芩、黄连、栀子、雄黄、朱砂各30g　冰片、麝香各7.5g　珍珠粉15g　研极细末，炼蜜和丸，每丸3g，金箔为衣，以蜡护之。

功用：清心解毒，宣窍安神。用于疗疮走黄及疮疡神昏谵语、狂躁痉厥之热盛者。

用法：每服1丸，脉虚者，人参汤送下；脉实者，银花薄荷汤送下。病重、体实者，每天3次。

**羊睾丸汤**（《男性病治疗》）

组成：阳起石　淫羊藿　巴戟天　葫芦巴　炙黄芪　党参　茯神　生酸枣仁　紫石英

炒白术　广木香　广陈皮　炙甘草　羊睾丸为引

　　功用：温肾补阳，可用于肾阳不足的不育或性功能障碍。

　　用法：水煎服。

　　**导赤散**（《小儿药证直诀》）

　　组成：木通　生地　生甘草　竹叶

　　功用：清热利水。用于湿热型前列腺肥大。

　　用法：水煎服。

　　**阳和汤**（《外科全生集》）

　　组成：熟地黄　白芥子　炮姜炭　麻黄　甘草　肉桂　鹿角胶（烊化冲服）

　　功用：温阳通脉，散寒化痰。用于流痰、附骨疽和脱疽的虚寒型。

　　用法：水煎服。

　　**阳和解凝膏**（《外科全生集》）

　　组成：鲜牛蒡子根叶梗 1500g　鲜白凤仙梗 120g　川芎 120g　川附子、桂枝、大黄、当归、肉桂、草乌头、地龙、僵蚕、赤芍药、白芷、白蔹、白及、乳香、没药各 60g　续断、防风、荆芥、五灵脂、木香、香橼、陈皮各 60g　苏合油 120g　麝香 30g　菜油 5000g　白凤仙熬枯去渣，次日除乳香、没药、麝香、苏合油外，余药俱入锅煎枯，去渣滤净，秤准份量，每 500g 油加黄丹（烘透）210g，熬至滴水成珠，不黏指为度，撒下锅来，将乳、没、麝、苏合油加入搅和，半月后可用。

　　功用：温经和阳，行气活血，祛风散寒，化痰通络。用于疮疡阴证、乳癖等。

　　用法：置铜杓中，加热烊化，摊布上，贴患处。

　　**阳和通脉汤**（《中医入门旨要》）

　　组成：炮附子　桂枝　麻黄　丹参　鸡血藤　川牛膝　红花　地龙　当归　赤药药　炮甲珠　甘草

　　功用：温经散寒，活血通脉。

　　用法：水煎服。

　　**阳毒内消散**（《药蔹启秘》）

　　组成：麝香、冰片各 6g　白及、南星、姜黄、炒甲片、樟脑各 12g　轻粉、胆矾各 9g　铜绿 12g　青黛 6g　研极细末。

　　功用：活血、止痛、消肿、化痰、解毒。用于一切阴阳证肿疡。

　　用法：掺膏药上敷贴。

　　**阴毒内消散**（《药蔹启秘》）

　　组成：麝香 3g　轻粉 9g　丁香 6g　樟脑 12g　腰黄 9g　良姜 6g　肉桂 3g　川乌头 9g　炒穿山甲片 9g　胡椒 3g　制乳没各 6g　阿魏（瓦上炒去油）9g　牙皂 6g　研极细末。

　　功用：温经散寒，消坚化痰。用于一切阴证肿疡。

　　用法：掺膏药上敷贴。

　　**防风通圣散**（《宣明论方》）

　　组成：防风、荆芥、连翘、麻黄、薄荷、川芎、当归、白芍药（炒）、白术、山栀子、大黄（酒蒸）、芒硝各 15g　石膏、黄芩、桔梗各 30g　甘草 6g　滑石 90g　共研细末。

　　功用：解表通里，疏风清热，化湿解毒。用于疮疡肿毒、肠风痔瘘、瘾疹等。

　　用法：每次 6～12g，每天 2～3 次；也可水煎服。

　　**红藤煎**（经验方）

组成：红藤　紫花地丁　乳香　没药　连翘　大黄　元胡　丹皮　甘草　金银花

功用：通腑泻热，行瘀止痛。治疗急性阑尾炎。

用法：水煎服。

### 红灵丹（经验方）

组成：雄黄18g　乳香18g　煅月石30g　青礞石9g　没药18g　冰片9g　火硝18g　朱砂60g　麝香3g　除冰片、麝香外，共研细末，最后加冰片及麝香，瓶装封固备用。

功用：活血止痛，消坚化痰，用于痈疽未溃及初、中期阴茎癌。

用法：掺膏药或油膏上。敷贴患处。

【附】红灵丹油膏

组成：红灵丹45g　凡士林300g　先将凡士林熔化冷却，再将药粉徐徐调入，和匀成膏。

功用：活血止痛，消坚化痰。用于痈疽未溃及初、中期阴茎癌。

用法：将油膏涂于纱布上贴之，每天换药1次。

### 红灵酒（经验方）

组成：当归60g　红花30g　川椒30g　樟脑15g　肉桂60g　细辛15g　干姜30g　取95%乙醇1000ml，浸泡7天去渣备用。

功用：活血、消肿、止痛。用于脱疽、冻疮等。

用法：外涂患处或蘸药揉擦。

### 红油膏（经验方）

组成：凡士林300g　九一丹30g　铅丹4.5g　先将凡士林烊化，然后徐徐将两丹调入，和匀成膏。

功用：有防腐生肌作用。用于溃疡不敛，以及烫伤、创伤等创面较大者。

用法：将药膏匀涂纱布上，敷贴患处。

【附】红油膏纱布

组成：将纱布剪成6cm×12cm大小，约20～30块左右，用红油膏60～90g。共同放置于铝质饭盒内，经高压蒸气消毒备用。

功用：同红油膏。

用法：按疮面大小，剪贴患处。

# 七　画

### 芩连二母汤（《医宗金鉴》）

组成：黄芩、黄连、知母、贝母（去心）、当归（酒炒）、羚羊角、生地黄、熟地黄、蒲黄、地骨皮、川芎各30g　生甘草15g　共为细末，侧柏叶煎汤。面糊为丸，如梧桐子大。

功用：抑火滋阴，养血凉血，安敛心神，调和血脉。用于血瘤。

用法：每次70丸，灯心煎汤送下。

### 苍附导痰丸（《广嗣纪要》）

组成：苍术　香附　陈皮　南星　枳壳　半夏　川芎　滑石　白茯苓　神曲　上十味，共末，姜汁浸蒸饼为丸，梧桐子大。

功用：行湿燥痰。用于肥人无子者。

用法：淡姜汤送下。

### 补中益气汤（《东垣十书》）

组成：黄芪3g　人参0.9g　炙甘草1.5g　当归身、橘皮、升麻、柴胡各0.6g　白术0.9g

功用：补中益气。用于疮疡元气亏损，肢体倦怠，饮食少思。

用法：水煎服。

**附子理中汤**（《三因方》）

组成：附子　人参　干姜　白术　炙甘草

功用：温补脾肾。用于疮疡及附睾结核脾肾阳虚、神疲纳呆、便泄肢冷者。

用法：水煎服。

**附桂八味丸**（《金匮要略》）

组成：熟地黄　山萸肉　山药　牡丹皮　白茯苓　泽泻　附子　肉桂　诸药为末，糊丸如梧桐子大。

功用：温补脾肾。用于命门火衰，脾肾两虚证。

用法：每天9g，淡盐汤送下，或水煎服。

# 八　画

**青敷膏**（又称马氏青敷药《中药成方手册》）

组成：大黄　姜黄　黄柏　白及　白芷　赤芍药　天花粉　青黛　生甘草　上药共研细末。

功用：清热解毒。用于肿疡未溃，或疔疮痈疖初起者。

用法：凡士林调膏外敷，日1次。

**青吹口散**（经验方）

组成：煅石膏9g　煅人中白9g　青黛3g　薄荷0.9g　黄柏2.1g　川黄连1.5g　煅月石18g　冰片3g　先将煅石膏、煅人中白、青黛各研细末，和匀，水飞（研至无声为度），晒干，再研细，将其余5味各研细后和匀，用瓶装，封固不出气。

功用：清热、解毒、止痛。用于乳头破碎、口腔炎等。

用法：洗漱净口腔，用药管吹于患处，或搽患处。

【附】**青吹口散油膏**

组成：青吹口散6g　凡士林30g　先将凡士林烊化冷却，再将散徐徐调入，和匀成膏。

功用：同青吹口散。

用法：将油膏涂于纱布上贴之，每天换药2~3次。

**青蒿鳖甲汤**（《温病条辨》）

组成：青蒿　鳖甲　生地黄　知母　牡丹皮

功用：养阴清热。用于疮疡、肛瘘、肛周脓肿、急腹症等属于阴虚内热者。

用法：水煎服。

**虎挣散**（经验方）

组成：马钱子50g　穿山甲、川附子各60g　马钱子用清水浸15天，夏季每隔1天换水1次，冬季用温水浸之，换水1次，刮净皮毛，切成0.3cm厚细条，投香油锅中，煎至油沫净，再煎数滚，透心黄脆，再放入黄土内，炒拌至土粉有油气，入筛内，筛去上油，再换土粉炒，如是3次，油净，取出，将马钱子研细。穿山甲以沙土炒松脆，研细。川附子用水浸3天，每天换水1次，晒干，再研细。以上三味合研细末。

功用：通经络，和营卫，健脾胃，消肿止痛。用于附骨疽、流痰。

用法：根据年龄病情和体质用药。成人0.3~0.6g，饭后1小时，黄酒送服。虚弱者酌减。孕妇忌服。

**知柏地黄丸**（《医宗金鉴》）

组成：熟地黄　山萸肉　干山药　牡丹皮　白茯苓　泽泻　知母　黄柏　上药为末，炼蜜为丸。

功用：养阴清热，泻火利湿。

用法：每天服 9g，淡盐汤送下或水煎服。

**金黄散**（《医宗金鉴》）

组成：大黄　黄柏　姜黄　白芷各 2500g　南星、陈皮、苍术、厚朴、甘草各 1000g　天花粉 5000g　共研细末。

功用：清热除湿，散瘀化痰，止痛消肿。用于疮疡阳证。

用法：可用葱捣汁、酒、油、蜜、菊花露、银花露、丝瓜叶等捣汁调敷。

【附】金黄油膏

凡士林 8/10，金黄散 2/10，调匀成膏。

功用：同金黄散。

用法：纱布摊敷患处。

**金匮肾气丸**（《金匮要略》）

组成：熟地黄　山药　山萸肉　牡丹皮　茯苓　泽泻　附子　肉桂　共研细末，糊丸如梧桐子大。

功用：温补脾肾。用于命门火衰，脾肾两虚证。

用法：每天 9g，淡盐汤送下或水煎服。

**金锁固金丸**（《医方集解》）

组成：沙苑蒺藜、芡实各 60g　炙龙骨、煅牡蛎各 30g　共研细末，莲肉煮粉为丸。

功用：固肾涩精。用于肾虚遗精、白浊。

用法：每次 10g，每天 2~3 次，空腹淡盐汤送下。

**泻热汤**（《外科全生集》）

组成：黄连　黄芩　连翘　当归尾　木通　生甘草

功用：苦寒泄热。用于脱囊阴囊破烂属热盛毒盛者。

用法：水煎服。

**浅静脉炎洗剂**（《中医外科心得集》）

组成：苏木　红花　金银花　蒲公英　芒硝　当归　葱胡　桑枝　乳香　没药

功用：清热、活血、通络。

用法：水煎外洗。

**参苓白术散**（《和剂局方》）

组成：党参　茯苓　白术　山药　炙甘草　扁豆　莲子肉　薏苡仁　桔梗　砂仁

功用：健脾渗湿。用于脾虚型湿疹、脓疱疮等。

用法：水煎服。

**参附汤**（《世医得效方》）

组成：党参　熟附子

功用：回阳救逆。用于休克阳气将脱，四肢厥冷，气短呃逆，喘满汗出，脉微细者。

用法：水煎服。

# 九　画

**珍珠散**（经验方）

组成：煅白石脂 9g　石决明 75g　煅龙骨 15g　煅石膏 60g　麝香 1.5g　冰片、煅珍珠各 3g　共研极细末，装瓶备用。

功用：生肌收敛。用于痈疽溃后久不收口者。

用法：撒于疮面，外贴膏药。

**荆防败毒散**（《摄生众妙方》）

组成：防风　柴胡　前胡　荆芥　羌活　独活　枳壳　炒桔梗　茯苓　川芎　甘草　薄荷

功用：疏风散寒。用于疮疡初起有表证者。

用法：水煎服。

**茵陈蒿汤**（《伤寒论》）

组成：茵陈蒿　山栀子　大黄

功用：清利湿热。用于急性胆囊炎、胆石症等。

用法：水煎服。

**枸橘汤**（《外科全生集》）

组成：枸橘　川楝子　秦艽　陈皮　防风　泽泻　赤芍药　甘草

功用：疏肝理气，化湿清热。治子痈睾丸肿痛。

用法：水煎服。

**咬头膏**（经验方）

组成：铜绿、松香、乳香、没药、生木鳖、蓖麻子（去尖）、杏仁各 3g　巴豆 6g　白砒 0.3g　捣成膏，为丸如绿豆大。

功用：有腐蚀之功。用于疮疡已成脓而不能自破者。

用法：每次一粒，放于膏药上，贴于疮疡中心。

**香砂六君子汤**（《时方歌括》）

组成：人参　茯苓　白术　炙甘草　制半夏　陈皮　木香　砂仁

功用：健脾理气。用于脾胃气虚，寒湿阻滞中焦，症见脘腹胀痛、嗳气纳呆、呕吐、泄泻等。

用法：水煎服。

**活血止痛散**（经验方）

组成：透骨草　川楝子　当归　片姜黄　乳香　威灵仙　川牛膝　羌活　白芷　苏木　五加皮　红花　土茯苓　川椒

功用：舒筋活血，消肿止痛。用于股肿。

用法：水煎熏洗患处。

**活血化坚汤**（《外科正宗》）

组成：防风　赤芍药　当归尾　天花粉　金银花　贝母　川芎　皂角刺　桔梗　僵蚕　厚朴　五灵脂　陈皮　甘草　乳香　白芷

功用：活血祛瘀，化坚消肿。用于妇科病及痰核等肿病初起未溃脓者。

用法：水煎服。

**活血通脉汤**（经验方）

组成：当归 30g　赤芍药 90g　土茯苓 90g　桃仁 60g　金银花 30g　川芎 30g　共研细末，水泛为丸。

功用：活血化瘀，清热散结。

用法：每次 3~6g，每天 3 次，水煎服。

**活血通脉饮**（《实用中医外科学》）

组成：丹参　金银花　赤芍药　土茯苓　当归　川芎

功用：清热活血，行瘀通络。

用法：水煎服。

**活血散瘀汤**（《医宗金鉴》）

组成：当归尾　赤芍药　桃仁（去皮尖）　大黄（酒炒）　川芎　苏木　丹皮　枳壳（麸炒）　瓜蒌皮　槟榔

功用：活血逐瘀。用于瘀血流注及委中毒等证。

用法：水煎服。

**济生肾气丸**（《济生方》）

组成：熟地黄　山药　山萸肉　牡丹皮　茯苓　泽泻　附子　肉桂　车前子　川牛膝共研细末，糊丸如梧桐子大。

功用：温补肾阳，化气行水。

用法：每天9g，淡盐汤送下或水煎服。

**前列腺汤**（经验方）

组成：丹参　泽兰　赤芍药　桃仁　红花　乳香　没药　王不留行　青皮　川楝子　小茴香　白芷　败酱草　蒲公英

功用：活血化瘀，行气导滞。用于慢性前列腺炎，以瘀滞见症为主者。

用法：水煎服。

**养阴清肺汤**（《重楼玉钥》）

组成：大生地6g　麦冬5g　生甘草2g　玄参5g　贝母3g　丹皮3g　薄荷2g　炒白芍3g

功用：养阴清肺，用于石瘿。

用法：水煎服。

**神灯照法方**（《医宗金鉴》）

组成：朱砂、雄黄、血竭、没药各6g　麝香1.2g　共为细末。

功用：活血消肿，解毒止痛。用于痈疽轻证，7天前后照之，未成者自消，已成者自溃，不起发者即起发，不腐者即腐。

用法：每次0.9g，红棉纸滚药搓捻，长约20cm，麻油浸透，用时点燃烟熏患处。

**神效瓜蒌散**（《寿世保元》）

组成：瓜蒌　酒洗当归　甘草　乳香　没药

功用：活血化瘀，理气止痛。

用法：用于治疗乳痈、痈疽肿痛。

用法：水煎服。

**复元活血汤**（《医学发明》）

组成：柴胡15g　瓜蒌根、当归各9g　红花、甘草、穿山甲（炮）各6g　大黄（酒浸）30g　桃仁（酒浸）去皮尖50个（研如泥）

功用：活血化瘀通络。

用法：水煎服。

**除湿胃苓汤**（《医宗金鉴》）

组成：苍术　厚朴　陈皮　猪苓　泽泻　赤茯苓　白术　滑石　防风　山栀子　木通　肉桂　甘草　灯心

功用：清热燥湿，理气和中。用于蛇丹、湿疮等胃肠症状明显者。

用法：水煎服。

# 十　画

**桂枝加当归汤**（经验方）

组成：桂枝　白芍药　炙甘草　生姜　大枣　当归

功用：养血和营，温经通络。用于脱疽、冻疮等，营血不足，寒湿凝滞者。

用法：水煎服。

**桂麝散**（《药蔹启秘》）

组成：麻黄 15g　细辛 15g　肉桂 30g　牙皂 9g　生半夏 24g　丁香 30g　生南星 24g　麝香 1.8g　冰片 1.2g　研极细末。

功用：温化痰湿，消肿止痛。用于疮疡阴证未溃、乳癖等。

用法：掺膏药内贴之。

**桃红四物汤**（《和剂局方》）

组成：地黄　当归　芍药　川芎　桃仁　红花

功用：养血，活血，祛瘀。用于疮疡、皮肤病、脱疽之属于血瘀者。

用法：水煎服。

**桃花散**（《医宗金鉴》）

组成：　白石灰 250g　大黄片 45g　白石灰用水泼成末，与大黄片同炒，以灰变红色为度，去大黄，将石灰筛细备用。

功用：止血。用于疮口出血。

用法：掺于患处，纱布紧扎，或凉水调敷。

**夏枯草膏**（《丸散膏丹集成》）

组成：夏枯草 740g　当归、白芍药（酒炒）、玄参、乌药、浙贝母（去心）、炒僵蚕各 15g　昆布、桔梗、陈皮、川芎、甘草各 9g　酒炒香附 30g　红花 6g　上药共入砂锅内，水煎浓汁，布滤去渣，将汁复入砂锅内，文火熬浓，加白蜜 240g，再熬成膏备用。

功用：养血，软坚，化痰。用于瘰疬。

用法：每天 1~2 匙，开水冲后温服。

**顾步复脉汤**（经验方）

组成：党参　生黄芪　焦白术　当归　熟地黄　赤芍药　川芎　石斛　川牛膝　金银花

功用：益气养阴，活血通脉。

用法：水煎服。

**柴胡清肝汤**（《医宗金鉴》）

组成：　生地黄　当归　白芍药　川芎　柴胡　黄芩　山栀子　天花粉　防风　牛蒡子　连翘　甘草

功用：清肝解郁。用于痈疽疮疡，由肝火而成者。

用法：水煎服。

**柴胡疏肝散**（《景岳全书》）

组成：柴胡　白芍药　枳壳　川芎　香附　甘草　陈皮

功用：疏肝理气，行气除湿。

用法：水煎服。

**逐瘀通脉汤**（《中医入门指要》）

组成：当归　赤芍药　白芍药　川牛膝　红花　丹参　鸡血藤　炮甲珠　枳壳　木香　川芎　金银花　甘草

功用：活血行气，化瘀通络。

用法：水煎服。

**逍遥散**（《和剂局方》）

组成：柴胡　白芍药　当归　白术　茯苓　炙甘草　生姜　薄荷

功用：疏肝解郁，调和气血。用于乳癖、失荣、瘰疬等属于肝气郁结者。

用法：水煎服。

**逍遥蒌贝散**（《中医外科心得集》）

组成：柴胡　当归　白芍药　茯苓　白术　瓜蒌　贝母　半夏　南星　生牡蛎　山慈姑

功用：疏肝理气，化痰散结。用于乳癖、瘰疬、乳癌初起等。

用法：水煎服。

**凉膈散**（《和剂局方》）

组成：薄荷　连翘　栀子　竹叶　黄芩　甘草　大黄　芒硝

功用：清热通里。

用法：水煎服。

**消疬丸**（《外科真诠》）

组成：玄参　牡蛎（煅）　川贝等分　米糊为丸，如梧桐子大。

功用：软坚化痰，治阴虚火旺所致瘰疬。

用法：每次9g，温开水送下。

**消核丸**（《类证治裁》）

组成：盐水炒橘红、赤茯苓、熟大黄、连翘各30g　黄芩、山栀子各24g　半夏、玄参、牡蛎、天花粉、桔梗、瓜蒌各21g　僵蚕15g　共研末，蒸饼为丸。

功用：清热化痰，软坚消肿。用于皮肤痰核、瘰疬。

用法：每次10g，每天3次。

**海浮散**（《外科十法》）

组成：制乳香　制没药　各等量共研极细末。

功用：生肌，止痛，止血。用于疮疡溃后脓毒将尽，乳癌溃破等。

用法：将药粉掺于患处，外盖油膏。

**海藻玉壶汤**（《医宗金鉴》）

组成：海藻　陈皮　贝母　连翘　昆布　半夏（制）　青皮　独活　川芎　当归　甘草　海带

功用：化痰，消坚，开郁。用于肉瘿、石瘿。

用法：水煎，饭前后服之。

**润肺汤**（《证治准绳》）

组成：当归　甘草　生地黄　火麻仁　桃仁

功用：养血清热润肠。用于疮疡阴虚内热、肠燥便结者。

用法：水煎服。

**益胃汤**（《温病条辨》）

组成：沙参　麦门冬　细生地　玉竹　冰糖

功用：养胃益阴。用于疮疡、皮肤病属胃阴不足者。

用法：水煎服。

**调元肾气丸**（《医宗金鉴》）

组成：生地黄（酒煎捣膏）120g 山萸肉 60g 山药（炒）60g 牡丹皮 60g 白茯苓 60g 泽泻 30g 麦门冬（去心捣膏）30g 人参 30g 当归身 30g 龙骨（煅）30g 地骨皮 30g 知母 15g 黄柏（盐水炒）15g 砂仁（炒）9g 木香 9g 鹿角胶 120g 蜂蜜 120g 除鹿角胶、蜂蜜外其余各药共研细末，另用鹿角胶，老酒化调，加蜂蜜，同煎至滴水成珠，和药末为丸，如梧桐子大。

功用：补益肾气，散肿破坚。用于骨瘤。

用法：每次 80 丸，空心温酒送下。忌萝卜、酒、房事。

**桑柴火烘法**（《医宗金鉴》）

组成：新桑树根数根

功用：助阳消肿散坚，化腐生肌止痛（用于痈疽溃而不腐，新肉不生，疼痛不止者）。

用法：取桑树根劈条，长 30cm，大如指粗，将柴条一头燃后吹灭，用火向患处烘片时，火尽宜再换。每次用三四条，每天烘二三次。

**通气散坚丸**（《医宗金鉴》）

组成：人参 桔梗 川芎 当归 花粉 黄芩（酒炒） 枳实（麸炒） 陈皮 半夏（制） 白茯苓 胆星 贝母（去心） 海藻（洗） 香附 石菖蒲 甘草（生） 各 30g，研为细末，荷叶煎汤为丸，如豌豆大。

功用：宣肺调气，化痰散结。用于气瘤。

用法：每次 3~6g，饭前用灯心、生姜煎汤送下。

**透脓散**（《外科正宗》）

组成：当归 生黄芪 炒穿山甲 川芎 皂角刺

功用：透脓托毒，用于痈疽诸毒内脓已成，不易外溃者。

用法：水煎服。

**健脾通络汤**（《中医外科学》）

组成：生黄芪 党参 鸡血藤 丹参 川牛膝 炮甲珠 生薏苡仁 茯苓皮 车前子 姜皮

功用：健脾利湿，活血通络。用于深静脉炎等脾虚湿盛证。

用法：水煎服。

# 十 一 画

**梅花点舌丹**（《外科全生集》）

组成：没药、硼砂、熊胆、乳香、血竭、葶苈子、大冰片、沉香各 3g 蟾酥、麝香各 6g 破大珍珠 9g 朱砂、牛黄各 9g 各制细末，以人乳化开蟾酥，入药末和捣为 500 丸，如绿豆大，金箔为衣。

功用：清热解毒，消肿止痛。用于疔毒恶疮、无名肿毒、痈疖红肿、咽喉肿痛。

用法：每次 1 丸，和葱白打碎，酒吞，盖暖取汗，每天 3 次。或用醋化开，外敷患处。

**萆 渗湿汤**（《疡科心得集》）

组成：萆 薏苡仁 黄柏 茯苓 陈皮 泽泻 滑石 通草

功用：清利湿热。用于下肢丹毒、湿疮、药疹及足癣继发化脓性感染。

用法：水煎服。

**萆  化毒汤**(《疡科心得集》)

组成：萆  当归尾  牡丹皮  牛膝  防己  木瓜  薏苡仁  秦艽

功用：清热利湿。用于湿热所致疮疡。

用法：水煎服。

**萆  分清饮**(《医学心悟》)

组成：萆  石菖蒲  黄柏  茯苓  车前子  莲子心  白术

功用：清热化湿。用于膏淋、白浊。

用法：水煎服。

**黄芩清肺饮**(《证治准绳》)

组成：黄芩  栀子

功用：清肺泄热。用于前列腺肥大肺热者。

用法：水煎服。

**黄芪桂枝五物汤**(《伤寒论》)

组成：黄芪  芍药  桂枝  通草  炙甘草  细辛  大枣

功用：温经活血，利痹。

用法：水煎服。

**黄连膏**(《医宗金鉴》)

组成：黄连9g  当归15g  黄柏9g  生地黄30g  姜黄9g  麻油360g  黄蜡120g  上药除黄蜡外，浸入麻油内，1天后，用文火熬煎至药枯，去渣滤清，再加入黄蜡，文火徐徐收膏。

功用：润燥，清热，解毒，止痛。用于疮疡阳性者。

用法：摊纱布上，外敷疮面。

**黄柏溶液** 2%～10%（经验方）

组成：2%～10%黄柏片10～50g  硼酸1.5～7.5g  黄柏片浸于500ml蒸馏水中，经48小时，过滤，入500ml盐水瓶中，隔汤煮沸30分钟，再加无菌蒸馏水补足500ml，趁热加入硼酸，使彻底溶解，待冷。

功用：清热解毒。用于痈疽疮疡溃后，脓腐不脱、疼痛不止、疮口难敛者。

用法：将药液洗涤疮口；或以消毒纱布浸渍，作湿敷用。

**银翘散**(《温病条辨》)

组成：连翘  金银花  牛蒡子  桔梗  薄荷  鲜竹叶  荆芥  淡豆豉  生甘草  鲜芦根

功用：疏风清热。用于疮疡、皮肤病属于风热者。

用法：水煎服。

**清营汤**(《温病条辨》)

组成：犀角（用代用品水牛角磨粉冲服）  生地黄  玄参  竹叶心  金银花  连翘  黄连  丹参  麦门冬

功用：清营解毒，泄热养阴。用于有头疽、发颐、丹毒、药疹、红斑性狼疮、急腹症等热入营分、邪毒内陷者。

用法：水煎服。

**清肝芦荟丸**(《医宗金鉴》)

组成：当归60g  生地黄60g（酒浸捣膏）  白芍药60g（酒炒）  川芎60g  黄连15g  海粉15g  牙皂15g  甘草节15g  昆布15g  芦荟（酒洗）15g  共细末，神曲糊丸，如梧桐子大。

功用：清肝解郁，养血舒筋。用于筋瘤。

用法：每次 80 丸，食前后服之，白滚水下。

**清肝解郁汤**(《外科正宗》)

组成：当归　川芎　白芍药　生地黄　陈皮　半夏　香附　贝母　茯神　青皮　远志　桔梗　苏叶　栀子　木通　生甘草

功用：清肝解郁，行滞散结。用于一切忧郁气滞，乳结肿硬，不疼不痒，久之渐渐作痛之证。

用法：水煎服。

**清肝渗湿汤**(《医宗金鉴》)

组成：黄芩　栀子　当归　生地黄　白芍药　川芎　柴胡　泽泻　天花粉　木通　龙胆草　灯心草　甘草

功用：清泻肝火，渗利水湿。

用法：水煎服。

**清利通络汤**(《中医外科学》)

组成：金银花　蒲公英　紫花地丁　丹参　鸡血藤　炮甲珠　车前子　生薏苡仁　茯苓　白花蛇舌草

功用：清热利湿，活血通络。

用法：水煎服。

**清骨散**(《证治准绳》)

组成：银柴胡　鳖甲　炙甘草　秦艽　青蒿　地骨皮　胡黄连　知母

功用：养阴清热。用于流痰溃久，症见骨蒸潮热者。

用法：水煎服。

**清凉甘露饮**(《外科正宗》)

组成：犀角（可用广犀角或牡丹皮、赤芍药代）　银柴胡　茵陈　石斛　枳壳　麦冬　甘草　生地黄　黄芩　知母　枇杷叶

功用：清热凉血。用于茧唇高突坚硬，或破损流血，或积热生痰，或渴证久作等证。

用法：水煎服。

**清暑汤**(《外科全生集》)

组成：连翘　天花粉　赤芍药　甘草　滑石　车前子　金银花　泽泻　淡竹叶

功用：清暑、解毒、利尿。用于暑疖、脓疱疮等。

用法：水煎服。

**深静脉炎洗剂**(《中医外科心得集》)

组成：桑枝　芒硝　苦参　红花　苏木　当归　透骨草

功用：活血、利湿、通络。

用法：水煎外洗。

**蛋黄油**(经验方)

组成：煮熟鸡蛋黄 3~4 枚,放入锅内用文火煎熬,炸枯去渣存油备用。

功用：润肤生肌。用于乳头破碎、奶癣等病。

用法：外搽患处。

# 十 二 画

**散肿溃坚汤**(《薛氏医案》)

组成：柴胡　升麻　龙胆草　黄芩　甘草　桔梗　昆布　当归尾　白芍药　黄柏　葛根　黄连　三棱　木香　瓜蒌根

功用：清肝经湿热，活血软坚。

用法：水煎服。

**葱归溻肿汤**(《医宗金鉴》)

组成：独活　白芷　当归　甘草各9g　葱头7个

功用：疏导腠理，通调血脉。用于痈疽初肿之时。

用法：以水3大碗，煎至汤醇、滤去渣。以棉帛蘸汤热洗，如凉再易之。

**椒艾洗剂**（经验方）

组成：川椒　艾叶　苏木　透骨草　伸筋草　川芎　川乌头　干姜

功用：温经、散寒、通络。

用法：水煎外洗。

**紫雪丹**(《和剂局方》)

组成：黄金　寒水石　石膏　滑石　磁石　升麻　玄参　甘草　水牛角　羚羊角　沉香　丁香　朴硝　硝石　辰砂　木香　麝香

功用：清热镇惊。用于内外烦热不解、发斑、发黄、瘴毒、疫毒及小儿惊风，疮疡内陷、疔毒走黄、神识昏迷等证。

用法：每次0.9~1.5g，每天3次。病重者每次可增至3g，温开水送下。

【附】**紫雪散**（上海中药一厂）

组成：羚羊角　水牛角　麝香　朱砂　公丁香　沉香　玄参　升麻等。

功用：清热镇惊。用于瘟热不解、重感伤寒、咽痛口渴、小儿急热惊风、疮疡内陷、疔疮走黄、神识昏迷等证。

用法：每次1.5~3g，每天2~3次，温开水送服。孕妇忌服。小儿遵医嘱服用。

**跌打丸**(《全国中成药处方集》)

组成：当归1份　土鳖虫1份　川芎1份　血竭1份　没药1份　麻黄2份　自然铜2份　乳香2份　共为细末，蜜丸，每丸5g。

功用：活血破瘀，接骨续筋。治跌打损伤，筋断骨折，瘀血攻心等症。

用法：每服1~2丸，每日1~2次，温开水或酒送服。

**黑虎丹**(《外科诊疗学》)

组成：灵磁石（醋煅）4.5g　母丁香、公丁香（炒黑）各3g　全蝎7只约4.5g（炒）僵蚕2.1g（炒）　炙穿山甲片9g　炙蜈蚣6g　蜘蛛7只（炒炭）　麝香1.5g　犀牛黄0.6g　冰片3g　共研细末。

功用：消肿提脓。用于痈、疽、瘰疬、流痰等溃后脓腐不净；亦可用于对升丹有过敏者。

用法：掺少许在疮头上，外盖太乙膏，隔天换药1次。

**黑退消**（经验方）

组成：生川乌头、生草乌头、生南星、生半夏、生磁石、公丁香、肉桂、制乳没15g制松香、硇砂各9g　冰片、麝香各6g　上药除冰片、麝香外，各药研细末后和匀，再将冰片、麝香研细后加入和匀，用瓶装置，不使出气。

功用：行气活血，祛风逐寒，消肿破坚，舒筋活络。用于疮疡阴证未溃者。

用法：将药粉撒于膏药或油膏上敷贴患处。

**滋阴除湿汤**(《外科正宗》)

组成：川芎　当归　白芍药　熟地黄　柴胡　黄芩　陈皮　贝母　知母　地骨皮　泽泻　甘草　干姜

功用：滋阴除湿，化痰通络。用于附睾结核初起。

用法：水煎服。

**普济消毒饮**(《东垣十书》)

组成：黄芩(酒炒)　黄连(酒炒)　甘草(生)　玄参　连翘　板蓝根　马勃　牛蒡子　薄荷　僵蚕　升麻　柴胡　桔梗　陈皮

功用：清热解毒，疏风消肿。用于疮疡阳证及颜面丹毒、发颐等。

用法：水煎服。

**犀角地黄汤**(《千金方》)

组成：犀牛角（用代用品水牛角）　生地黄（捣烂）　牡丹皮　芍药

功用：凉血，清热解毒。用于疮疡、药疹、红斑性狼疮、烧伤、脓毒败血症、急腹症等热入营血，热毒炽盛者。

用法：水煎服。

**犀黄丸**(《外科全生集》)

组成：牛黄 0.9g　麝香 4.5g　乳香、没药各 30g　先将乳香、没药各研细末，再加牛黄、麝香共研；用煮烂黄米饭 30g，入药粉捣和为丸，如莱菔子大，晒干忌烘。

功用：清热解毒，和营消肿。用于岩、瘰疬等。

用法：每天 3~9g，温开水或陈酒送下。

## 十 三 画

**雷火神针灸**(《外科正宗》)

组成：蕲艾 9g　丁香 1.5g　麝香 0.6g　将后两药与蕲艾揉和，用纸卷成筒如指粗，塞入药艾备用。

功用：祛风、散寒、化湿，温通经络。用于阴证疮疡。

用法：临用时以肖山纸 7 层平放患处，点着雷火针，在纸上捺紧，待不痛起针。病重者再针熨 1 次。7 天后灸疮发作，即收效。

**解毒通脉汤**(《中医入门指要》)

组成：金银花　紫花地丁　蒲公英　连翘　熟地黄　当归　赤芍药　川牛膝　丹皮　红花　玄参　石斛　甘草

功用：解毒养阴，活血止痛。

用法：水煎服。

## 十 四 画

**毓麟珠**(《景岳全书》)

组成：人参、白术（土炒）、茯苓、芍药（酒炒）各 60g　川芎、炙甘草各 30g　当归、熟地黄（蒸捣）各 120g　菟丝子 120g（制）　杜仲（酒炒）、鹿角霜、川椒各 60g　上药为末，炼蜜为丸，如弹子大。

功用：益气养血，补肾调经。

用法：每服 1~2 丸，日 2 次，空腹用酒或白开水送服。

## 十 五 画

**增液汤**（《温病条辨》）

组成：玄参　麦门冬　生地黄

功用：养阴增液。用于疮疡、皮肤病阴液受损者。

用法：水煎服。

**蟾酥丸、蟾酥酒**（《外科正宗》）

组成：蟾酥 6g（酒化）　轻粉 1.5g　麝香、枯矾、寒水石（煅）、制乳香、制没药、铜绿、胆矾各 3g　雄黄 6g　蜗牛 21 个　朱砂 9g　上药各为末，先将蜗牛研烂，加蟾酥，方入其他药末捣匀，丸如绿豆大。亦可作饼、作条外用。

功用：有祛毒、发汗之功。外敷有化腐、消坚之能。内服治疗疮初起。

用法：每次 3 丸，用葱白嚼烂，包药在内，取热酒 1 杯送下，被盖卧，出汗为效。重证可再进 1 瓶。孕妇忌服。外用：条，可插入疮口中；饼，可盖贴疮口上。

**蟾酥合剂**（经验方）

组成：酒化蟾酥、腰黄、铜绿、炒绿矾、轻粉、乳香、没药、枯矾、干蜗牛各 3g　麝香、血竭、朱砂、煅炉甘石、煅寒水石、硼砂、灯草灰各 1.5g　各研细末，和匀。蟾酥另以烧酒化开为糊，徐徐和入药末，混合研匀，晒干，研成极细末，收贮待用。

功用：祛毒消肿化腐。用于疔疮、白喉、走马牙疳等证。

用法：在红肿初起时，用上药（也可用煅石膏为赋形剂，成为 30%~50% 蟾酥合剂）以烧酒调涂患处，外敷贴太乙膏。至红肿消失，腐肉与健康组织起一裂缝时，改用 10% 蟾酥合剂（即上药 1 份，煅石膏 9 份）。至腐肉脱落阶段，再改用 5% 蟾酥合剂（即上药 1 份，煅石膏 9份，煅炉甘石 5 份，海螵蛸 5 份）。亦可用吹药器将药喷入口腔、咽喉患处。

**熨风散**（《疡科选粹》）

组成：羌活　防风　白芷　当归　细辛　芫花　芍药　吴茱萸　官桂　各 3g，研成细末。

功用：温经祛寒，散风止痛。用于流痰、附骨疽等。

用法：取赤皮葱连须 240g，捣烂，同药末和匀，醋炒热，布包热熨患处。

## 十 六 画

**橘核丸**（《济生方》）

组成：橘核（炒）、海藻（洗）、昆布（洗）、海带（洗）、川楝子（打炒）、桃仁各 30g　厚朴（去皮姜汁炒）、木通、枳实（麸炒）、延胡索（炒）、桂心、木香各 15g　共为细末，酒糊为丸，如梧子大。

功用：疏肝行气，散瘀消肿，软坚利水。用于睾丸硬肿、阴囊肿大。

用法：每天 2 次，每次 60 粒，空腹淡盐汤送下。

**醒消丸**（《和剂局方》）

组成：乳香（去油）30g　没药（去油）30g　麝香 4.5g　雄精 15g　先将乳、没、雄三味各研秤准，再合麝香共研，煮烂黄米饭 30g，入药末，捣为丸，如莱菔子大，晒干，忌烘。

功用：和营通络，消肿止痛。用于痈、流注等证。

用法：每次 3~6g，热陈酒送下或温开水送下；儿童减半；婴儿服 1/3。一般连服 7 天后，停药 3 天。孕妇忌服。

　　按　《外科证治全书》醒消丸方中麝香改为 0.9g。

# 十 八 画

**藤黄膏**（经验方）

　　组成：生藤黄粉 120g　白蜡 120g　麻油 500g　先将麻油煮沸，入白蜡熔化，加入藤黄粉调匀，收贮备用。

　　功用：解毒生肌。用于各种溃疡。

　　用法：薄摊纱布上，贴溃疡上，每天 1 换。